**Saumya Goyal**
**Megha Patel**
**Rohan Bhatt**


# Tratamento de lesões por luxação em crianças

**Saumya Goyal**
**Megha Patel**
**Rohan Bhatt**

# Tratamento de lesões por luxação em crianças

**ScienciaScripts**

**Imprint**
Any brand names and product names mentioned in this book are subject to trademark, brand or patent protection and are trademarks or registered trademarks of their respective holders. The use of brand names, product names, common names, trade names, product descriptions etc. even without a particular marking in this work is in no way to be construed to mean that such names may be regarded as unrestricted in respect of trademark and brand protection legislation and could thus be used by anyone.

Cover image: www.ingimage.com

This book is a translation from the original published under ISBN 978-620-6-18465-2.

Publisher:
Sciencia Scripts
is a trademark of
Dodo Books Indian Ocean Ltd. and OmniScriptum S.R.L publishing group

120 High Road, East Finchley, London, N2 9ED, United Kingdom
Str. Armeneasca 28/1, office 1, Chisinau MD-2012, Republic of Moldova, Europe
Printed at: see last page
**ISBN: 978-620-7-73038-4**

# Conteúdo

# INTRODUÇÃO

Os traumatismos dentários, a par das cáries e das doenças periodontais, são uma das principais causas de perda de dentes na população pediátrica. Os traumatismos podem levar à perda de dentes de várias formas, tais como avulsão não tratada, complicações pós-traumáticas (por exemplo, reabsorção radicular e necrose pulpar) ou extração como resultado direto de uma lesão aguda. Os traumatismos dentários são considerados situações de emergência que requerem cuidados imediatos.

A maioria dos traumatismos dentários, tanto na dentição decídua como na permanente, envolve os dentes anteriores. Os incisivos centrais e laterais superiores foram os dentes mais frequentemente lesionados. Na maior parte dos casos, o traumatismo afectou um único dente, mas certos eventos (desporto, violência e acidentes de viação) registaram uma maior probabilidade de ferir vários dentes. Alguns estudos também relataram uma maior incidência de lesões múltiplas durante traumas "fora de horas" e em associação com lesões faciais. As fracturas não complicadas da coroa na dentição permanente são o tipo de lesão mais comum. O deslocamento (luxação) dos dentes tem ocorrido com mais frequência nos grupos etários mais jovens na dentição decídua. As lesões por luxação podem ser classificadas em vários tipos, de acordo com o grau de deslocação: concussão, subluxação, luxação lateral, extrusão, intrusão e avulsão. A prevalência de lesões por luxação é elevada nas crianças pequenas devido à natureza resiliente do seu osso alveolar e das estruturas de suporte.

O tratamento adequado necessário para uma cicatrização óptima da polpa e do ligamento periodontal (LPD) de um dente ferido permite aos clínicos preservar a integridade da arcada dentária e o desenvolvimento da dentição em pacientes pediátricos. As lesões dentárias não tratadas em crianças conduzem não só a limitações funcionais (por exemplo, dificuldades na mastigação) e a perturbações do desenvolvimento, mas também têm um impacto negativo no bem-estar, no funcionamento social, na auto-confiança e no equilíbrio emocional das crianças.[1,2,3]

A estabilização de dentes lesionados através da utilização dos dentes sãos adjacentes é considerada a melhor prática para suportar o dente na posição correcta e em função porque permite a exposição dos dentes lesionados às forças fisiológicas existentes no ambiente oral.

Além disso, a estabilização reduz ou evita a dor, oferece conforto ao paciente e protege os dentes de forças traumáticas durante o processo de cicatrização.[4]

A tala tem sido defendida após o reposicionamento de um dente/dentes para estabilizar o dente/dentes e para otimizar os resultados de cicatrização da polpa e/ou do ligamento periodontal.[5] Uma tala foi definida como "um aparelho utilizado para apoiar, proteger ou imobilizar dentes que foram soltos, reimplantados, fracturados ou sujeitos a determinados procedimentos cirúrgicos endodônticos[6] . Historicamente, a ferulização dos dentes utilizava os princípios da fratura do maxilar com imobilização rígida e prolongada durante alguns meses [7].

Ao redistribuir as forças sobre os dentes afectados, a tala minimiza os efeitos causados pela perda de suporte. A tala estabiliza os dentes como uma unidade ao incluir dentes saudáveis e redirecciona as forças dos dentes individuais para a nova unidade. A inclusão dos dentes mais saudáveis resulta num novo aumento da relação coroa/raiz e numa diminuição líquida da força no dente individual, especialmente na direção horizontal.

O objetivo desta dissertação da biblioteca é o tratamento de dentes traumatizados, particularmente em pacientes jovens. O atraso ou negligência no tratamento leva à má oclusão, que pode desenvolver-se numa questão de dias devido à quebra do contacto proximal normal com os dentes adjacentes e também os dentes adjacentes podem inclinar-se para a área criada pela perda de estrutura dentária. Esta perda de espaço irá complicar ainda mais a situação. As lesões que afectam a dentição primária são consideradas um fator de risco para o desencadeamento de danos no dente em desenvolvimento devido à relação anatómica entre o dente primário traumatizado e o seu sucessor permanente.

**Lesão:** Interrupção na continuidade dos tecidos e cura como o restabelecimento dessa continuidade.[8]

**Trauma:** Uma ferida ou lesão; dano produzido por uma força externa.[9]

**Traumatismo dentário:** Lesão na boca, incluindo dentes, lábios, gengivas, língua e ossos maxilares. [9]

**Concussão:** Uma lesão das estruturas de suporte dos dentes sem afrouxamento ou deslocamento anormal, mas com uma reação acentuada à percussão.[8]

**Subluxação (afrouxamento):** Uma lesão nas estruturas de suporte do dente com afrouxamento anormal, mas sem deslocamento do dente demonstrável clínica ou radiograficamente. [8]

**Luxação extrusiva (deslocamento periférico, avulsão parcial):** Deslocação parcial do dente seguindo o eixo do dente para fora da cavidade, mas sem sair da cavidade.[8]

**Luxação lateral:** Deslocação excêntrica (que não axial) do dente. É acompanhado por cominuição ou fratura do alvéolo.[8]

**Luxação intrusiva (luxação central):** Deslocamento do dente mais profundamente no osso alveolar. Esta lesão é acompanhada de cominuição ou fratura do alvéolo.[8]

# CAPÍTULO 1

**Classificação dos traumatismos dentários**

Os traumatismos dentários têm sido classificados de acordo com uma variedade de factores, como a etiologia, a anatomia, a patologia ou considerações terapêuticas.

^CLASSIFICAÇÃO **DOS TRAUMATISMOS DOS DENTES ANTERIORES POR DOCES (1955)**[9]

Baseia-se principalmente na anatomia e morfologia da estrutura dentária. As desvantagens desta classificação são o facto de não se dar ênfase às lesões das estruturas de suporte, dos tecidos moles e do osso. Indica mais para os dentes permanentes do que para os dentes primários, uma vez que as lesões do periodonto são mais comuns nos dentes primários do que nos permanentes.

Classe I - Uma coroa simples que não expõe qualquer dentição.

Classe II - Um paralelo de coroa que envolve pouca dentina.

Classe III - Fratura extensa da coroa envolvendo mais dentina, mas sem exposição da polpa.

Classe IV - Fratura extensa da coroa expondo a polpa.

Classe V - Fratura completa da coroa expondo a polpa.

Classe VI - Fratura da raiz com ou sem perda da estrutura da coroa.

Classe VII - Perda de dentes em consequência de traumatismo.

**2) CLASSIFICAÇÃO DE RABINOWITCH (1956)** [10]

Rabinowitch analisou e observou as lesões traumáticas dos incisivos primários. Estas relacionam-se principalmente com as estruturas morfológicas e anatómicas da base do crânio. Também deu ênfase às lesões dos tecidos moles, juntamente com as fracturas acima referidas.

Classificou as lesões dos dentes decíduos da seguinte forma:

**A. Fracturas do dente**

a. Fratura de classe I - rutura no esmalte ou através dele

b. Fratura de classe II - fratura na dentina que não envolve a polpa - o maior grupo

c. Fratura de classe III - fratura envolvendo a polpa

d. Fratura de classe IV - fratura envolvendo a raiz

e. Fratura de classe V - fratura cominutiva

**B. Deslocação do dente no maxilar**

a. Avulsão parcial

b. Avulsão total - com ou sem fratura da raiz

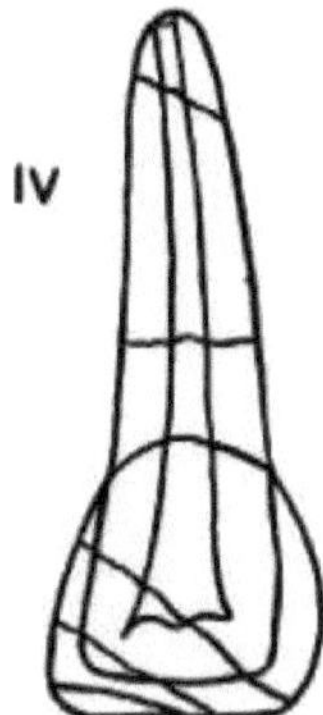


***Figura 3.1 : Classificação das fracturas dentárias por Rabinowitch***[3 4 5 6 7 8 9 10] Classe III:
Fratura extensa da coroa envolvendo dentina considerável e expondo a polpa dentária.
Classe IV: Os dentes traumatizados que se tornam não vitais com ou sem perda da
estrutura da coroa.
Classe V: Dentes perdidos em consequência de traumatismos.
Classe VI: Fratura da raiz com ou sem perda da estrutura da coroa.
Classe VII: Deslocamento de um dente sem fratura da coroa ou da raiz.
Classe VIII: Fratura de coroa em massa e sua substituição.

## 3 CLASSIFICAÇÃO DE ELLIS E DAVEY (1960)[11]

Esta classificação baseia-se num sistema numérico, embora seja simples e só seja
aplicável

para a dentição permanente. Todos os dentes decíduos foram agrupados, mas detalhados
não foram descritas as lesões dos dentes decíduos agrupados na classe 9. Não se trata de
uma

classificação descritiva da OMS.

É um dos métodos de classificação mais amplamente aceites no sistema numérico.

Classe I - Fratura simples da coroa envolvendo pouca ou nenhuma dentina.

Classe II - Fratura extensa da coroa envolvendo uma quantidade considerável de dentina,
mas não o dente

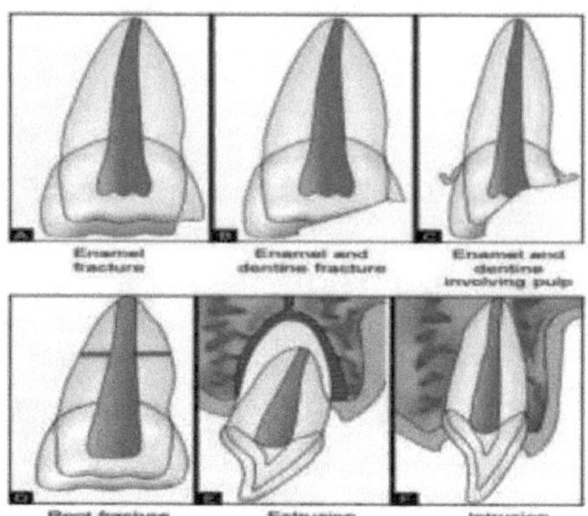


*Figura 3. 2: Classificação das lesões dentárias por ELLIS e DAVEY* [11]

## 4) <u>CLASSIFICAÇÃO DE ELLIS (1961)</u> [12]

É uma classificação simplificada, que agrupa muitas lesões e permite uma interpretação subjectiva ao incluir termos amplos como fracturas simples ou extensas ou extensas.

Classe I - Fratura simples da coroa com pouca ou nenhuma dentina afetada.

Classe II - Fratura extensa da coroa com perda considerável de dentina, mas com a polpa não afetada.

Classe III - Fratura extensa da coroa com perda considerável de dentina e exposição da polpa.

Classe IV - Um dente desvitalizado por trauma com ou sem perda de estrutura dentária.

Classe V - Dentes perdidos em consequência de traumatismos.

Classe VI - Fratura da raiz com ou sem perda da estrutura da coroa.

Classe VII - Deslocamento do dente sem fratura da raiz nem da coroa

Classe VIII- Fratura de uma coroa completa e sua substituição.

Classe IX - Lesões traumáticas dos dentes decíduos.

## 5) <u>CLASSIFICAÇÃO DE BENNETT (1963)</u> [13]

A classificação de Bennett é feita de acordo com as lesões do periodonto e do alvéolo, tendo em conta a anatomia e a morfologia dos dentes, podendo ser aplicada parcialmente aos dentes decíduos e permanentes.

Classe I - Dente traumatizado sem fratura coronal ou radicular.

a.   Dente de no alvéolo.

b.   Dente subluxado no alvéolo.

Classe II - Fratura coronal

a.   Envolvendo o esmalte

b.   Envolvendo esmalte + dentina.

Classe III - Fratura coronal com exposição pulpar.

Classe IV - Fratura da raiz

a.   Sem fratura coronal.

b.   Com fratura coronal.

Classe V - Avulsão do dente.

## 6) <u>CLASSIFICAÇÃO DE ULFOHN (1969)</u> [14]

Ulfohn considerou a Endodontia terapêutica ao classificar as lesões dos dentes anteriores.

Esta classificação é desenvolvida de um ponto de vista clínico endodôntico. Ele classifica as fracturas de coroa em três casos simples:

a. Fratura do esmalte.

b. Fratura da coroa com exposição indireta da polpa através da dentina.

c. Fratura da coroa com exposição direta da polpa.

## 7) __HARGREAVES E CRAIG (1970)__ [15]

É uma modificação da classificação de Ellies e Davey, mas foi dada ênfase ao envolvimento do periodonto juntamente com as fracturas coronais e radiculares.

Classe I Sem fratura ou fratura apenas do esmalte, com ou sem afrouxamento ou deslocamento do dente.

Classe II: Fratura da coroa envolvendo o esmalte e a dentina sem exposição da polpa, com ou sem afrouxamento ou deslocamento do dente.

Classe III: Fratura da coroa expondo a polpa com ou sem afrouxamento ou deslocamento do dente.

Classe IV: Fratura da raiz com ou sem fratura coronal com ou sem afrouxamento ou deslocamento do dente.

Classe V: Deslocação total do dente.

## 9) __APLICAÇÃO DA CLASSIFICAÇÃO INTERNACIONAL DE DOENÇAS À MEDICINA DENTÁRIA E À ESTOMATOLOGIA__ [17] __(WHO, 1978)__

| Classificação | Descrição | Tecidos envolvidos |
|---|---|---|
| S.O.25 | Fratura do dente (dentes primários e secundários) | |
| S.02.50 | Fratura do esmalte do dente apenas+ Infração do esmalte | Esmalte |
| S.02.51 | Fratura da coroa do dente sem envolvimento pulpar | Esmalte, dentina |
| S.02.52 | Fratura da coroa do dente com envolvimento pulpar | Esmalte, dentina, polpa |
| S.02.53 | Fratura da raiz do dente | Cimento, dentina, polpa |
| S.02.54 | Fratura da coroa com a raiz do dente, com ou sem envolvimento pulpar | Esmalte, cemento, dentina, +Pulpa |
| S.02.57 | Fratura múltipla do dente | Não especificado |
| S.02.59 | Fratura do dente, Não especificado | Não especificado |

## 10) __CLASSIFICAÇÃO DE GARCIA -GODOY (1981)__ [18]

É uma classificação numericamente descritiva que se aplica aos dentes decíduos e permanentes. Baseia-se na classificação de Anderson modificada pela OMS.

Classe 0 - Fissura no esmalte.

Classe 1 - Fratura do esmalte.

Classe 2 - Fratura esmalte-dentina sem exposição pulpar.

Classe 3 - Fratura esmalte-dentina com exposição pulpar.

Classe 4 - Fratura do esmalte-dentina-cemento sem exposição pulpar.

Classe 5 - Fratura esmalte-dentina-cemento com exposição pulpar.

Classe 6 - Fratura da raiz.

Classe 7 - Concussão.

Classe 8 - Luxação.

Classe 9 - Deslocação lateral.

Classe 10 - Intrusão.

Classe 11 - Extrusão.

Classe 12 - Avulsão.

## 11) CLASSIFICAÇÃO DE ANDREASEN (1981)[8]

**A. Lesões dos tecidos dentários duros e da polpa**

a. *Infarto da coroa* N873.60. Uma fratura incompleta (fissura) do esmalte sem perda da substância dentária.

b. *Fratura de coroa não complicada.* Uma fratura contida no esmalte (N 873) ou envolvendo o esmalte e a dentina, mas não expondo a polpa (N 873.61)

c. *Fratura complicada da coroa* N873.62. Uma fratura que envolve esmalte e dentina e expõe a polpa.

d. *Fratura não complicada da raiz da coroa.* N873.64. Fratura que envolve o esmalte, a dentina e o cemento, mas não envolve a polpa.

e. *Fratura coronária complicada* N873.64. Uma fratura que envolve esmalte, dentina e cemento e expõe a polpa.

f. *Fratura da raiz* N873. Uma fratura que envolve a dentina, o cemento e a polpa.

**B. Lesões dos tecidos periodontais.**

a. *Concussão* N873.66. Lesão das estruturas de suporte do dente sem afrouxamento ou deslocamento anormal do dente, mas com reação acentuada à percussão.

b. *Subluxação* N873.66. Uma lesão das estruturas de suporte dos dentes com afrouxamento anormal mas sem deslocação dos dentes.

c. *Luxação intrusiva (luxação central)* N873.66. Deslocamento do dente para o interior do osso alveolar. Esta lesão é acompanhada de cominuição ou fratura da cavidade alveolar.

d. *Luxação extrusiva (luxação periférica avulsão parcial)* N873.66. Deslocação parcial do dente para fora da cavidade.

e. *Luxação lateral* N873.66. Deslocamento do dente numa direção diferente da axial. É acompanhado por cominuição ou fratura do alvéolo.

f. *Exarticulação (avulsão completa)* N873.68 Deslocação completa do dente para fora da cavidade.

**C. Lesões do osso de suporte**

a. *Cominuição do alvéolo alveolar* (Mandíbula N802.20, Maxila 802.40) Esmagamento e compressão do alvéolo alveolar. Esta condição é encontrada em conjunto com a luxação intrusiva e lateral.

b. *Fratura da parede do alvéolo* (Mandíbula N802.20, Maxila N802.40). Uma fratura contida na parede do alvéolo facial ou lingual.

c. *Fratura do processo alveolar* (Mandíbula N802.20, Maxila N802.40). Uma fratura do processo alveolar, que pode ou não envolver a cavidade alveolar.

d. *Fratura da mandíbula e do maxilar* (Mandíbula N802.21). Maxila N802.42). Uma fratura que envolve a base da mandíbula ou do maxilar e, frequentemente, o processo alveolar (fratura da mandíbula). A fratura pode ou não envolver a cavidade alveolar.

**D. Lesões da gengiva ou da mucosa oral.**

a. *Laceração da gengiva ou da mucosa oral* N873.69. Ferida superficial ou profunda da mucosa resultante de uma laceração e geralmente produzida por um objeto cortante.

b. *Contusão da gengiva ou da mucosa oral* N 902.00: Uma contusão geralmente produzida por um impacto de um objeto rombo e não acompanhada de uma rutura da continuidade na mucosa, provocando uma hemorragia submucosa.

c. *Abrasão da gengiva ou da mucosa oral* N 910.00: Uma ferida superficial produzida por fricção ou raspagem da mucosa, deixando uma superfície crua e sangrenta.

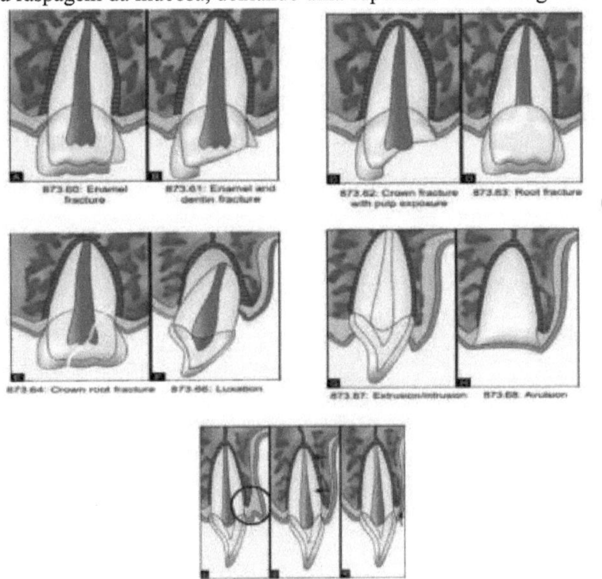

*Figura: 3. 3 Classificação de Andreasen (1981)*[13]

## 12) CLASSIFICAÇÃO DE BASRANI (1982) [11 12 13 14 15]

**Com base na anatomia dos dentes**

a) Fratura da coroa

i) Fratura do esmalte

ii) Fratura do esmalte e da dentina.

• Sem exposição da polpa

• Com exposição à polpa

b) Fracturas radiculares

c) Fracturas da coroa e da raiz


## 11 CLASSIFICAÇÃO DE GALEA (1984)[20]

a. Fratura da coroa sem exposição da polpa

b. Fratura da coroa com exposição da polpa

c. Fracturas da coroa e da raiz

d. Fracturas radiculares

e. Subluxação

## 13) MODIFICAÇÃO DA CLASSIFICAÇÃO DE ELLIS POR MC DONALD (1983)[16]

Esta classificação é uma versão mais simples e clara da classificação de Ellies, baseada no aspeto anatómico e morfológico do dente anterior.

Classe 1: Fratura simples da coroa envolvendo pouca ou nenhuma dentina.

Classe 2: Fratura extensa da coroa envolvendo uma quantidade considerável de dentina, mas não a polpa dentária.

Classe 3: Fratura extensa da coroa com exposição da polpa dentária.

Classe 4: Perda de toda a coroa

h. Luxação

i. Fratura do alvéolo

j. Fratura dento-alveolar

k. Fracturas da maxila e da mandíbula

l. Lesões dos tecidos moles m. Outras lesões.

## 15) CLASSIFICAÇÃO POR BURTON ET AL (1985) [21] a. Fratura envolvendo dentina e/ou polpa.

b. Desvitalização

c. Avulsão

## 16) CLASSIFICAÇÃO DE STOCKWELL (1988) [22]

a. Fratura do esmalte apenas

b. Fratura da coroa envolvendo o esmalte e a dentina, mas não a polpa.

c. Fratura da coroa com exposição da polpa

d. Fratura da raiz

e. Subluxação com deslocação lingual ou labial

f. Intrusão

g. Extrusão

h. Deslocação total

i. Fratura da raiz

j. Fratura da coroa e da raiz

k. Fratura do osso alveolar

## 17) CLASSIFICAÇÃO DE DAVID (1988) [23]

Trata-se de uma classificação simples e clara, embora a descrição das lesões indiciais dos tecidos de suporte e dos tecidos moles não tenha sido feita As fracturas radiculares também permanecem um aspeto intocado.

Classe I: Lasca de esmalte.

Classe II: Envolvimento do esmalte + dentina.

Classe III: Envolvimento pulpar.

Classe IV: Deslocação.

## 18) CLASSIFICAÇÃO DE YAGOT E NAZHAT, 1988, PARA O ESTUDO DE 2389 CRIANÇAS NA CIDADE DE BAGDADE.[24]

Aplica-se principalmente aos dentes decíduos, tendo em consideração o posicionamento anatómico do dente e do alvéolo.

Classe 1 - Fratura do esmalte.

f. Subluxação com intrusão

Classe 2 - Fratura do esmalte e da dentina.

Classe 3 - Fratura da coroa com exposição da polpa.

Classe 4 - Esmalte dentina-cemento, fratura.

Classe 5 - Fratura da raiz.

Classe 6 - Concussão.

Classe 7 - Luxação (deslocação parcial).

Classe 8 - Intrusão.

Classe 9 - Extrusão.

Classe 10 - Avulsão (deslocação total). [17 18 19 20]

## 20) CLASSIFICAÇÃO DE FORSBERG E TEDESTAM (1990) [21 22 23 24]

a. Fratura do esmalte

b. Fratura do esmalte e da dentina

c. Fratura envolvendo a polpa.

d. Fratura da raiz

e. Luxação, Sub luxação

f. Exarticulação

g. Descoloração

## 21) CLASSIFICAÇÃO POR HUNTER, ET AL. (1990) [25]

a. Fratura

b. Descoloração

c. Ausência de qualquer dente incisivo maxilar

## 22) CLASSIFICAÇÃO DE BIJELLA, ET AL. (1990) [28]

a. Fratura da coroa

b. Concussão

c. Subluxação

d. Subluxação com fratura do esmalte

e. Subluxação com deslocação lingual ou labial

f. Intrusão

g. Extrusão

h. Deslocação total

i. Fratura da raiz

## 17 CLASSIFICAÇÃO POR LEE-KNIGHT, ET AL. (1989) [25]

a. Infração dentária

b. Dente lascado

c. Dente fracturado

d. Lábio lacerado

e. ATM traumatizada

### 21 CLASSIFICAÇÃO DE PEREZ ET AL (1991) [29]

a. Lesões dos tecidos moles intra-orais e/ou extra-orais

b. Presença ou ausência de fratura/deslocamento dos dentes

c. Fratura alveolar

d. As fracturas da coroa foram analisadas de acordo com o sistema de classificação de Ellis.

j.   Fratura da coroa e da raiz

k.   Fratura do osso alveolar

**24) DE ACORDO COM A CLASSIFICAÇÃO INTERNACIONAL DE DOENÇAS (1992)[8].**

A presente classificação baseia-se num sistema adotado pela **Organização Mundial de Saúde** na sua Aplicação das Classificações Internacionais de Doenças à Medicina Dentária e Estomatologia.

Inclui lesões dos dentes, da estrutura de suporte, da gengiva e da mucosa oral, baseadas em considerações anatómicas, terapêuticas e de prognóstico e aplicadas tanto à dentição permanente como à primária. O número de código está de acordo com a classificação internacional de doenças para a medicina dentária (1992).

**A.   Lesões dos tecidos dentários duros e da polpa**

a.   *Infração do esmalte (N 502.50):* Uma fratura incompleta (fissura) do esmalte sem perda de substância dentária.

b.   *Fratura do esmalte (fratura não complicada da coroa) (N 502.50):* Uma fratura com perda de substância dentária confinada ao esmalte.

c.   *Fratura do esmalte e da dentina (fratura da coroa não complicada) (N 502.51):* Uma fratura com perda de substância dentária confinada ao esmalte e à dentina, mas sem envolver a polpa.

d.   *Fratura complicada da coroa (N 502.52):* Uma fratura que envolve esmalte e dentina e expõe a polpa.

e.   *Fratura não complicada da coroa e da raiz (N 502.54)* Fratura que envolve o esmalte, a dentina e o cemento, mas que não expõe a polpa.

f.   Fratura corono-radicular complicada (N 502.54) Fratura que envolve o esmalte, a dentina e o cemento e que expõe a polpa.

g.   Fratura da Raiz (N 502.53) Uma fratura que envolve a dentina, o cemento e a polpa. A fratura radicular pode ainda ser classificada de acordo com a deslocação do fragmento coronal, como Horizontal, Oblíqua e Vertical.

**B.   Lesões dos tecidos periodontais.**

a.   *Concussão (N 503.20):* Uma lesão das estruturas de suporte dos dentes com afrouxamento ou deslocamento anormal do dente, mas com uma reação marcada à percussão.

b.   *Subluxação (afrouxamento) (N 503.20):* Uma lesão das estruturas de suporte dos dentes com afrouxamento anormal, mas sem deslocação do dente.

c.   *Luxação Extrusiva (Deslocação Periférica, Avulsão Periférica) (N 503.20):* Deslocação parcial do dente para fora do seu alvéolo.

d.   *Luxação lateral (N 503.20):* Deslocamento do dente numa direção diferente da axial. É acompanhado por uma comunhão ou fratura do alvéolo.

e.   *Luxação intrusiva (luxação central) (N 503.21):* Deslocamento do dente para dentro do osso alveolar. Esta lesão é acompanhada por uma comunhão ou fratura do alvéolo.

f.   *Avulsão (Exarticulação) (N 503.22):* Deslocamento completo do dente para fora do seu alvéolo.

**C.   Lesões no osso de suporte**

a.   *Cominuição da cavidade alveolar mandibular (N 502.60) ou maxilar (N 502.40) Esmagamento e compressão da cavidade alveolar:* Esta condição é encontrada concomitantemente com a luxação intrusiva e lateral.

b. *Fratura da parede da cavidade alveolar mandibular (N 502.60) ou maxilar (N 502.40)* Uma fratura confinada à parede do alvéolo facial ou oral.

c. *Fratura do processo alveolar mandibular (N 502.60) ou maxilar (N 502.40)* Uma fratura do processo alveolar que pode ou não envolver a cavidade alveolar.

d. *Uma fratura que envolve a base da mandíbula ou do maxilar e, frequentemente, o processo alveolar (fratura da mandíbula):* a fratura pode ou não envolver a cavidade alveolar.

**D. Lesões da gengiva ou da mucosa oral**

a. *Laceração da mucosa gengival ou oral (S 01.50):* Uma ferida superficial ou profunda na mucosa resultante de um rasgão, e geralmente produzida por um objeto cortante.

b. *Contusão da gengiva ou da mucosa oral (S00.50):* Uma contusão geralmente produzida por impacto com um objeto rombo e não acompanhada de uma rutura da mucosa, causando geralmente uma hemorragia sub-mucosa.

c. *Abrasão da mucosa gengival ou oral (S 00.50):* Uma ferida superficial produzida por fricção ou raspagem da mucosa, deixando uma mucosa crua e sangrenta

## 25) <u>Llarena del Rosario M.E. (1992)</u>[30] :

Tipo de lesão:

0 = Fissura no esmalte.

1   = Fratura do esmalte.

2   = Fratura da dentina do esmalte.

3   = Fratura esmalte-dentina com polpa.

4   = Fratura do esmalte-dentina-cemento.

5   = Fratura da raiz.

6   = Concussão.

7   = Luxação.

8   = Intrusão.

9   = Avulsão.

10  = Lesões dos tecidos moles.

11  = Fratura alveolar.

12=Fratura maxilar.

## 26) <u>CLASSIFICAÇÃO DE ZERMAN E CAVELLARI (1993)</u> [31]

a.   Fratura do esmalte, incluindo lascas de esmalte.

b.   Fratura de esmalte-dentina sem envolvimento pulpar

c.   Fratura de esmalte-dentina com envolvimento pulpar

d.   Fratura da raiz

e.   Fratura da coroa e da raiz com envolvimento pulpar

f.   Concussão

g.   Subluxação

h.   Luxação intrusiva

i.   Luxação extrusiva

j.   Luxação lateral

k.   Avulsão

## 27) <u>CLASSIFICAÇÃO DE ONETTO J.E. (1994)</u>[32]

Esta classificação baseou-se no tipo de lesão do dente anterior e nas características anatómicas e morfológicas.

**A. Lesões dos tecidos periodontais.**

a. Subluxação.

b. Luxação.

c. Intrusão.

d. Avulsão.

**B. Lesões dos tecidos duros**

a. Fratura de coroa não complicada.

b. Fratura complicada da coroa.

c. Fratura da coroa e da raiz.

d. Fratura da raiz.

**C. Tecido periodontal duro**

a. Lesões.

b. Perturbações do desenvolvimento.

c. Outros.

## 28) CLASSIFICAÇÃO DA ORGANIZAÇÃO MUNDIAL DE SAÚDE NA SUA APLICAÇÃO DAS DOENÇAS INTERNACIONAIS DA MEDICINA DENTÁRIA E DA ESTOMATOLOGIA (1994) [8]

Esta classificação baseia-se num sistema adotado pela OMS na sua aplicação da classificação internacional de doenças à medicina dentária e estomatologia.

**A. Lesões dos tecidos dentários duros e da polpa**

a. *Infração do esmalte (N 502.50):* Uma fratura incompleta (fissura) do esmalte sem perda de substância dentária.

b. *Fratura do esmalte (fratura não complicada da coroa) (N 502.50):* Uma fratura com perda de substância dentária confinada ao esmalte.

c. *Fratura do esmalte e da dentina (fratura da coroa não complicada) (N 502.51):* Uma fratura com perda de substância dentária confinada ao esmalte e à dentina, mas sem envolver a polpa.

d. *Fratura complicada da coroa (N 502.52):* Uma fratura que envolve esmalte e dentina e expõe a polpa.

e. *Fratura corono-radicular não complicada (N 502.54):* Uma fratura que envolve o esmalte, a dentina e o cemento, mas que não expõe a polpa.

f. *Fratura corono-radicular complicada (N 502.54):* Uma fratura que envolve o esmalte, a dentina e o cemento e que expõe a polpa.

g. *Fratura da raiz (N 502.53):* Uma fratura que envolve a dentina, o cemento e a polpa. A fratura radicular pode ainda ser classificada de acordo com a deslocação do fragmento coronal, como Horizontal, Oblíqua e Vertical.

**B. Lesões dos tecidos periodontais.**

a. *Concussão (N 503.20):* Uma lesão das estruturas de suporte dos dentes com afrouxamento ou deslocamento anormal do dente, mas com uma reação marcada à percussão.

b. *Subluxação (afrouxamento) (N 503.20):* Uma lesão das estruturas de suporte do dente com afrouxamento anormal, mas sem deslocação do dente.

c. *Luxação Extrusiva (N 503.20) Luxação Periférica, Avulsão Periférica (N 503.20):* Deslocação parcial do dente para fora do seu alvéolo.

d. *Luxação lateral (N 503.20):* Deslocamento do dente numa direção diferente da axial.

14

É acompanhado por uma comunhão ou fratura do alvéolo.

e. *Luxação intrusiva (luxação central) (N 503.21):* Deslocamento do dente para dentro do osso alveolar. Esta lesão é acompanhada por uma comunhão ou fratura do alvéolo.

f. *Avulsão (Exarticulação) (N 503.22):* Deslocamento completo do dente para fora do seu alvéolo.

**D. Lesões do osso de suporte**

a. *Comunhão do mandibular (N 502.60) ou do maxilar (N 502.40):* Alvéolo alveolar Esmagamento e compressão do alvéolo alveolar. Esta condição é encontrada concomitantemente com luxações intrusivas e laterais.

b. *Fratura do mandibular (N 502.60) ou do maxilar (N 502.40):* Parede da cavidade alveolar Uma fratura confinada à parede da cavidade facial ou oral.

c. *Fratura do mandibular (N 502.60) ou do maxilar (N 502.40):* Processo alveolar Uma fratura do processo alveolar que pode ou não envolver a cavidade alveolar.

d. Uma fratura que envolve a base da mandíbula ou da maxila e, frequentemente, o processo alveolar (fratura da mandíbula). A fratura pode ou não envolver a cavidade alveolar.

**D. Lesões da gengiva ou da mucosa oral**

a. *Laceração da mucosa gengival ou oral (S 01.50)* Ferida superficial ou profunda da mucosa resultante de um rasgão, geralmente produzido por um objeto cortante

b. *Contusão da gengiva ou da mucosa oral (S00.50)* Contusão geralmente produzida por impacto com um objeto rombo e não acompanhada de uma rutura da mucosa, causando geralmente uma hemorragia sub-mucosa.

c. *Abrasão da mucosa gengival ou oral (S 00.50)* Ferida superficial produzida por fricção ou raspagem da mucosa, deixando-a crua e sangrando.

**29)CLASSIFICAÇÃO POR FARDO (1995)** [33]

a. Fratura (esmalte)
b. Fratura (esmalte e dentina)
c. Fratura (envolvendo a polpa)
d. Descoloração
e. Restauro de gravura ácida.
f. Outro restauro

**30) CLASSIFICAÇÃO DO TRAUMATISMO DENTÁRIO DOS DENTES DECÍDUOS POR**

**FRIED E ERICKSON (1995)** [34]

**A. Classificação das fracturas dos tecidos duros**

Classe I - Fratura simples do esmalte apenas.

Classe II - Fratura envolvendo esmalte e dentina.

Classe III - A fratura estende-se mais para dentro do dente, com uma pequena exposição pulpar.

Classe IV - A fratura envolve uma quantidade significativa de exposição pulpar.

Classe V - Perda total do dente

Classe VI - Fratura da raiz

**B. Traumatismos que afectam o periodonto.**

a. Concussão-Sensibilidade do dente ao trauma sem afrouxamento ou mobilidade anormais

b. Subluxação - Afrouxamento do dente sem mobilidade

c. Luxação-Deslocamento dos dentes traumatizados.

## 31) CLASSIFICAÇÃO DE HAMILTON ET AL (1997) [35]

a. Fratura confinada ao esmalte.

b. Fratura envolvendo dentina.

c. Fratura com a polpa exposta.

d. Descoloração intrínseca

e. Mobilidade anormal

f. Infra-oclusão

g. Presença de sinusite ou inchaço na mucosa sobre um dente.

## 32) MARCENE (1999) CLASSIFICOU DIFERENTES TIPOS DE DANOS CLÍNICOS DEVIDO A LESÕES NOS INCISIVOS PERMANENTES NUMA AMOSTRA DE 1087 ESCOLAS. [36]

Marcene classificou os diferentes tipos de danos clínicos devidos a lesões dos incisivos permanentes com base na anatomia e em considerações terapêuticas.

a. Restauro de gravura ácida.

b. Coroa permanente.

c. Dentadura devido a traumatismo.

d. Dentes não tratados

e. Fratura do esmalte

i. Fratura do esmalte isolada.

ii. Fratura e descoloração do esmalte.

iii. Fratura do esmalte e trato fistuloso.

iv. Fratura do esmalte, descoloração e trato fistuloso.

f. Fratura do esmalte/dentina:

i. Fratura do esmalte/dentina isolada.

ii. Fratura e descoloração do esmalte/dentina.

iii. Fratura do esmalte/dentina e trato fistuloso.

iv. Fratura do esmalte/dentina, descoloração e trato fistuloso.

v. Fratura do esmalte/dentina com exposição pulpar .

vi. Fratura do esmalte/dentina apenas com a exposição pulpar .

vii. Fratura do esmalte/dentina com exposição pulpar e descoloração.

viii. Fratura do esmalte/dentina com exposição pulpar e fistulosa .

ix. Fratura do esmalte/dentina com exposição da polpa, descoloração e trajectos fistulosos.

g. Ausente devido a lesão.

h. Apenas descoloração.

i. Apenas o trato fistuloso.

j. Outras lesões.

**Necessidade de tratamento:**

a. Restauro de gravura ácida.

b. Restauração com condicionamento ácido e tratamento endodôntico.

c. Restauração com ataque ácido, tratamento endodôntico e branqueamento.

d. Coroa permanente.

e. Coroa definitiva e tratamento endodôntico.

f. Dentadura.

## 33) CLASSIFICAÇÃO DE HARGREAVES (1999)[37]

Trata-se de uma classificação com base no tipo de lesão do dente individual e nas lesões dos tecidos de suporte e alveolares.

Traumatismo por tipo de lesão em dentes individuais.

Descrição

a. Fratura do esmalte apenas.

b. Fratura envolvendo dentadura.

c. Fratura da polpa dentária.

d. Deslocamento ou mobilidade excessiva sem fratura.

e. Deslocamento ou mobilidade excessiva e fratura do esmalte.

f. Deslocamento ou mobilidade excessiva e fratura da dentina.

g. Deslocamento ou fratura de mobilidade excessiva da polpa dentária.

h. Descoloração, mas nenhum outro sinal de lesão.

i. Dente perdido devido a traumatismo (luxação).

## 34) AL-MAJED (2001) CLASSIFICOU OS INCISIVOS SUPERIORES QUANTO A TRAUMATISMOS DENTÁRIOS [38]

Esta classificação é aplicável tanto à dentição primária como à permanente. Baseia-se em considerações anatómicas e em considerações terapêuticas e de prognóstico.

Código 0 - Sem traumatismo.

Código 1 - Descoloração.

Código 2 - Fratura envolvendo o esmalte.

Código 3 - Fratura envolvendo esmalte e dentina.

Código 4 - Fratura envolvendo esmalte, dentina e polpa.

Código 5 - Desaparecido devido a traumatismo.

Código 6 - Restauração de compósito com ataque ácido.

Código 7 - Substituição permanente incluindo coroa, dentadura, ponte pôntica.

Código 8 - Restauração temporária.

Código 9 - Não foi possível efetuar a avaliação, quando o dente estava ausente ou muito partido por casos dentários.

## 35) ROCHA M.J.C. (2001) FORMULOU UMA CLASSIFICAÇÃO A PARTIR DA LITERATURA ESPECIALIZADA[39 ]:

Esta classificação baseia-se no tipo de lesão da dentição e tem em devida consideração as fracturas coronais, as fracturas radiculares e as lesões do tecido de suporte.

**Tipos de fratura da coroa:**

a. Fratura do esmalte.

b. Fratura radicular.

c. Fratura da coroa com exposição da polpa.

d. Fratura da coroa sem exposição da polpa.

e. Fratura coronoradicular com exposição da polpa.

**Tipos de luxações:**

a. Subluxação.

b. Luxação intrusiva.

c. Avulsão.

d. Concussão.

e. Luxação lateral.

f. Luxação extrusiva.

## 36) NIK HUSSEIN (2001)[40]

Aplica-se principalmente na dentição permanente. Os factores anatómicos e morfológicos são abordados com a devida importância para a etiologia e os procedimentos terapêuticos. Registaram traumatismos dentários quando foram feitas as seguintes observações:

a. Fratura envolvendo esmalte e dentina.

b. Fratura envolvendo esmalte, dentina e polpa.

c. Descoloração da coroa devido a uma lesão traumática.

d. Presença de uma restauração feita num dente devido a uma lesão traumática.

## 37) CLASSIFICAÇÃO POR SPINAS (2002) [41]

Trata-se de uma classificação "fácil de utilizar" das lesões das coroas dentárias que ajudou a recolher dados facilmente, a escolher os materiais adequados e a melhorar a comunicação entre os profissionais, incluindo por meios electrónicos.

**É constituída por 4 classes (A-B-C-D) e 3 subclasses (b1-c1-d1):**

Classe A: Todas as lesões simples do esmalte, que envolvem um ângulo mesial ou distal da coroa, ou apenas o bordo incisal.

Classe B: Todas as lesões de esmalte-dentina, que envolvem um ângulo mesial ou distal e o bordo incisal. Quando existe uma exposição pulpar definida como uma subclasse b1.

Classe C: Todas as lesões de esmalte-dentina que envolvam o bordo incisal e, pelo menos, um terço da superfície da coroa. No caso de exposição pulpar definida como subclasse c1

Classe D: Todas as lesões de esmalte-dentina, que envolvem um ângulo mesial ou distal da coroa e a superfície incisal ou palatina, com envolvimento do cimento radicular (fratura da raiz da coroa) em caso de exposição pulpar, são definidas como subclasse d1.

## 38) CLASSIFICAÇÃO POR MCDONALD (2004) [42]

Classe1 - Fratura simples da coroa envolvendo pouca ou nenhuma dentina.

Classe2 - Fratura extensa da coroa envolvendo uma quantidade considerável de dentina, mas não a polpa dentária.

Classe3- Fratura extensa da coroa com exposição da polpa dentária

Class4- Perda de toda a coroa.

## 39)CLASSIFICAÇÃO DESCRITIVA DE RONALD JOHNSON [43]

**A. Lesões nos dentes**

a. *Fissura ou rachadura na coroa*: Uma fissura ou uma fratura incompleta do esmalte sem perda de estrutura dentária, quer seja horizontal, vertical ou oblíqua.

b. *Fratura da coroa:* A área em que a fratura ocorre deve ser especificada como confinada ao esmalte; ao esmalte e à dentina; ou ao esmalte, à dentina e à polpa. Deve ser descrita como horizontal, vertical ou oblíqua (envolvendo o ângulo mesioincisal ou distoincisal).

c. *Fratura da raiz da coroa:* Este tipo de fratura deve ser avaliado para determinar a presença de uma possível exposição pulpar. A extensão da fratura abaixo da margem gengival deve ser registada.

d. *Fratura da raiz:* Deve ser determinado se o terço apical, o terço médio ou o terço cervical está envolvido e se a fratura é horizontal ou vertical.

**B. Lesões nos dentes e nas estruturas de suporte.**

a. *Deslocação do dente.* O tipo de deslocação deve ser especificado:

i. **Intrusão - é a** deslocação do dente para dentro do alvéolo.

ii. **Extrusão -** é o deslocamento parcial do dente para fora do alvéolo; deslocamento labial é o deslocamento em direção aos lábios.

iii. **Deslocamento lingual** - é o deslocamento em direção ao palato.

iv. **Deslocação lateral** - é a deslocação do dente em direção à mesial ou aspeto distal, normalmente num espaço dentário em falta.

v. **Evulsão** (avulsão, exarticulação, perdido ou arrancado) - deslocamento completo do dente do seu alvéolo.

**C. Lesões nas estruturas de suporte dos dentes**

a. sensibilidade (concussão)

b. mobilidade (folga ou subluxação)

c. fratura por compressão do alvéolo (esmagamento do osso do alvéolo em caso de intrusão)

d. fratura da parede do alvéolo (labial ou lingual)

e. fratura do processo alveolar

f. fratura maxilar

g. fratura mandibular

## 40) CLASSIFICAÇÃO DE LOUIS H. BERMAN, LUCIA BLANCO E STEPHEN COHEN (2006)[44]

**Dividiram as lesões traumáticas em:**

a. *Lesões dos tecidos duros:* envolvendo os dentes, o osso alveolar e outros ossos da face.

b. *Lesões dos tecidos moles:* envolvendo a pele do rosto, os lábios, a mucosa (bochechas e periodonto), os tecidos moles do palato duro e mole e a língua.

**A. Lesões dos tecidos duros:**

a. Lesões dentárias

i. *Lesões na coroa*:

- Infração do esmalte
- Fratura da coroa não complicada
- Fratura complicada da coroa

ii. *Fracturas radiculares:*

- Fratura da coroa e da raiz
- Fratura de raiz intra-alveolar

iii. *Lesões por luxação:*

- Concussão
- Luxação lateral
- Subluxação
- Intrusão
- Luxação extrusiva
- Avulsão / articulação extra

b. Lesões alveolares

**B. Lesões dos tecidos moles**

# CAPÍTULO 2

**Prevalência e distribuição dos traumatismos dentários**

A incidência de lesões traumáticas está a aumentar ao longo dos anos. A face e os dentes, sendo as partes mais expostas do corpo, têm uma maior tendência para fraturar. Os traumatismos nos dentes anteriores permanentes são comuns, sendo que as incidências de lesões traumáticas estão a aumentar e constituem a terceira maior causa de mortalidade dos dentes. Durante a idade escolar, as crianças dedicam-se ativamente a brincadeiras ao ar livre, especialmente ao contacto corporal organizado. A atividade descuidada aumenta a possibilidade de lesões nas brincadeiras.

**Prevalência**: o termo prevalência é utilizado para indicar a proporção de uma determinada população que é afetada por uma doença num determinado momento.

**A incidência** pode ser definida como o número de novos casos de uma doença específica que ocorrem numa população definida durante um determinado período.

Os traumatismos dentários (TDIs) ocorrem frequentemente em crianças e jovens adultos, representando 5% de todas as lesões. Vinte e cinco por cento de todas as crianças em idade escolar sofreram traumatismos dentários e 33% dos adultos sofreram traumatismos na dentição permanente, com a maioria das lesões a ocorrer antes dos 19 anos. As lesões por luxação são os TDIs mais comuns na dentição decídua, ao passo que as fracturas da coroa são mais frequentemente registadas nos dentes permanentes. O diagnóstico, o planeamento do tratamento e o acompanhamento adequados são importantes para garantir um resultado favorável [45]

## > **Prevalência do traumatismo dentário a nível mundial:**

| AUTOR | LOCAL DE ESTUDO | TIPO / DENTE DA LESÃO | CAUSA DO PREJUÍZO |
|---|---|---|---|
| **Zadik D. (1976)** [16] | Jerusalém | • (89,5%) eram incisivos centrais superiores, <br> • (5,5%) eram incisivos laterais superiores <br> • (3,6%) eram centrais inferiores incisivos <br> • O tipo de fratura mais comum foi a do esmalte com ou sem dentina. | - Quedas (80%) |
| **Ravn (1974)** [46] | Copenhaga pt | • Incisivos centrais superiores 67%. <br> • Incisivos laterais superiores 9,1% | • Cataratas <br> • Colisão <br> • Lesões desportivas <br> • Acidentes de viação |
| **Garcia Godoy (1981)** [47] | Dominic | • A prevalência de lesões foi de 18,1% (17,4% nos rapazes e 18,8% nas raparigas). <br> • fratura do esmalte (51,1%) seguida de concussões (25,6%). | - Queda contra um objeto (60,0% nos rapazes e 42,6% nas raparigas). |
| **Galea, (1984)** [20] | Malta | • Incisivo central maxilar primário 71% | • Casa principal 60%, |

| | | | |
|---|---|---|---|
| | | • Incisivos laterais do maxilar 23,7%,<br>• Permanentemaxilar incisivos centrais 53,1%<br>• Incisivo lateral do maxilar 17,7%,<br>• Incisivos centrais da mandíbula 13,3%,<br>• Lesões dos tecidos moles 58%. | • O Simples cai 31%,<br>• Quedas de altura 27%, |
| | | | - Mulher, casa 33%,<br>- Homens, trabalho/esporte 33%. |
| **Liew e Daly, (1986)** [48] | Austrália | • Lunação primária 46,9%,<br>• Coroa permanente Fracturas sem exposição pulpar25%,<br>• Luxação 23,5%. | • Todos os desportos 33,5%,<br>• Bicicleta / triciclo 15,7%, Assalto 10,2%,<br>• Acidentes de viação 5,1%. |
| **Stockwell, (1988)** [22] | Austrália | • Fratura do esmalte 31,2%, fratura da coroa sem envolvimento da polpa 42,7%,<br>• Fratura da coroa envolvendo a polpa 4,6%,<br>• Fratura da raiz 0,4%,<br>• Luxação 3,5%,<br>• Avulsão 4%,<br>• Concussão 1% | • Queda ou empurrão 22,7%,<br>• Bicicleta 9,3%<br>• Natação / mergulho 4,9%, Impacto com pessoa 15,9%, Impacto com objeto 15,3%,<br>• Atingido por bola 3,7%,<br>• Não especificado 13,2%. |
| **Bijella et al. (1990)** [28] | Brasil | - Foram identificadas lesões traumáticas em 10,2% das crianças. | - quedas (26,5%) |
| | | • fratura do esmalte (83.3%),<br>• fratura do esmalte-dentina (11.1%),<br>• luxação extrusiva (2,8%)<br>• avulsão (2,8%) | - colisão s (11%) |
| **Perez et al. (1991)[29]** | | • Lesões dos tecidos moles 58%,<br>• Deslocação 62%, | • Quedas de 46%, |

| | | | |
|---|---|---|---|
| | | • Fracturas alveolares 5,5%,<br>• Sensibilidade à percussão 37%,<br>• Extrusão direta a partir da tomada 29%,<br>• Intrusão no alvéolo 12%,<br>Avulsão 22% | • Combate 14%,<br>• Acidéntes de viação 13%,<br>Acidentes 12%,<br>• Bicicleta 8%,<br>• Desporto 5%,<br>• Abuso de crianças 1% |
| **Onetto et al. (1994)** [32] | Chile | • Luxação primária 26%,<br>• Intrusão 21%<br>• Sublimação 18%<br>• Fratura permanente não complicada da coroa 34%,<br>• Coroa complicada fratura 21% | - Casa principal 68%, - Quedas 82%,<br>• Atingir um objeto 13%,<br>• Escola Permanente 38%,<br>• Rua 33%,<br>• Quedas de 58%,<br>• Atingir um objeto 19%,<br>- Bicicleta 9,0% |
| **Caliskan e Turkun, (1995)** [49] | Turquia | • Incisivos centrais superiores 66,2%,<br>• Incisivos laterais do maxilar 21,1%,<br>• Mandibularcentral incisivos 8,5%,<br>• Incisivos laterais mandibulares 4,1% | • A indefinição cai 45%,<br>• Desporto 22,6%,<br>• Acidente de viação 11,3%,<br>• Violência 11,3%,<br>• Miscela neous 9,7% |
| **AlMajed (2001)** [38] | Riyad, Arábia Saudita | • O tipo mais comum de traumatismo dentário foi a fratura do esmalte (71%)<br>• fratura da dentina (7%),<br>• descoloração (5%),<br>• envolvimento da polpa (4%). | - Aumento d overjet ( >6 mm)<br>- Quedas (30%) |
| **RajabLD (2003)** [50] | Jordânia | • Os incisivos centrais superiores foram os dentes mais afectados (90,4%).<br>• Coroa descomplicada fratura (62,5%)<br>• Coroa complicada fratura (28,7%). | - A maioria das lesões ocorreu em casa (63,2%) e as quedas foram a principal causa de lesões (49,9%). |
| **Skaare AB et al** | Noruega | • Os incisivos centrais superiores | - A maioria das |

| | | | |
|---|---|---|---|
| **(2005)** [51] | | foram os mais afectados (92%).<br>• As lesões periodontais menores predominaram (59%).<br>• As lesões dos tecidos duros foram muito menos frequentes (13%).<br>• Foram observadas avulsões em 6,5% e intrusões em 7,5%. | lesões ocorreu em casa (38%) ou na creche |
| | | | rten (32%).<br>- Quedas (62%) |
| **Soriano et al (2007)** [52] | Brasil | • Fratura do esmalte 47,3%,<br>• Fratura do esmalte e da dentina sem exposição pulpar 34,5%,<br>• Fratura da coroa sem exposição pulpar 10%,<br>• Fratura da coroa com exposição pulpar 2,7%,<br>• Luxação lateral 2,7%,<br>• Fratura do esmalte + fratura do esmalte e da dentina 1,8%,<br>• Luxação extrusiva 0,9% | • Quedas de 27,3%,<br>• Acidentes inespecíficos 22,7%,<br>• Colisão s 18,2%,<br>• Actividades de diversão e lazer 9,1%,<br>• Desporto 8,2%,<br>• Violência 6,4%,<br>• Atingido por algo como 3,6%,<br>• Acidentes rodoviários 2,7%,<br>• Mau uso dos dentes 1,8% |
| **Lam et al (2008)** [53] | Austrália | • Os incisivos centrais superiores foram os dentes mais afectados, tanto na dentição decídua como na permanente.<br>• Coroa descomplicada as fracturas foram a lesão mais comum, seguidas das luxações e subluxações. | - Cataratas<br>- acidentes durante o jogo<br>- desporto |
| **Choi et al (2010)** [54] | Sul Coreia | • Incisivos centrais superiores 72,6%,<br>• Incisivos laterais superiores 15,2%, | - Quedas de 51%,<br>- Colisão 20%, |
| | | • Canino maxilar 1%,<br>• Molares superiores 0,1%, | - Queda 15%, -<br>Sopro 5%, - |

| AUTOR | LOCAL DE ESTUDO | TIPO DE LESÃO | CAUSA DO PREJUÍZO |
|---|---|---|---|
| | | • Mandibularcentral incisivos 6,8%,<br>• Incisivos laterais mandibulares 3%,<br>• Canino mandibular 0,8%,<br>• Molar mandibular 0,5%. | Desporto 5%, -<br>Tráfego 3%, -<br>Outros 1%. |
| **Bae JH et al (2011)** [55] | Coreia | • A prevalência de traumatismo dentário foi de 66%.<br>• O rácio homens/mulheres era de 1,68:1, com uma proporção consideravelmente maior de número de doentes do sexo masculino (62,7%).<br>• O pico da distribuição etária foi aos 0-9 anos (27.5%).<br>(O tipo de lesão não foi mencionado) | - Não mencionado |
| **Aldrigui JM et al (2013)** [56] | Região da América Latina e Caraíbas | - A prevalência de traumatismo dentário em dentes permanentes foi de 18,6%.<br>(O tipo de lesão não é mencionado) | • cobertura inadequada dos lábios<br>.<br>• sobredimensão aumentada superior a 5 mm |
| **Chen Z et al (2014)** [57] | China | • Incisivos centrais superiores 72,6%,<br>• Incisivos laterais superiores 15,2%,<br>• Canino maxilar 1%,<br>• Molares superiores 0,1%,<br>• Mandibularcentral incisivos 6,8%,<br>• Incisivos laterais mandibulares 3%, | • Quedas de 51%,<br>• Colisão 20%,<br>• Queda de 15%,<br>• Sopro 5%,<br>• Desporto 5%, |
| | | - Canino mandibular 0,8%, - Molar mandibular 0,5%. | - Tráfego 3%,<br>- Outros 1%. |

## > Prevalência e distribuição dos traumatismos dentários na Índia:

| AUTOR | LOCAL DE ESTUDO | TIPO DE LESÃO | CAUSA DO PREJUÍZO |
|---|---|---|---|
| **SarkarS (1981)** [58] | Calcutá | fratura em dente anterior - 0,73% | - Cataratas |
| **RaiSB , (1998)** [59] | Sul da Índia. | • (5,29%) fracturas de incisivos e caninos, sendo mais prevalente nos rapazes (72,27%) | - quedas |

| | | do que nas raparigas (27,73%). <br>• A fratura do esmalte foi a mais comum. | |
|---|---|---|---|
| **Gupta DP. et al (2002)** [60] | Sul Indiano | • as lesões traumáticas dos dentes incisivos foram de 13,8%. <br>• O grupo etário mais comum envolvido em traumatismos foi o dos 11-14 anos (60,74%). Os homens (66,81%) foram mais afectados do que as mulheres (33,19%). | • Local mais comum de ocorrência washome (68.76%). <br>• A relação entre a incidência de sobressaliência e a prevalência de incisivos fracturados foi significativa. |
| **Baldava P et al (2007)** [61] | Udupi, Karnataka | Incisivos centrais maxilares permanentes envolvendo esmalte e dentina | - Aumento do sobre-jato e cobertura inadequada dos lábios |
| **Ravishankar TL et al (2010)** [62] | Davangere, | • incisivo maxilar permanente -5,1%. <br>• fratura do esmalte | • cai 33% <br>• colisão 10% <br>• sobressaliência excessiva e cobertura labial inadequada |
| **Kumar VN et al (2011)** [63] | Andhra Pradesh | • fratura do esmalte (76,8 %) <br>• fratura do esmalte/dentina (15,5%) <br>• fratura envolvendo a polpa (5,5%). | • queda (33,2%), <br>• colisão (22,8%). <br>• Os acidentes de viação, os incidentes desportivos e a violência representam, em conjunto, outros 28,8% das causas. <br>• A maioria das fracturas ocorreu em casa (47,8%) e as restantes 32,6% ocorreram no exterior, ou seja, na rua/estrada, lojas, mercados, parques infantis públicos e outros locais públicos. |
| **Govindarajan M et al (2012)** [64] | Tamil Nadu | • O trauma prevalênciafoi 10.13%. <br>• A fratura do esmalte foi a lesão mais comum | - aumento do overjet e lábios incompetentes. |

| **Patel MC, (2012)** [65] | Vadodara, Gujarat | - A prevalência de lesões traumáticas foi de 8,79% e o rácio rapazes: raparigas foi de 1,28:1. | - Angle Classe II Div. 1 relação molar e/ou sobressaliência |
|---|---|---|---|
| | | - fracturas do esmalte | superior a 5,5 mm. - o mais O local comum de ocorrência era a casa e a queda contra um objeto. |
| **Murthy AK (2014)** [66] | Bangalore | • maxilaranterior dentes - 89%. • esmalte como o tipo mais comum de TDI. | - quedas (36,7%) |
| **Singh N et al (2015)** [67], | Lucknow, | - Maxilarcentral incisivos - 5,6% - | - Cataratas |
| **Ain TS et al (2016)** [68] | Caxemira | - O TDI nos dentes anteriores foi de 9,3%. | - Cataratas e desporto foram as causas mais comuns de trauma no presente estudo |
| **Chalissery VP et al (2016)** [69] | Jaipur. | • Uma prevalência global de 10,2% de IDT. • Enamelfracturas (69%) foi o tipo mais prevalente de traumatismo dentário anterior. • Os incisivos centrais superiores foram os mais frequentemente afectados. | - Cataratas e colisão |
| **Garg K et al (2017)** [70] | Nordeste de Deli | • Foi observada uma prevalência de 10,7%. • As fracturas do esmalte de um único dente foram as mais comuns. | - Cataratas |
| **HegdeR , (2017)** [71] | Navi Mumbai (região de Kharghar-Belapur) | • A prevalência de traumatismos dentários foi de 7,3%. • O tipo predominante de lesão foi a fratura do esmalte | - relação molar de classe I e sobressaliência inferior a 3,5 mm em crianças com lábios competentes. |
| | | - | - Cataratas |
| **Sharva V et al (2017)** [72] | Bhopal | • A prevalência de TDIs em dentes permanentes anteriores foi de 12,8%. • O tipo de lesão mais comum foi a fratura de esmalte , | - Foi observou que 68, 7% dos as fracturas de dentes permanentes ocorreram |

| | | que representou cerca de 81,5%. | durante a atividade desportiva, seguidas de quedas (7,8%) |
|---|---|---|---|
| **Saraswathi et al (2018)** [73] | Haryana | • Descobriram prevalência de 16,1% de traumatismos dentários lesões.<br>• Maxilarcentral incisivo (88%).<br>• fratura de classe I, ou seja, fracturas envolvendo o esmalte (78,6%) | • quedas (59,4%)<br>• colisão (14,7%)<br>• 52, 7% de as crianças traumatizadas tinham lábios incompetentes |
| **Dharmani CK, (2019)** [74] | Patiala | • A prevalência de traumatismos foi de 11,4%.<br>• A fratura de Ellis classe I foi o tipo mais predominante. | • A casa era a mais comum, sendo o outono o mais razão comum.<br>• Foi encontrada uma relação significativa entre os TDIs e os lábios incompetentes, o overjet incisal >5 mm, e<br>• Relação molar da classe II div I de Angle. |

# CAPÍTULO 3

**Etiologia e factores de risco**

# FACTORES PREDISPONENTES

Os factores predisponentes são **aqueles que colocam uma criança em risco de desenvolver um problema**.

Variáveis contextuais e individuais associadas à ocorrência de TDI em crianças:

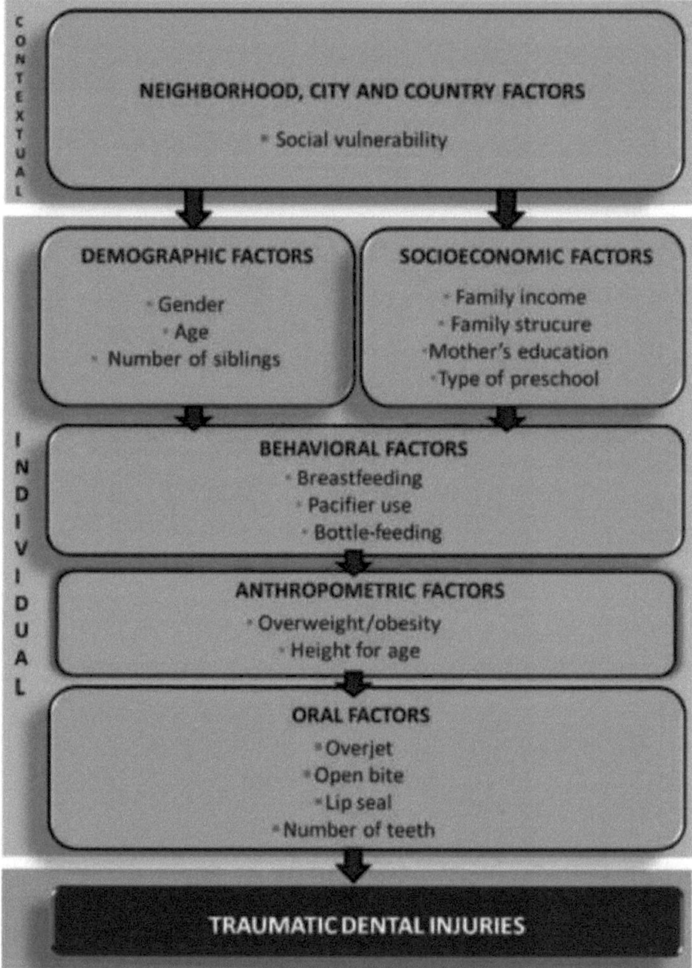


Os vários factores predisponentes para o traumatismo dentário são os seguintes

1)  Aumento do overjet
2)  Protrusão dos incisivos superiores
3)  Fecho insuficiente dos lábios
4)  Mordida aberta anterior
5)  Obesidade

*1)* *__Aumento do jato:__*

O aumento do overjet com protrusão dos incisivos superiores e o fecho insuficiente dos lábios são factores predisponentes significativos para o TDI. . Estudos têm demonstrado que os TDIs são aproximadamente duas vezes mais frequentes em crianças com incisivos protrusivos do que em crianças com oclusão normal, e que o maior número de dentes lesionados no paciente individual está associado à oclusão protrusiva.[8]

**Nguyen (1999)[75]**, na sua revisão sistémica, concluiu que as crianças com sobressaliência >3 mm têm maior probabilidade de risco de TDI do que as crianças com sobressaliência <3 mm.

**Dearing (1984)[76]** observou uma diferença significativa na frequência de incisivos fracturados entre pacientes com e sem overjet aumentado.

**Burden, (1995)[33]** investigou a associação entre sobressaliência, tamanho, cobertura labial e observou que os indivíduos com uma sobressaliência maior do que o intervalo normal (0-3,5 mm) tinham uma probabilidade significativamente maior de ter sofrido uma lesão no incisivo superior e mostrou que a prevalência de traumatismo dentário no sexo feminino aumentava à medida que a sobressaliência aumentava.

**Stokes et al. (1995)[77]** estudaram que o aumento do overjet, no entanto, pode não desempenhar um papel importante quando o trauma é sofrido através de desportos de contacto ou de colisão.

*2)* *__Protrusão dos incisivos superiores__* *[8]*

Em crianças pequenas até aos seis anos de idade, os dentes que sobressaem mais de 3 mm têm três vezes mais hipóteses de sofrer traumatismos do que as crianças sem dentes salientes. As crianças com mais de seis anos com dentes que sobressaem mais de 5 mm têm mais do dobro da probabilidade de sofrerem traumatismos.

Hábitos como chuchar no dedo e empurrar a língua, como reação ao desmame, podem criar muitos problemas, uma vez que o espaço palatino na boca continua a desenvolver-se até aos três e quatro anos de idade, resultando frequentemente em dentes empurrados para a frente, o que constitui um fator importante para o TID.

**Kaur e Hiremath (2011)[78]** descobriram que 227 (78,5%) crianças com história de trauma tinham má oclusão de Classe I e 60 (20,8%) crianças com história de trauma tinham má oclusão de Classe II.

*3)* *__Encerramento insuficiente do lábio__* *[8]*

A cobertura inadequada dos lábios é descrita como um dos factores mais associados à DT. O selamento labial funciona como um amortecedor natural contra os impactos causados no momento do trauma, o que evita fraturas dentárias. Assim, quando não há uma proteção labial adequada, os dentes anteriores ficam mais vulneráveis a lesões traumáticas.

**Burden, (1995)[33]** observou que as crianças com cobertura labial inadequada estavam em maior risco de traumatismo dentário, independentemente do tamanho do overjet.

**Kania et al. (1996)[79]** relataram que a cobertura labial competente também foi um importante preditor de traumatismo dentário.

*4)* *__Mordida aberta anterior__[8]*

A mordida aberta é um importante fator predisponente de lesões nos incisivos primários. É importante salientar que a mordida aberta esquelética, juntamente com a tendência para uma sobremordida negativa, pode estar frequentemente associada à incompetência dos lábios, o que constitui um potencial fator de risco adicional para o traumatismo dentário.

*5)* *__Obesidade__[8]*

É possível que as características antropométricas da criança, especialmente os percentis mais baixos e mais altos, possam estar relacionadas com défices no equilíbrio e na força muscular, que são dois importantes factores de risco intrínsecos em relação a quedas e lesões. Recentemente, verificou-se que a obesidade e a estatura mais elevada para a idade estão associadas ao IDT em crianças em idade pré-escolar.

**Galea, (1984)[20]** observou que a gravidade das lesões parecia aumentar quando havia uma lesão associada ao lábio inferior, enquanto um terço dos acidentes ocorria em indivíduos com alguma forma de má oclusão. Indivíduos do sexo feminino com incisivos superiores proeminentes e fechamento labial incompetente frequentemente apresentavam múltiplas lesões nas estruturas de suporte dos dentes.

**Forsberg e Tedestam (1990)[26]** , num estudo exaustivo de 1610 crianças com 286 lesões dentárias traumáticas registadas, identificaram os seguintes factores que aumentam significativamente a suscetibilidade a lesões dentárias

1. Oclusão pós normal
2. Um overjet superior a 4 mm
3. Lábio superior curto
4. Lábios incompetentes
5. Respiração pela boca.

**Kania et al. (1996)[79]** verificaram que a prevalência global de dentes incisivos traumatizados era significativamente mais elevada entre os não caucasianos do que entre os caucasianos, 17,5% e 21,7%, respetivamente.

## ETIOLOGIA

- Comportamento humano
a. Assumir riscos
b. Problemas de relacionamento com os pares
c. Hiperatividade
d. Comportamento de stress
- Factores ambientais
a. Privação
b. Sobrelotação
- Lesões não intencionais
a. Quedas e colisões
b. Actividades físicas de lazer (desporto)
c. Acidentes de viação
d. Utilização incorrecta dos dentes
e. Morder objectos duros
f. Presença de doença, limitações físicas ou dificuldades de aprendizagem
- Lesões intencionais
a. Abuso físico
b. Procedimentos iatrogénicos

**1) Comportamento humano [8]**

O comportamento humano também desempenha um papel importante na ocorrência de TDI.

*a) Assumir riscos*

As crianças tendem a ter mais IDT do que as suas congéneres que assumem menos riscos.

*b) Problemas de relacionamento com os pares*

As crianças que estão a ser gozadas ou intimidadas por outras crianças têm significativamente mais TDI do que as outras crianças. As crianças que demonstram um comportamento pró-social têm menos lesões dentárias do que as suas congéneres.

*c) Hiperatividade*

As crianças hiperactivas têm significativamente mais IDT do que as crianças não hiperactivas. Odoi et al. não conseguiram demonstrar uma relação significativa entre o IDT e a hiperatividade. Este resultado contraditório é fácil de compreender e sugere que o ambiente desempenha um papel mais importante na determinação do TDI do que o comportamento humano. Uma criança hiperactiva pode expressá-lo sem risco se o ambiente for seguro.

*d) Stress*

Estados emocionalmente stressantes medidos através de marcadores biológicos ou questionários também têm sido relatados como estando associados aos TDI. Nicolau et al. aplicaram a abordagem do curso de vida para elucidar melhor as causas dos TDI e concluíram que os adolescentes que experimentaram ambientes psicossociais adversos ao longo do curso de vida tiveram mais lesões dentárias traumáticas do que os seus homólogos que experimentaram ambientes mais favoráveis. Isso incluiu viver numa família não nuclear e experimentar altos níveis de punição paterna

## 2) Factores ambientais [8]

*a) Privação*

Um dos principais factores ambientais determinantes dos IDT é a privação material. Mesmo numa zona carenciada, as crianças mais carenciadas têm mais IDT do que as suas congéneres menos carenciadas.

*b) Sobrelotação*

A sobrelotação foi o principal fator ambiental relacionado com os IDT. Isto parece lógico, uma vez que as zonas desfavorecidas têm mais parques infantis, instalações desportivas, ruas, escolas e casas inseguras. Este ambiente inseguro facilita as quedas e as colisões, o que, por sua vez, conduz aos TDI.

## 3) Lesões dentárias traumáticas não intencionais

*a) Quedas e colisões [8]*

As lesões dentárias são pouco frequentes durante o primeiro ano de vida, mas podem ocorrer devido a uma queda de um carrinho de bebé. As lesões aumentam substancialmente com os primeiros esforços da criança para se movimentar. A frequência aumenta à medida que a criança começa a andar e tenta correr, devido à falta de experiência e coordenação. A incidência de lesões dentárias atinge o seu pico pouco antes da idade escolar e consiste principalmente em lesões devidas a quedas e colisões. Quando a criança atinge a idade escolar, os acidentes no recreio da escola são muito frequentes. A maioria das lesões resultantes podem ser classificadas como lesões por queda e caracterizam-se por uma elevada frequência de fracturas da coroa. [8]

Quando a criança atinge a idade escolar, os acidentes no recreio da escola são muito frequentes. A maioria das lesões resultantes podem ser classificadas como lesões por queda e são caracterizadas por uma elevada frequência de fratura da coroa (**Carter 1972 , Raven 1974, Oneil, Clark, Lowe 1989**). As quedas e o embate dos dentes contra objectos duros são consistentemente as causas mais comuns de trauma em crianças pequenas. As quedas são responsáveis por 31% a 90% das lesões nos dentes decíduos.

As crianças tendem a cair quando estão a aprender a andar. Descobriram recentemente uma maior mobilidade e atividade, mas a sua coordenação é limitada. Outro fator, que pode afetar o pico de incidência em idades mais jovens, é a maior ansiedade dos pais de crianças mais novas após pequenos eventos traumáticos, o que faz com que os pais procurem tratamento com mais frequência. Estas lesões são classificadas como fracturas da coroa por (Hedegard e Stalhane 1973) .

*b) Actividades físicas de lazer (desporto)* [8]

As lesões durante a adolescência devem-se frequentemente ao desporto. Isto aplica-se especialmente aos desportos de contacto, como o futebol, o basquetebol, a luta livre, o futebol e o basebol.

**Roberts, (1970)** referiu que todos os anos 1,5% a 3,5% das crianças que participam em desportos de contacto sofrem lesões dentárias.

**As lesões durante a adolescência devem-se frequentemente ao desporto.** Johnson 1975, Hazelwood 1970 Carter 1970 Raven 1974, Hedegard 1973, Omullane 1973 Karwan 1975, Haaiko 1976 Lee 1976) **Isto aplica-se especialmente aos desportos de contacto como o skying, o kabaddi, o críquete, o hóquei, o hóquei no gelo, o futebol, o basebol, o futebol americano, o basquetebol, o râguebi e a luta livre** (Edward 1968, Hawke 1969).

> Ferimentos de bicicleta

Estas lesões resultam normalmente em traumas graves nos tecidos duros e moles devido à elevada velocidade no momento do impacto. Os doentes que sofrem este tipo de traumatismo apresentam frequentemente fracturas múltiplas da coroa, para além de lesões no lábio superior e no queixo. [3]

**Jarvinen 1980**[80] **e Wiens em 1990**[81] constataram que estas lesões resultam geralmente em traumatismos graves dos tecidos duros e moles devido à elevada velocidade no momento do impacto.

> Andar a cavalo:

Os passeios a cavalo, um desporto popular em muitos países, são uma fonte significativa de lesões **(Lie e Lucht 1977)**[82] . Num único motivo, 23% de todos os cavaleiros sofreram lesões de vários tipos, incluindo lesões dentárias e maxilofaciais. Há poucas dúvidas de que precauções especiais, como a utilização de capacetes resistentes, podem reduzir o número e a gravidade destes acidentes.

*c) Acidentes de viação* [8]

Mais de metade destes ferimentos ocorreram em relação com o uso da bicicleta.

As lesões faciais e dentárias resultantes de acidentes de viação são mais frequentes no final da adolescência. O passageiro do banco da frente é particularmente suscetível de sofrer lesões faciais. Neste grupo de traumatismos predominam as lesões dentárias múltiplas, as lesões do osso de suporte e as lesões dos tecidos moles do lábio inferior e do queixo.

**Straith (1948)**[83] afirmou que as crianças sentadas ou em pé no banco da frente estão numa posição muito perigosa, uma vez que as lesões dentárias ocorrem frequentemente devido ao facto de serem atiradas contra o painel de instrumentos durante paragens súbitas.

As crianças com lesões dentárias e envolvidas em acidentes de viação têm um risco 2,4 vezes maior de fracturas ósseas do que os acidentes durante as brincadeiras, o desporto e as agressões

*d)   Utilização incorrecta dos dentes* [8]

As utilizações inadequadas dos dentes mais comuns referidas na literatura são morder uma caneta, abrir ganchos de cabelo, abrir pacotes de snacks salgados, tentar reparar equipamento eletrónico ou mudar pilhas, cortar ou segurar objectos e abrir garrafas com tampa de rosca

*e)   Morder objectos duros* [8]

Outro evento relacionado com a ocorrência de TDI é morder objectos duros. Lesões dentárias traumáticas têm sido demonstradas em pacientes que usam jóias com piercing. Os pacientes e os profissionais de saúde devem ser informados dos procedimentos e riscos associados à colocação de piercings na língua e na boca. A colocação de piercings pode resultar em lascamento e fratura de dentes e restaurações, danos pulpares, síndrome do dente rachado e abrasão dentária. Campbell et al. mostraram

Prevalência de 19,2% entre os indivíduos que usam piercing na língua, especialmente nos molares e pré-molares, e nos indivíduos que usam barbell de haste curta. Também mostraram um aumento do risco com os anos de uso.

*f)   Presença de doença, limitações físicas ou* dificuldades *de aprendizagem* [8]

**Snyder (1960) e Johnson (1975)** constataram uma frequência muito elevada de traumatismos dentários entre os doentes com atraso mental, um fenómeno provavelmente relacionado com vários factores, como a falta de coordenação motora, as condições de lotação nas instituições ou a epilepsia concomitante. Os doentes epilépticos apresentam riscos e problemas especiais no que respeita aos traumatismos dentários.

**Russel (1969), Bessermann (1978)** estudaram 437 pacientes epilépticos, 52% tinham sofrido lesões dentárias, muitas das quais de carácter repetitivo. Num terço dos casos, as lesões podiam estar diretamente relacionadas com quedas durante as crises epilépticas.

**Rahul e Dubey (2005)** estudaram 69 crianças com atraso mental e verificaram que nas crianças com paralisia cerebral as fracturas dos dentes anteriores do maxilar eram mais evidentes.

> Dentinogénese imperfeita.

Um tipo invulgar de lesão é a fratura radicular espontânea que afecta indivíduos com dentinogénese imperfeita devido à diminuição da microdureza da dentina e ao afunilamento anormal das raízes.

> Dificuldades de aprendizagem:

O'Donnell indicou que as crianças e os jovens adultos totalmente cegos de Hong Kong corriam um maior risco de sofrerem lesões dentárias anteriores do que as populações com visão ou com visão parcial. Verificou-se que as crianças com deficiência auditiva, em comparação com as crianças com deficiência visual, apresentavam um número significativamente maior de TDI em comparação com as crianças.

**4)_Lesões dentárias traumáticas intencionais**

*a)   Abuso físico* [8]

Uma causa trágica de lesões orais em crianças pequenas manifesta-se na síndrome da criança maltratada (ou lesões não acidentais (NAI)), uma condição clínica em bebés que sofreram abusos físicos graves

As agressões, juntamente com os acidentes rodoviários, representaram 71% das lesões maxilofaciais. Este tipo de trauma resulta normalmente num padrão de lesão particular caracterizado por luxação e exarticulação dos dentes, bem como fracturas das raízes e/ou do osso de suporte.

**Lindahl 1977[84], Gayford 1975[8]** concluiu que as lesões causadas por lutas são proeminentes em grupos etários de ordem e estão intimamente relacionadas com o abuso de álcool. Estas agressões resultam frequentemente em traumatismos na região facial. O resultado é frequentemente fatal devido a hemorragia intracraniana. Os homens que maltratam a mulher e os filhos têm frequentemente um historial de violência familiar na infância e a mulher maltratada tem frequentemente um historial de violência familiar na infância e a mulher maltratada tem frequentemente um historial de maus tratos na infância, o que relaciona o facto de ter sido espancada em criança com o comportamento violento na vida adulta

*b)   Lesões iatrogénicas em recém-nascidos [8]*

A incubação prolongada em recém-nascidos é um procedimento utilizado no tratamento de bebés nascidos prematuramente. A pressão prolongada dos tubos contra os alvéolos maxilares

O processo de desenvolvimento do esmalte na dentição decídua tem demonstrado uma elevada frequência de defeitos de desenvolvimento do esmalte.

**Boice et al. (1976)' Moylan et al. (1980) Seow et al. (1984), Angelos et al. (1989)** examinaram bebés prematuros incubados, que revelaram hipoplasia do esmalte que afectava a dentição primária em 18-80% das crianças.

**Boice et al. (1976) e Wetzel (1980)** apoiaram a teoria de que a compressão do processo alveolar durante a incubação endotraqueal em recém-nascidos é o fator causal que pode provocar perturbações no desenvolvimento dos dentes primários.

# CAPÍTULO 4

## Mecanismo das lesões por luxação

O golpe na face pode não causar danos permanentes, mas pode resultar em deslocamento, fratura ou ambos, com ou sem danos aos tecidos de suporte **Hargreaves et al 1970**[15] . O trauma direto ocorre quando um dente é atingido diretamente por um objeto, como uma pedra ou um taco de hóquei, normalmente na região anterior. **(Feilgin et al )**[8] **O traumatismo direto** ocorre quando o próprio dente é atingido, por exemplo, contra um equipamento de recreio, uma mesa ou uma cadeira.

**O traumatismo indireto** ocorre quando a arcada dentária inferior é fechada à força contra a superior, como por exemplo um golpe no queixo durante uma luta ou uma queda. Favorece as fracturas da coroa ou da raiz da coroa nas regiões pré-molar e molar, bem como a possibilidade de fracturas da mandíbula na região condilar e na sínfise. **(Feilgin et al )**[8]

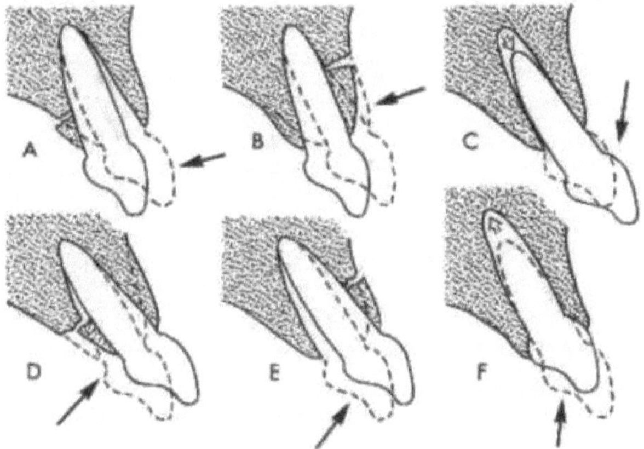


Tipos de deslocação de dentes após traumatismos directos e indirectos

*Figura 6.1: mecanismo das lesões dentárias* [8]

De acordo com **Anderson Jo e Anderson 1993**[85] o impacto e a energia do trauma são caracterizados por :

*Energia de impacto:*

Este fator inclui tanto a massa como a velocidade. Exemplos destas combinações são uma força de alta velocidade e baixa massa (tiro) ou de alta massa e velocidade mínima (bater o dente contra o chão) este impacto resultará em fracturas da coroa e não está normalmente associado a danos no tecido de suporte. A energia é gasta para criar a fratura e raramente é transferida para a raiz. Um impacto de elevada massa e velocidade mínima, ou seja, um impacto do dente contra o solo, provoca maiores danos nas estruturas de suporte e a fratura do dente é menos pronunciada.

*Resiliência do objeto de impacto:*

Se um dente for atingido por um objeto resiliente ou amortecido, como um cotovelo durante um jogo, ou se o lábio absorver e distribuir o impacto, a probabilidade de fratura da coroa é reduzida, enquanto o risco de luxação e fratura alveolar aumenta.**( Anderson JO 1994 )**[8]

***Forma do objeto de impacto:***
O impacto com um objeto pontiagudo favorece fracturas limpas da coroa com um mínimo de deslocamento do dente, uma vez que a energia é rapidamente distribuída por uma área limitada. O impacto de um objeto rombo aumenta a área de resistência à força na região da coroa e permite a luxação ou a fratura da raiz

***Direção da força de impacto:***
O impacto pode ir de encontro ao dente em diferentes ângulos, na maioria das vezes atingindo o dente facialmente, perpendicularmente ao longo eixo da raiz e pode criar uma linha de clivagem.

***Impactos frontais em dentes anteriores:*** Podem gerar forças que tendem a deslocar a porção coronal para a boca.

Outra situação surge quando o osso e o ligamento periodontal resistem à deslocação de um impacto frontal.

Os princípios de engenharia podem fornecer uma descrição das forças envolvidas nas lesões causadas por impactos frontais. Impactos frontais em dentes anteriores geram forças que tendem a deslocar a porção coronal oralmente. Sob certas circunstâncias, como impactos contundentes e alta resiliência das estruturas de suporte dos dentes em indivíduos jovens, é mais provável que um dente seja deslocado oralmente sem fratura, pois a energia do impacto é absorvida pelas estruturas de suporte durante o deslocamento.

O deslocamento é a lesão mais frequente na dentição decídua do que a fratura da coroa ou da raiz, devido à resiliência do osso alveolar e às raízes curtas dos dentes (raízes reabsorventes dos dentes decíduos

Surge uma situação diferente se o osso e o ligamento periodontal resistirem à deslocação. A superfície da raiz é forçada contra o osso marginalmente e apicalmente, criando forças de compressão elevadas. Como a resistência à tração e ao corte dos tecidos dentários frágeis é muito inferior à resistência à compressão, desenvolvem-se tensões de corte entre as duas zonas de forças opostas e a raiz é fracturada ao longo do plano que une as duas áreas de compressão.

# CAPÍTULO 5

**Reação da polpa ao trauma**

**COMPLEXO DENTINA-POLPA[8]**

As funções do complexo dentina-polpa são múltiplas. Após o desenvolvimento do dente, o órgão pulpar-dentinário é capaz de preservar uma estrutura vital e rígida com flexibilidade que resiste ao desafio de forças mecânicas repetidas. Ao mesmo tempo, mantém uma importante sensibilidade neural e preserva a capacidade de produzir dentina reparadora contra estímulos nocivos, como trauma, atrito, abrasão, progressão da cárie e preparo. Com a idade, observam-se alterações específicas no local da polpa-dentina. O número de odontoblastos diminui, levando a lacunas descobertas na parede da dentina. No entanto, a formação contínua de dentina causa indiretamente uma tendência para o apinhamento e acumulação de fibras de colagénio. A dentina continua a ser depositada nos dentes vitais como dentina secundária e dentina terciária em resposta aos impactos físicos com a consequente obliteração da câmara pulpar, especialmente na coroa, e prossegue apicalmente.

**1) Dentina**

A dentina é constituída por uma matriz orgânica mineralizada dominada por um esqueleto de rede de colagénio atravessado por túbulos dentinários. A dentina contém numerosos polipéptidos e moléculas de sinalização colocados numa matriz mineralizada. A exposição e libertação destes factores por um trauma direto no dente (por exemplo, intrusão ou luxação lateral) ou um processo de reabsorção radicular que penetre na dentina pode ter um efeito potencial de influenciar a atividade de várias células (por exemplo, cementoblastos, fibroblastos periodontais e osteoblastos).

*> Resposta a traumatismos e infecções :*

Qualquer desvio na composição da estrutura orgânica da dentina pode levar à fratura. Assim, os dentes de pacientes que sofrem de dentinogénese imperfeita, com os defeitos inerentes à matriz de colagénio, têm um elevado risco de fratura dentária. Além disso, a exposição dos túbulos dentinários durante o trauma leva à invasão bacteriana, resultando numa reação inflamatória permanente ou transitória na polpa. Finalmente, um enfraquecimento da

dentina sob cargas físicas pode ocorrer devido à pulpectomia precoce em dentes imaturos. Isto pode ser intensificado se a reabsorção inflamatória enfraquecer a estrutura da raiz, especialmente na região cervical. Num estudo in vitro, utilizando dentes humanos extraídos, verificou-se que as fissuras esmalte-dentina induzidas experimentalmente permitiam a propagação de bactérias para a cavidade pulpar. Com base nestes resultados, foi sugerido cobrir o esmalte com resina não preenchida numa situação de reimplantação. No entanto, estudos experimentais em cães não favoreceram esta abordagem e a hipótese de revascularização pulpar

*> Dentina terciária:*

Um traumatismo físico extenso pode resultar na formação de tecido mineralizado. Existe uma forte relação entre os traumas e seus ambientes de lesão, e as diferentes formações correspondentes de dentina terciária. Após uma lesão no dente maduro, o destino do odontoblasto varia de acordo com a intensidade da lesão. Uma lesão mais leve pode resultar numa estimulação das células odontoblásticas envolvidas, levando à formação de dentina reactiva. A regulação positiva da atividade funcional nas células odontoblásticas primárias sobreviventes leva à secreção focal de uma matriz de dentina reacional nos túbulos dentinários e na pré-dentina.

A obturação dos túbulos dentinários é uma resposta biológica que compensa a perda de tecido. Uma lesão maior pode levar à morte das células odontoblásticas. A indução da diferenciação de uma nova geração de células semelhantes a odontoblastos pode então levar à dentinogénese reparadora. A secreção de matriz a partir de uma nova geração de células implica uma descontinuidade na estrutura tubular com subsequente redução da permeabilidade da dentina. A resposta reparadora inicial representa frequentemente um tecido semelhante ao osso, isto é, osteodentina, na câmara pulpar.

A resposta inespecífica leva à deposição de matriz dentinária atubular coberta por células cuboidais ou poligonais semelhantes a pré-odontoblastos, e são observadas inclusões de células semelhantes a osteócitos numa matriz mineralizante densa denominada osteodentina. Na profundidade da lesão pulpar, os odontoblastos pós-mitóticos sobreviventes respondem com a deposição de dentina reacional ao longo das paredes. Nestas situações, observamos uma matriz de dentina reacional com menor densidade tubular do que na dentina primária. Os túbulos dentinários na dentina terciária representam frequentemente uma mistura entre dentinogénese reactiva e reparadora.

**2) Pasta de papel**

As células predominantes na polpa são os fibroblastos, que aparecem como células fusiformes ou estreladas com núcleos ovais e estão dispersas uniformemente por toda a polpa, exceto na camada subodontoblástica. As células mesenquimais indiferenciadas estão localizadas paravascularmente e podem ser reconhecidas pela sua forma atrofiada ou arredondada e pelos seus poucos e curtos processos. Os odontoblastos são células alongadas subjacentes à dentina. A sua aparência varia desde o aspeto coronal até ao aspeto apical da polpa, sendo colunares coronalmente e achatados na parede furcal e apicalmente. Além disso, a sua aparência também está relacionada com o seu estádio funcional, ou seja, pré-odontoblastos, secretores, transicionais ou envelhecidos.

Os odontoblastos têm muitas moléculas de adesão, por exemplo, para fixação, especificação de fenótipos, junções de hiato utilizadas para comunicação intercelular entre células e contactos extracelulares com fibras nervosas não mielinizadas. Na coroa, existe uma camada livre de células (ou seja, a camada subodontoblástica ou zona de Weil) que contém uma rede de terminações nervosas e vasos que, em menor grau, também se encontra noutras partes da polpa. As actividades celulares dos odontoblastos são muito complexas. Para além da secreção da matriz orgânica de predentina e do controlo da transferência de iões cálcio e fosfato, o odontoblasto também pode libertar proteinases e degradar a matriz orgânica. A produção média de dentina humana primária parece ser de 3µm por dia durante a formação e erupção do dente. Quando a erupção está completa, a formação de dentina diminui na câmara pulpar. Na raiz, a produção continua inalterada até que a formação da raiz esteja completa, altura em que a produção de dentina diminui a um nível que não é mensurável num período de 3 semanas. A dentinogénese, no entanto, pode ser reactivada por estímulos externos, tais como cáries dentárias, atrição e lesões de fratura e luxação da dentina. A produção de nova dentina pode então aumentar para um nível igual ao da dentina primária.

*> Resposta ao trauma*

*a) Reparação após exposição da polpa*

O órgão pulpar-dentinário deve responder a um espetro de eventos traumáticos, como a exposição da dentina devido a uma fratura com subsequente invasão bacteriana nos túbulos. A polpa pode ser diretamente exposta à contaminação bacteriana da saliva após uma fratura complicada do esmalte-dentina. Outra exposição, normalmente estéril, ocorre durante a fratura da raiz, quando a polpa é exposta ao ligamento periodontal através da linha de fratura. Finalmente, a polpa pode ser parcial ou totalmente cortada e, por vezes, esmagada no forame apical ou ao nível de uma fratura radicular durante lesões por luxação. Estes diferentes insultos traumáticos, todos eles interferindo com o fornecimento neurovascular à polpa, dão origem a várias respostas de cicatrização e defesa que vão desde a formação de dentina terciária localizada ou generalizada até à inflamação pulpar, reabsorção interna e metaplasia óssea, bem como necrose pulpar com e sem infeção.

A caraterística geral da resposta de cicatrização de feridas pulpares é a substituição do tecido danificado por tecido pulpar recém-formado. Isto pode ocorrer ao longo do limite pulpo-dentinário se tiverem sido infligidos danos localizados na camada de odontoblastos (p. ex., após exposição da dentina), ao longo de uma zona de amputação na parte coronal da polpa, ou como substituição das partes principais da polpa se esta se tiver tornado necrótica devido a isquemia (p. ex., após uma lesão por luxação).

Um denominador comum a estes diferentes eventos é a substituição do tecido pulpar pela invasão de macrófagos, novos vasos e células progenitoras pulpares na zona de lesão, pelo que o tecido pulpar traumatizado é gradualmente substituído por novo tecido pulpar. Além disso, se houver um forame apical patente, os progenitores de células estaminais periodontais podem

invadem o canal radicular acompanhados de formação óssea e inserção de fibras de Sharpey. Verificou-se que, se uma exposição acidental da polpa for deixada sem tratamento, mesmo durante um período de 1 semana, a inflamação é superficial e limitada a uma profundidade de 2 mm. Nos casos em que a entrada do local de exposição é coberta com um material de cobertura adequado (ou seja, que limita ou impede a contaminação bacteriana), é normalmente estabelecida uma barreira de tecido duro.

As células responsáveis pela formação desta ponte de dentina aparentemente não são odontoblastos, mas muito provavelmente incluem células mesenquimais localizadas paravascularmente que subsequentemente se diferenciam em odontoblastos. Isto foi demonstrado de forma muito convincente num estudo em que a população de odontoblastos foi eliminada em ratos através da administração de colchicina. Após 3-5 dias, observou-se a revascularização e a proliferação celular na camada de células necróticas adjacente à predentina. Novos odontoblastos pareciam desenvolver-se a partir de células paravasculares e, após a formação inicial de uma matriz colagénica não mineralizada, formou-se dentina tubular.

*b) Reparação ou regeneração da polpa devido a lesões por luxação ou avulsão e reimplantação*

Diversos estudos clínicos demonstraram que a polpa pode cicatrizar após lesões em que tenha ocorrido uma completa separação do suprimento neurovascular. Os eventos histológicos durante a revascularização também são descritos nestes capítulos. Os traumatismos por luxação implicam geralmente a separação total ou completa do fornecimento neurovascular. A isquemia que se segue afecta todas as células da polpa. Os processos de cicatrização começam apicalmente, movem-se coronalmente e são altamente dependentes do tamanho da interface pulpo-periodontal (ou seja, do estágio de desenvolvimento da raiz). O resultado do rompimento pulpar será a revascularização pulpar total ou o desenvolvimento de necrose pulpar parcial ou total, geralmente determinada pela presença ou ausência de bactérias na zona da lesão.

A revascularização da polpa parece ter começado após 4 dias, mas não foram feitas experiências para examinar exatamente quando começa. Nalguns casos de revascularização bem-sucedida, será encontrada uma camada de odontoblastos intacta com uma aparente continuidade dos processos odontoblásticos. O mecanismo deste facto é especulativo, mas as anastomoses de ponta a ponta no fornecimento vascular apical rompido são uma possibilidade.

As alterações vasculares e a infiltração de células inflamatórias são activadas para eliminar as moléculas irritantes. As interacções das moléculas de adesão entre os leucócitos do sangue e o endotélio permitem a transmigração das células inflamatórias do interior para o exterior da parede do vaso. A incapacidade de resolver a inflamação após uma ferida conduz a feridas crónicas que não cicatrizam, e o tecido pulpar responde de forma semelhante com a ausência de cicatrização do tecido duro. O mecanismo pelo qual a renúncia à inflamação pode inibir a reparação dos tecidos e influenciar potencialmente a atividade dos genes necessários para o recrutamento de células estaminais continua por elucidar. No caso de uma invasão de células progenitoras derivadas do PDL no canal radicular, o tecido conjuntivo formar-se-á em associação com a deposição de cimento ao longo das paredes do canal radicular. Dependendo de um forame apical patente, o osso pode invadir o canal radicular acompanhado pela inserção de fibras de Sharpey. O caráter da resposta de cicatrização das feridas pulpares varia de acordo com a origem das células progenitoras envolvidas. Assim, no caso das células progenitoras derivadas da PDL, haverá formação de tecido PDL com deposição de cemento associado ao longo das paredes do canal radicular. Além disso, se houver um forame apical patente, os progenitores de células estaminais periodontais podem invadir o canal radicular, acompanhados de formação óssea e inserção de fibras de Sharpey. A origem das células endoteliais repovoantes é variável. Na maioria dos casos, osteo-dentina, osso ou tecido semelhante a cemento é formado nas paredes do canal como uma resposta à lesão pulpar.

*c) Cicatrização da polpa após exposição coronal e capeamento*

Os eventos que ocorrem após uma ferida na polpa podem ser divididos nas fases de hemostase, inflamação, proliferação e remodelação. A cicatrização de feridas é, no entanto, um processo contínuo em que o início e o fim de cada fase não podem ser claramente determinados e as fases se sobrepõem. A sequência observada das reacções iniciais da polpa é a que se espera quando o tecido conjuntivo é ferido. A exsudação de fibrinogénio ocorre sob o material de capeamento no tecido pulpar durante até 4 dias. Após cerca de 3-6 dias, o infiltrado inflamatório é substituído por uma migração de tecido de granulação proveniente dos locais centrais da polpa. O tecido de granulação está disposto ao longo da superfície da ferida e consiste principalmente em fibroblastos recém-formados e vasos sanguíneos capilares que proliferam e crescem no tecido danificado. As camadas de fibroblastos aumentam de espessura à volta da lesão.

A síntese de novas fibras de colagénio ao longo da necrose do tecido é detectada a partir de 4 dias após a aplicação de hidróxido de cálcio puro. As células rodeadas por uma nova matriz, incluindo nódulos de calcificação, são encontradas após 7 dias. A precipitação inicial de minerais está associada à deteção de vesículas da matriz, o que indica uma grande semelhança com a mineralização no osso. Verifica-se que os minerais têm origem no fornecimento de sangue. Após 11 dias, a nova matriz está associada a células cuboidais e a algumas células com diferenciação semelhante à dos odontoblastos. Após 14 dias, observa-se uma clara disposição semelhante à dos odontoblastos. Após um mês, podem ser observadas pontes de dentina à volta do trauma, o que representa uma interface defensiva entre os potenciais restos necróticos e a nova camada de odontoblastos. A avaliação microscópica, no entanto, revelou que 89% de todas as pontes de dentina continham defeitos de túnel. A resposta de cicatrização pulpar substitui o tecido lesionado por tecido recém-formado. Isto pode ocorrer ao longo do limite polpa-dentina se tiverem sido infligidos danos localizados na camada de odontoblastos (por exemplo, após exposição da dentina), ao longo da superfície da ferida na parte coronal da polpa, ou como uma substituição das partes principais da polpa se esta se tiver tornado necrótica devido a isquemia (por exemplo, após uma lesão de luxação)

d) *Efeitos biológicos do hidróxido de cálcio*

Os agentes contendo hidróxido de cálcio têm sido amplamente utilizados para o capeamento da polpa vital e a resposta de cicatrização de feridas ao capeamento da polpa foi recentemente descrita em vários artigos de investigação. Verificou-se que a capacidade de formar tecido duro ocorre com uma vasta gama de materiais, independentemente do seu pH. O pH fortemente alcalino do Ca (OH)2 contribui para a sua ação. Na estimulação de uma ponte de tecido duro, a formação de uma zona de necrose e degenerativa pelo material de capeamento parece ser importante. O capeamento pulpar com hidróxido de cálcio induz também a apoptose na polpa subjacente. O equilíbrio entre apoptose e necrose após o capeamento da polpa pode, portanto, influenciar a resposta inflamatória subsequente. O elevado pH do hidróxido de cálcio

parece causar necrose local do tecido pulpar. O Ca (OH)2 pode assim, devido ao seu efeito de pH, prevenir a infeção bacteriana e proporcionar um ambiente bactericida no qual a reparação subsequente pode ocorrer. Poucas horas após a aplicação do hidróxido de cálcio no tecido pulpar exposto, cria-se uma necrose inicial e as células inflamatórias migram para as lesões, prolongando-se a inflamação durante alguns dias. Os processos de sinalização responsáveis pela diferenciação de células semelhantes a odontoblastos induzida por Ca (OH)2 ainda não foram esclarecidos. Foi sugerido que o Ca(OH)2 é capaz de solubilizar moléculas bioactivas com funções de sinalização adequadas a partir da matriz da dentina.

Aparentemente, a aparência bastante anormal da matriz inicial da ponte de dentina, que é geralmente do tipo osteodentina, é seguida pela formação de dentina tubular. Durante a formação posterior da ponte, a estrutura da matriz torna-se frequentemente mais regular, assemelhando-se à verdadeira ortodentina tubular. Tem sido afirmado que o tamanho do defeito, o grau de reação inflamatória, o controlo da hemorragia após o tratamento cirúrgico, a quantidade de coagulação, a quantidade de lascas dentinárias formadas durante a preparação, o grau de contacto imediato entre o tecido e o agente, bem como a formulação do material de hidróxido de cálcio podem desempenhar um papel fundamental.

# CAPÍTULO 6

**Exame e diagnóstico de lesões por luxação**

Um traumatismo dentário deve ser sempre considerado uma emergência; a terapia racional depende de um diagnóstico correto, obtido com os vários exames.

Ao examinar um traumatismo dentário, devem ser consideradas as seguintes características no que respeita à determinação do padrão de lesão e à subsequente extensão da lesão.

1.  A direção do impacto (a sua relação com o plano oclusal).
2.  Possível envolvimento dos lábios; e
3.  Resiliência das estruturas periodontais.

A este respeito, o historial do paciente será valioso.

**Historial - Um** historial adequado é essencial para o exame.[24 25 26 27 28]

*1.  Nome, idade, sexo, morada e número de telefone do doente.*

Para além da necessidade óbvia desta informação, a capacidade do doente para fornecer a informação desejada pode também fornecer pistas sobre um possível envolvimento cerebral ou estado mental geral.

*2.  Quando é que ocorreu a lesão?*

O intervalo de tempo entre a lesão e o tratamento influencia significativamente o resultado do reimplante de dentes avulsionados. Além disso, o resultado do tratamento de fracturas da coroa de dentes luxados com e sem exposições pulpares, bem como de fracturas ósseas, pode ser influenciado pelo atraso no tratamento

*3.  Onde ocorreu a lesão?*

O local do acidente pode indicar a necessidade de profilaxia do tétano.

*5.  Tratamento noutro local.*

Em crianças pequenas e mulheres que apresentem múltiplas lesões dos tecidos moles em diferentes fases de cicatrização, e em que haja uma discrepância acentuada entre os achados clínicos e a história, devem ser consideradas as síndromes da criança maltratada ou da mulher maltratada. Nestes casos, o doente deve ser encaminhado para um exame médico.

*6.  História de lesões dentárias anteriores*

Tratamentos anteriores, como imobilização, redução ou reimplantação de dentes, devem ser considerados antes de se instituir um novo tratamento. Também é importante verificar como o dente avulsionado foi armazenado, por exemplo, água da torneira, soluções esterilizantes ou seco.

Alguns pacientes podem ter sofrido lesões repetidas nos seus dentes. Este facto pode

*24 Como é que ocorreu a lesão?*

A natureza do acidente pode fornecer informações valiosas sobre o tipo de lesão a ser

esperado, por exemplo, um golpe no queixo causará frequentemente uma fratura na sínfise

mandibular

ou região condilar, bem como fracturas corono-radiculares nas regiões pré-molar e molar.

Os acidentes em que uma criança caiu com um objeto na boca, por exemplo, uma chupeta

ou um brinquedo, tendem a provocar a deslocação dos dentes no sentido labial.

influenciar os testes de sensibilidade pulpar e a capacidade de recuperação da polpa e/ou do periodonto.

*7. Saúde geral*

Uma breve história clínica é essencial para fornecer informações sobre várias doenças, como reacções alérgicas, epilepsia ou doenças hemorrágicas, como a hemofilia. Estas condições podem influenciar a emergência e o tratamento posterior.

*8. O traumatismo provocou amnésia, inconsciência, sonolência, vómitos ou dor de cabeça?* Os episódios de amnésia, inconsciência, sonolência, vómitos ou dor de cabeça indicam um envolvimento cerebral. A amnésia pode ser revelada pela resposta do doente a perguntas, repetição de perguntas (por exemplo, "Onde estou?", "O que aconteceu?") e incapacidade de recordar acontecimentos imediatamente antes ou depois do acidente. Nestes casos, o doente deve ser imediatamente encaminhado para exame médico, a fim de estabelecer as prioridades para o tratamento posterior.

*9. Existe dor espontânea nos dentes?*

A dor espontânea pode indicar danos nas estruturas de suporte dos dentes, por exemplo, hiperemia ou extravasamento de sangue para o ligamento periodontal. Os danos na polpa devido a fracturas da coroa ou da raiz da coroa também podem dar origem a dor espontânea.

*10. Os dentes reagem a alterações térmicas, alimentos doces ou ácidos?*

A reação a estímulos térmicos ou outros pode indicar dentina ou polpa expostas. Este sintoma é, até certo ponto, proporcional à área de exposição.

1. Os dentes são sensíveis ao toque ou durante a alimentação?
2. Há alguma perturbação na mordedura?

Outro tipo de traumatismo pode ocorrer em doentes sob anestesia geral que estão a recuperar lentamente a consciência. Numa determinada fase da recuperação, pode ocorrer uma forte atividade dos músculos mastigatórios, resultando em apertos e mordidelas que podem provocar lesões na língua, nos lábios e nos dentes.

**Exame clínico**

Um exame clínico adequado depende de um exame minucioso de toda a zona lesionada

> ***Registo de feridas extra-orais e palpação do esqueleto facial.***

As feridas extra-orais estão normalmente presentes em casos resultantes de acidentes de viação. A localização destas feridas pode indicar onde e quando se deve suspeitar de lesões dentárias, por exemplo, uma ferida localizada sob o queixo sugere lesões dentárias nas regiões pré-molar e molar e/ou fratura concomitante do côndilo mandibular e/ou sínfise. A palpação do esqueleto facial pode revelar fracturas da mandíbula. Os hematomas subcutâneos também podem ser um indício de fratura do esqueleto facial.

> ***Registo de lesões da mucosa oral ou da gengiva.***

As lesões da mucosa oral ou da gengiva devem ser observadas quanto à possibilidade de fragmentos de dentes incorporados entre a laceração. Por conseguinte, é necessário efetuar um exame radiográfico cuidadoso dos tecidos moles envolvidos para revelar estes fragmentos, juntamente com fragmentos de dentes, podendo também ser encontrados outros corpos estranhos nos tecidos moles.

> ***Exame das coroas dos dentes quanto à presença e extensão de fracturas, exposições pulpares ou alterações de cor.***

As linhas de infração no esmalte podem ser visualizadas dirigindo um feixe de luz paralelo ao longo eixo do dente ou sombreando o feixe de luz com um dedo ou um espelho bucal Ao examinar as fracturas da coroa, é importante observar se a fratura está confinada ao esmalte ou se inclui dentina. A superfície da fratura deve ser cuidadosamente examinada para verificar se existem exposições pulpares; se existirem, o tamanho e a localização devem ser registados. Em alguns casos, a camada de dentina pode ser tão fina que o contorno da polpa pode ser visto como uma coloração rosada sob a dentina. Deve ter-se o cuidado de não perfurar a fina camada dentinária durante o exame.

A cor do dente traumatizado deve ser observada, pois podem ocorrer alterações no período pós-lesão. Estas alterações de cor são mais frequentemente proeminentes no aspeto oral da coroa no cíngulo.

> **_Registo da deslocação dos dentes (ou seja, intrusão, extrusão, deslocação lateral ou avulsão)._**

Em caso de luxação dentária, a direção da deslocação, bem como a extensão (em mm), devem ser registadas. Na dentição decídua, é da maior importância diagnosticar a direção da deslocação do ápice de um dente decíduo deslocado, uma vez que este pode colidir com o sucessor permanente.

A possibilidade de inalar ou engolir dentes no momento da lesão deve ser sempre considerada quando faltam dentes ou próteses e a sua presença noutro local não pode ser estabelecida.

Embora a inalação de corpos estranhos relacionada com lesões traumáticas esteja normalmente associada a uma perda de reflexos de proteção num doente inconsciente, também pode ocorrer num doente consciente sem produzir sintomas. Por conseguinte, se houver razões para suspeitar de inalação ou deglutição de um dente ou de um aparelho dentário, é importante que sejam realizadas radiografias do tórax e do abdómen o mais rapidamente possível.

A laceração gengival está frequentemente associada a dentes deslocados. O sangramento da gengiva marginal não-lacerada indica danos no ligamento periodontal.

> **_Perturbações na oclusão._**

As lesões por deslocamento interferem frequentemente com a oclusão.

> **_Mobilidade anormal de dentes ou fragmentos alveolares._**

Todos os dentes devem ser testados quanto à mobilidade anormal, tanto horizontal como axial. Em caso de mobilidade axial, é de esperar uma perturbação do fornecimento vascular à polpa.

Deve-se lembrar que os dentes em erupção e os dentes decíduos que sofrem reabsorção radicular fisiológica sempre apresentam alguma mobilidade.

Em caso de fratura da raiz, a localização da fratura determina o grau de mobilidade do dente. No entanto, sem um exame radiográfico, normalmente não é possível distinguir entre lesões por luxação e fracturas radiculares.

> **_Palpação do processo alveolar._**

Os contornos irregulares do processo alveolar indicam geralmente uma fratura óssea. Além disso, a direção da deslocação pode, por vezes, ser determinada por palpação. Com a bola do dedo indicador aplicada suavemente nos tecidos moles para efetuar a palpação dos tecidos periapicais, dos dentes e das suas superfícies livres, é possível determinar a modificação da forma, do tamanho e da consistência com base nos problemas periapicais. Em casos de acidentes traumáticos (Luxação e resistência), este procedimento é utilizado para avaliar a mobilidade da dentição.

> **_Sensibilidade dos dentes à percussão e alteração do tónus de percussão (anquilose)._**

Dentes luxados lateralmente e intruídos apresentam muito poucos sintomas clínicos. Além disso, esses dentes normalmente estão firmemente travados em sua posição deslocada e não costumam demonstrar sensibilidade à percussão. Embora as radiografias possam ser úteis, o diagnóstico é confirmado pelo tom de percussão.

A reação à percussão é indicativa de danos no ligamento periodontal. O teste pode ser realizado batendo ligeiramente no dente com a pega de um espelho bucal, tanto na direção vertical como na horizontal; as lesões do ligamento periodontal provocam dor. Em crianças mais pequenas, a utilização da ponta de um dedo pode ser uma ferramenta de diagnóstico mais suave. Nos bebés, isto não é possível nem fiável.

O som provocado pela percussão também tem valor diagnóstico. Assim, um anel duro e metálico obtido por percussão na direção horizontal indica que o dente está bloqueado no osso, ao passo que um som surdo indica subluxação ou luxação extrusiva

**Periotest-** É um equipamento eletrónico sofisticado produzido pela Siemens para medir quantitativamente a mobilidade do dente. Funciona com base no princípio de que a mobilidade do dente está relacionada com as características de amortecimento do periodonto do dente. Mede a reação do periodonto a uma força de percussão definida, aplicada através de uma haste de batimento no interior da peça de mão do instrumento. A medição baseia-se no intervalo de tempo entre o primeiro impacto horizontal da cabeça do dispositivo sobre o dente e o momento em que este volta a entrar em contacto com o dente após o primeiro impacto; quanto mais curto for o intervalo, mais apertado estará o dente no seu encaixe. No entanto, a força exercida por este instrumento pode contribuir para um novo traumatismo, como no caso das fracturas radiculares.

> ***Reação dos dentes ao teste de sensibilidade pulpar.***

O exame da polpa após lesões traumáticas é uma questão controversa. Estes procedimentos requerem cooperação e um paciente relaxado, para evitar falsas reacções. No entanto, isso muitas vezes não é possível durante o tratamento inicial de pacientes feridos, especialmente crianças.

O teste de sensibilidade pulpar no momento da lesão é importante para estabelecer um ponto de referência para a avaliação do estado pulpar em exames de acompanhamento posteriores.

**A. Estimulação mecânica**

Nas fracturas de coroas com dentina exposta, a sensibilidade da polpa pode ser testada através de raspagem com uma sonda dentária.

No caso de fracturas da coroa com tecido pulpar exposto, a reação da polpa a estímulos mecânicos pode ser testada aplicando um pedaço de algodão embebido em soro fisiológico. A exploração com uma sonda dentária não deve ser tentada, uma vez que pode provocar dor intensa e infligir lesões adicionais à polpa.

**B. Teste térmico**

Os mais frequentemente utilizados são a guta-percha aquecida, o cloreto de etilo, o gelo, a neve de dióxido de carbono e o diclorodifluorometano.

Uma reação positiva indica normalmente uma polpa vital, mas também pode ocorrer numa polpa não vital, especialmente em casos de gangrena, quando o calor produz uma expansão térmica dos fluidos no espaço pulpar, que por sua vez presumivelmente exerce pressão sobre os tecidos periodontais inflamados.

*1. Guta percha aquecida*

Aquece-se um bastão de guta percha segurando cerca de 5 milímetros do seu comprimento numa chama durante 2 segundos e aplica-se ao dente no terço médio da superfície facial.

*2. Gelo*

Este método envolve a aplicação de um cone de gelo na superfície facial do dente. A reação depende da duração da aplicação; um período de 5 a 8 segundos aumenta a sensibilidade deste teste.

*3. Cloreto de etilo*

O cloreto de etilo pode ser aplicado embebendo um pedaço de algodão e colocando-o depois na superfície facial do dente a testar, o que dá resultados mais consistentes.

*4. Dióxido de carbono na neve*

Devido à sua baixa temperatura (-78ºC, - 108ºF), a neve de dióxido de carbono dá resultados muito consistentes e fiáveis, mesmo em dentes imaturos. Este método também permite testar a polpa nos casos em que um dente lesionado está completamente coberto por uma coroa ou tala provisória. No entanto, uma séria desvantagem deste procedimento é que a temperatura muito baixa da neve de dióxido de carbono pode resultar em novas linhas de infração no esmalte.

*5. Diclor - Difluorometano*

Este é outro teste a frio em que um aerossol é libertado a uma temperatura de - 28ºC, -18ºF, na superfície do esmalte. Tal como a neve de dióxido de carbono, provoca uma resposta muito fiável e consistente tanto nos dentes maduros como nos imaturos.

**C. Ensaios electrométricos**

Testadores eléctricos de pasta de papel:

O aparelho de teste elétrico da polpa é um instrumento que utiliza gradações de corrente eléctrica para estimular uma resposta do tecido nervoso no interior da polpa. Estão disponíveis aparelhos de corrente alternada e corrente contínua, embora haja pouca diferença entre eles. A maioria dos aparelhos de despolpa fabricados atualmente é monopolar.

Existe um acessório de elétrodo labial que pode ser utilizado, mas um método muito mais simples consiste em pedir ao doente que segure a pega metálica do aparelho de despolpa. Pede-se ao doente que largue o cabo se sentir uma sensação no dente que está a ser testado.

Os dentes a testar são secos e isolados com rolos de algodão. Deve ser utilizado um meio condutor; a solução salina e a pasta de dentes podem ser utilizadas como condutores entre o elétrodo e a superfície do dente. Os aparelhos para testar a polpa não devem ser utilizados em doentes com pacemakers devido à possibilidade de interferência eléctrica.

Os dentes com coroas completas apresentam problemas com o teste da polpa. Está disponível um aparelho de teste da polpa com um encaixe especial que pode ser colocado entre a coroa e a margem gengival. O teste térmico da polpa com neve de dióxido de carbono é uma alternativa fiável.

Os aparelhos de despolpa eléctrica podem dar uma leitura falsa positiva devido à estimulação das fibras nervosas no periodonto. Mais uma vez, os dentes posteriores podem dar leituras enganadoras, uma vez que pode estar presente uma combinação de polpas vitais e não vitais do canal radicular. O uso de luvas no tratamento de todos os pacientes dentários tem produzido problemas com os testes de polpa eléctrica.

Algumas das marcas disponíveis no mercado são (localizador apical Endex, localizador apical Root Zx, Triautozx, localizador apical Neosono Ultima)

Testes de limitação da sensibilidade pulpar:

1    .) A interpretação dos testes de sensibilidade pulpar realizados imediatamente após lesões traumáticas é complicada pelo facto de as respostas de sensibilidade poderem ser temporária ou permanentemente diminuídas, especialmente após lesões por luxação; no entanto, testes repetidos mostraram que as reacções normais podem regressar após algumas semanas ou meses (Andreasen e Andreasen 1994). Além disso, os dentes que foram soltos podem provocar reacções de dor apenas com a pressão do instrumento de despolpa. Por isso, é importante reposicionar e imobilizar, por exemplo, incisivos com fratura radicular ou extrusão antes do teste pulpar. Se for necessário administrar anestésicos locais para vários procedimentos de tratamento, o teste da polpa deve ser efectuado antes de o fazer.

2    .) Outro fator a considerar é a fase de erupção. Os dentes reagem de forma diferente em várias fases, por vezes não apresentando qualquer reação quando a formação da raiz não está completa. No entanto, o limiar de excitação é gradualmente reduzido para o intervalo normal à medida que a maturação prossegue, embora aumente novamente na idade adulta quando o canal pulpar se torna parcialmente obliterado. Uma explicação poderia ser a comunicação incompleta entre os processos odontoblásticos e as fibras nervosas em dentes imaturos. Além disso, muitas vezes é difícil isolar dentes parcialmente erupcionados e a corrente pode contornar o dente, passando diretamente para a gengiva.

> *Testes de vitalidade*

## A.  Fluxometria Doppler a laser

É um método não invasivo, que foi recomendado para registar o fluxo sanguíneo na polpa dentária humana por Gazelius et al (1986). A circulação na polpa, que indica vitalidade, pode ser detectada através do esmalte e da dentina que cobrem a polpa e permite distinguir dentes saudáveis de dentes não vitais.

Neste método, um feixe de laser pode ser direcionado para o aspeto coronal da polpa. A luz reflectida, dispersa pelas células sanguíneas em movimento, sofre uma mudança de frequência Doppler. A fração de luz espalhada pela polpa é detectada e processada para produzir um sinal e ajudar a diagnosticar o estado de re-vascularização da polpa. O LDF mostrou a presença de perfusão sanguínea, a exatidão do LDF relativamente à vitalidade da polpa é de 100%.

## Desvantagem

- O pigmento sanguíneo numa coroa dentária descolorida pode interferir com a transmissão da luz laser.
- O equipamento necessário para este procedimento precisa de ser aperfeiçoado.
- Custo elevado.

## B.  Oxímetro de pulso

Trata-se de um método para medir diretamente a circulação pulpar, sugerido por Curt Goho (1999) como alternativa aos actuais métodos eléctricos e térmicos.

Um dispositivo não invasivo que determina o nível de oxigenação da polpa de um dente e a vitalidade de um dente utilizando pletismografia ótica de comprimento de onda múltiplo. Um sensor é moldado para ser montado num dente e é utilizado um circuito para processar um sinal do sensor e fornecido por um díodo fotossensível. O díodo fotossensível do sensor detecta a luz dispersa pelo dente, emitida por leds vermelhos, verdes e infravermelhos. Um eletrocardiograma (ECG)

O monitor é fornecido para produzir uma maior fiabilidade de deteção através do cálculo da média síncrona utilizando a ocorrência da onda r do ECG como um marcador de tempo.

**Exame radiográfico**

Todos os dentes lesionados devem ser examinados radiograficamente. Este exame tem dois objectivos:

1. Revela a fase de formação das raízes e

2. Revela lesões que afectam a porção radicular do dente e as estruturas periodontais.

• Há um alargamento do espaço periodontal nas luxações laterais e extrusivas, enquanto os dentes intruídos frequentemente demonstram um espaço periodontal borrado. A demonstração radiográfica da luxação de dentes permanentes normalmente requer o uso de mais de uma exposição em diferentes angulações. Assim, uma região anterior traumatizada é coberta por um filme oclusal e 3 exposições periapicais, onde o feixe central é direcionado entre os incisivos laterais e centrais e os dois incisivos centrais. Este procedimento assegura o diagnóstico mesmo de pequenas luxações ou fracturas radiculares.

• As crianças com menos de 2 anos de idade são frequentemente difíceis de examinar radiograficamente devido ao medo ou à falta de cooperação. Com a ajuda dos pais e a utilização de suportes de película especiais, é normalmente possível obter uma radiografia da zona traumatizada. É também de salientar que o tempo de exposição pode ser reduzido em 30% por cada

• Aumento de 10 KVP. Desta forma, é possível efetuar radiografias de qualidade diagnóstica mesmo com pacientes que não colaboram.

• As radiografias extra-orais são úteis para determinar a direção da deslocação dos incisivos primários intruídos. As fracturas ósseas são geralmente discerníveis em radiografias intra-orais

radiografias, a menos que a fratura esteja confinada à tábua óssea facial ou lingual. Se houver suspeita de fracturas dos maxilares, devem ser sempre tiradas radiografias extra-orais.

• Fragmentos dentários deslocados dentro de uma laceração labial podem ser demonstrados radiograficamente usando um filme comum colocado entre os arcos dentários e os lábios. Para estas exposições, recomenda-se um tempo de exposição curto (ou seja, um quarto a metade do tempo de exposição normal) ou a utilização de baixa quilovoltagem.

> ***Várias técnicas radiográficas utilizadas no diagnóstico de traumatismos dentários:***

1) <u>Radiografias periapicais intra-orais (IOPA):[8]</u>

As radiografias convencionais produzem imagens bidimensionais (2D) de um objeto tridimensional (3D). Proporcionam uma excelente visão da estrutura interna dos dentes e do osso subjacente, das doenças periodontais e periapicais e de outras condições ósseas.

As radiografias dentárias intra-orais são mais frequentemente efectuadas em caso de avaliação de primeira linha em traumatismos dentários. O espaço alargado do ligamento periodontal é melhor visualizado na IOPA. A linha de fratura em caso de fracturas coronais e radiculares pode ser identificada utilizando uma IOPA em diferentes posições. É mais favorável utilizar a IOPA para identificar a reabsorção radicular após o traumatismo ou a condição apical da raiz após o traumatismo.

No entanto, provoca a sobreposição de estruturas sobrepostas e resulta na colapso da informação estrutural 3D numa imagem 2D, o que resulta ainda na perda de informação espacial

2)   Ortopantomagrama:[8]

A radiografia panorâmica é uma técnica amplamente utilizada que fornece uma imagem não pormenorizada dos dentes e o exame é simples para o doente. Uma grande área é coberta com uma dose de radiação baixa. A radiografia panorâmica pode fornecer informações de diagnóstico úteis em casos de fracturas mandibulares, incluindo fracturas condilares.

As deficiências prendem-se com o facto de apenas as estruturas dentro da área focal serem claramente visualizadas, pelo que as lesões podem não ser detectadas, e a imagem é menos detalhada do que as radiografias intra-orais. Não conseguem detetar a fratura mais comum da mandíbula na área do côndilo. Nestes casos, pode ser recomendada uma vista posterior-anterior de Towne invertida, ou mesmo um exame de TAC. A radiografia panorâmica não pode ser recomendada se houver suspeita de fracturas do meio da face, uma vez que este método é impreciso na revelação de fracturas nesta área.

3)   Radiografias cefalométricas:

*a)   Cefalograma lateral*[86] : O traumatismo dento-facial é frequentemente dificultado por edema e hemorragia dos tecidos moles. Os fragmentos de dentes que se encontram nos tecidos moles actuam como corpos estranhos e podem resultar na rutura da linha de sutura, infeção crónica persistente e descarga e fibrose desfigurante. Por conseguinte, os cefalogramas laterais estão indicados nestes casos, em que uma radiografia simples dos tecidos moles ajuda frequentemente a excluir a possibilidade de incrustação de dentes e outras lesões do complexo maxilofacial.

*b)   Cefalograma frontal*[87] :

■  Projeção do submentovertex (base): As radiografias SMV mostram a base do crânio, os arcos zigomáticos e os seios esfenoidais. Estas radiografias podem demonstrar fracturas dos arcos zigomáticos e a integridade e arejamento dos seios esfenoidais.

\

■  Projeção de Waters: A projeção de Waters, também referida como projeção occipitomental, mostra os seios paranasais, predominantemente o seio maxilar e, em menor grau, o seio frontal e as células aéreas etmoidais. Também demonstra os ossos do terço médio da face e as órbitas. Foi utilizada uma projeção de Waters para avaliar a sinusite maxilar e as fracturas do terço médio da face.

■  Projeção de Towne Invertida (Boca Aberta): A projeção Towne invertida é frequentemente utilizada para avaliar doentes com suspeita de fracturas do côndilo e do colo do côndilo.

4)   Radiografia oclusal [8]:

A radiografia oclusal proporciona uma visão vertical diferente dos dentes lesionados e dos tecidos circundantes, o que é particularmente útil na deteção de luxações laterais, fracturas radiculares e fracturas do osso alveolar. A película oclusal de tamanho 4 (adultos) pode registar uma área mais ampla e deve ser utilizada a angulação vertical. A IADT recomenda a utilização de uma película de tamanho 2 (dentição decídua) com vista horizontal.

5)   Tomografia computorizada de feixe cónico (CBCT):[8]

Proporciona uma visualização melhorada das TDIs, particularmente das fracturas radiculares, das fracturas coronárias/radiculares e da luxação lateral. A CBCT ajuda a determinar a localização, extensão e direção de uma fratura. Nestas lesões específicas, as imagens 3D podem ser úteis e devem ser consideradas, se disponíveis. Um princípio orientador quando se considera a exposição de um doente a radiações ionizantes (por exemplo, radiografias 2D ou 3D) é saber se a imagem é suscetível de alterar o tratamento da lesão.

6)    Tomografia computorizada:[8]

Com a disponibilidade de meios de diagnóstico avançados, como a tomografia computorizada e a reconstrução 3D por tomografia computorizada, a definição de lesões nos terços superior e médio da face tornou-se mais precisa. A avaliação por TC do esqueleto maxilofacial deve ser efectuada com secções de 3 mm nos planos axial e coronal. Devem ser efectuados exames de TC especiais se estiver indicada a reconstrução tridimensional do traumatismo facial

**Documentação fotográfica** [88]

•    Recomenda-se vivamente a utilização de fotografias clínicas para a documentação inicial da lesão e para os exames de acompanhamento.

•    A documentação fotográfica permite a monitorização da cicatrização dos tecidos moles, a avaliação da descoloração do dente, a reerupção de um dente intrudido e o desenvolvimento do infra-posicionamento de um dente anquilosado.

•    Além disso, as fotografias fornecem documentação médico-legal que pode ser utilizada em processos judiciais.

# DIRECTRIZES PARA O TRATAMENTO DE TRAUMATISMOS AGUDOS EM CRIANÇAS

De acordo com a Associação Internacional de Traumatologia Dentária (IADT), esta desenvolveu uma declaração de consenso após uma revisão da literatura dentária e discussões em grupo.

**Gestão da ansiedade dentária antes do tratamento dentário:[8]**

Nos hospitais, as salas de espera devem ter um aspeto amigável; e as crianças, em regra, devem ser tratadas preferencialmente antes dos adultos para aliviar a sua ansiedade o mais rapidamente possível. É também de grande valor ter uma sala separada para as crianças que esperam, para evitar que sejam expostas a imagens assustadoras. O primeiro passo no tratamento de doentes numa situação de emergência é dizer-lhes que os vai ajudar e que espera que o tratamento seja bem sucedido. Nos casos raros em que é óbvio que nada pode ser feito e que os dentes têm de ser extraídos, esta observação tem naturalmente de ser omitida.

A questão seguinte é o alívio da dor. Esta é uma condição prévia para poder tratar o doente e para reduzir o impacto psicológico da situação de tratamento. A dor pode ser tratada farmacologicamente e não farmacologicamente, e ambos os meios devem ser utilizados em combinação, uma vez que são complementares e se reforçam mutuamente. Os métodos não farmacológicos são principalmente direccionados para a diminuição do medo e da ansiedade. Apenas serão mencionados os métodos que podem ser utilizados em situações agudas. Os métodos para diminuir a ansiedade na situação aguda podem, grosso modo, ser agrupados em quatro: preparação, apoio, distração e discussão do tratamento pós-trauma.

> *Preparação*

Há sempre tempo para se preparar e para dar algumas informações (exceto se houver uma ameaça imediata à vida). O princípio do "dizer-mostrar-fazer" permitirá ao

a criança aprende alguma coisa sobre o que vai acontecer durante o tratamento, o que diminuirá a ansiedade. Dizer à criança, de uma forma adequada à sua idade, o que vai acontecer. Faça perguntas à criança e dê-lhe respostas, com pormenores de acordo com a idade da criança. É importante ser honesto sobre o que pode acontecer durante o tratamento. Ter cuidado para que a criança não utilize as perguntas como uma técnica de adiamento apenas para adiar o tratamento. Numa forma mais desenvolvida, estes princípios são utilizados como modelação/encenação e ensaio comportamental. Permitir que a criança assuma o controlo dos pormenores, dando-lhe uma escolha realista (ou seja, a criança pode decidir de que lado deve começar a preparação). Isto fará com que a criança sinta que está a participar e reforçará a sua cooperação, uma vez que torna claro para ela que é possível influenciar o tratamento.

> *Suporte*

A presença dos pais é importante para dar apoio à criança. Se tal não for possível, será necessário identificar um adulto alternativo adequado. Inclua os pais em tudo o que vai acontecer, dê-lhes explicações suficientes para os tranquilizar, faça-os sentir-se seguros em relação ao tratamento e eles confortarão a criança. Isto é válido, mesmo para um adolescente, e não apenas para uma criança pequena. O comportamento de todo o pessoal da sala de emergência é importante: adultos que dedicam tempo a ouvir a criança, que mantêm a calma mesmo que a situação seja stressante, que sabem o que fazer e como fazê-lo de forma eficiente e confiante, darão à criança uma sensação de segurança.

Além disso, o ambiente pode fazer com que a criança relaxe. Uma ala de tratamento de emergência concebida para crianças, com brinquedos e imagens, parece mais amigável e familiar do que um ambiente hospitalar comum, e oferece alguma distração. O apoio também significa que o pessoal explica tudo, realça o aspeto da reparação e fala sobre a forma de curar. O tratamento precoce da dor é também um apoio e facilitará as coisas, não só na sala de emergência, mas também mais tarde, durante o tratamento a longo prazo. As pausas curtas são importantes para dar à criança a oportunidade de relaxar um pouco, talvez mexer-se um pouco e fazer perguntas antes de se concentrar noutra sessão.

> *Distração*

A criança pode ser distraída na sala de emergência ouvindo música (tenha o cuidado de ter discos que sejam populares entre crianças de diferentes idades), vendo vídeos ou contando uma história emocionante. Também é possível distrair a criança dos procedimentos cirúrgicos, fazendo-a concentrar-se noutra coisa, por exemplo, contando (ou seja, o número de luzes na sala) ou pressionando uma mão com muita força durante um certo tempo. Também pode ser possível envolver a criança numa história imaginativa detalhada, concentrando-se assim em algo que está a acontecer fora da sala de emergência. Recomenda-se que as crianças com menos de cinco anos sejam preferencialmente distraídas do procedimento cirúrgico, enquanto as crianças mais velhas devem poder escolher se preferem olhar ou ser distraídas.

**Para a dentição primária [89]**

**1) Primeiros socorros e tratamento dos traumatismos da dentição decídua.**

As recomendações que se seguem contribuirão para os melhores cuidados a prestar à criança:

- Manter a calma e concentrar-se no bem-estar da criança.
- Lavar cuidadosamente a ferida com água corrente abundante. Geralmente, os traumatismos dentários incluem lesões nos tecidos moles adjacentes
- Parar a hemorragia comprimindo a zona ferida com gaze ou algodão durante 5

minutos.

- Procurar tratamento de emergência junto de um dentista pediátrico.

## 2) Directrizes para a sala de emergência

Em lesões mais graves, especialmente quando há hemorragia dos lábios e dos tecidos moles intra-orais, os pais procurarão tratamento no Serviço de Urgência, onde os médicos darão o primeiro tratamento

Após a sutura das lacerações dos tecidos moles, a criança deve ser encaminhada para um dentista pediátrico ou um dentista geral que trate de crianças para uma avaliação geral das lesões dentárias.

A criança deve ser encaminhada para controlos de acompanhamento a um dentista pediátrico. É importante explicar aos pais que a dentição permanente pode ter consequências a longo prazo que podem ser observadas muitos anos mais tarde, aquando da erupção dos incisivos permanentes

## 3) Directrizes para o clínico

As Directrizes contêm recomendações para o diagnóstico e tratamento de lesões traumáticas na dentição decídua para dentes decíduos sãos ou sem cáries, utilizando procedimentos de exame adequados:

**A. Exame clínico.**

O médico deve efetuar um exame adequado dos tecidos moles e duros.

**B. Exame radiográfico**

Dependendo da capacidade da criança para suportar o procedimento e do tipo de lesão suspeita, são recomendados vários ângulos:

- $90^0$ ângulo horizontal, com o feixe central a atravessar o dente em questão (filme de tamanho 2, vista horizontal).
- Vista oclusal (película de tamanho 2, vista horizontal).
- Vista lateral extra-oral do dente em questão, que é útil para revelar a relação entre o ápice do dente deslocado e o germe do dente permanente, bem como a direção da deslocação (película de tamanho 2, vista vertical).

**C. Instruções para o doente**

Uma boa cicatrização após uma lesão nos dentes e nos tecidos orais depende, em parte, de uma boa higiene oral. Os pais devem ser aconselhados sobre a melhor forma de cuidar dos dentes decíduos dos seus filhos após uma lesão.

A escovagem com uma escova macia após cada refeição e a aplicação tópica de clorexidina (0,1%) na(s) área(s) afetada(s) com cotonetes duas vezes por dia durante uma semana são benéficas para evitar a acumulação de placa bacteriana e detritos.

Para além de recomendar uma dieta suave durante 10-14 dias, restringir a utilização de chupeta. Se existirem lesões labiais associadas, a utilização de bálsamo labial durante o período de cicatrização evitará a secura.

Os pais devem ser informados sobre as possíveis complicações que podem ocorrer, como inchaço, aumento da mobilidade ou fístula. As crianças podem não se queixar de dor; no entanto, pode haver infeção, pelo que os pais devem estar atentos a sinais como o inchaço das gengivas e levar as crianças para tratamento.

| Directrizes de tratamento para lesões de luxação na dentição decídua | | |
| --- | --- | --- |
| Achados clínicos | Achados radiográficos | Tratamento |
| **Concussão** | Noradiográfico | Não é necessário qualquer |

| | | |
|---|---|---|
| O dente é sensível ao toque; não apresenta mobilidade aumentada ou hemorragia sulcular. | anormalidades. Espaço periodontal normal. | tratamento. Observação |
| **Subluxação** O dente aumentou a sua mobilidade, mas não foi deslocado. Pode registar-se hemorragia no sulco gengival | Normalmente não são encontradas anomalias radiográficas. Espaço periodontal normal. | Não é necessário qualquer tratamento. Observação. |
| **Luxação extrusiva** O dente parece alongado e é excessivamente móvel. | Aumento das lesões periodontais espaço do ligamento apicalmente. | As decisões de tratamento baseiam-se no grau de deslocação, mobilidade, formação da raiz e capacidade da criança para lidar com a emergência. Para uma extrusão menor (<3 mm) num dente em desenvolvimento imaturo, o reposicionamento cuidadoso ou deixar o dente para alinhamento espontâneo são opções de tratamento aceitáveis. A extração é o tratamento de escolha para a extrusão grave. Num dente primário completamente formado |
| **Luxação lateral** O dente está deslocado, normalmente na direção palatina/lingual. O dente fica frequentemente imóvel. | Aumento das lesões periodontais O espaço do ligamento apicalmente é melhor visto na exposição oclusal. | Se não houver interferência oclusal, como é frequentemente o caso na mordida aberta anterior, o dente pode ser reposicionado espontaneamente. Quando há interferência oclusal, com o uso de anestesia local, o dente pode ser suavemente reposicionado por pressão combinada labial e palatina. Em deslocamentos severos, quando a coroa é deslocada na direção labial, a extração é o tratamento de eleição. Se a interferência oclusal for pequena, está indicado um ligeiro desgaste. |
| **Luxação intrusiva** | Quando o ápice é deslocado | Se o ápice estiver deslocado em |

| O dente está normalmente deslocado através da tábua óssea vestibular ou pode estar a colidir com o broto dentário sucessivo. | em direção ou através da tábua óssea vestibular, a ponta apical pode ser visualizada e parece mais curta do que o dente contra-lateral. Quando o ápice é deslocado em direção ao germe do dente permanente, a ponta apical não pode ser visualizada e o dente parece alongado | direção à tábua óssea vestibular ou através dela, o dente é deixado para ser espontâneo reposicionamento. Se o ápice estiver deslocado para o germe dentário em desenvolvimento, extrair. |
|---|---|---|
| **Avulsão**<br>O dente está completamente fora do alvéolo. | Aradiográfico<br>O exame é essencial para garantir que o dente em falta não é intrudido. | Não se recomenda a replantação de dentes decíduos avulsionados. |

### Para a dentição permanente [88]

**1) Exame clínico**

Deve ser feita uma descrição pormenorizada de procedimentos como o exame clínico na urgência.

**2) Exame radiográfico**

São recomendadas várias projecções e angulações de imagens bidimensionais convencionais. O médico deve avaliar cada caso e determinar quais as radiografias necessárias para o caso específico em causa. É essencial uma justificação clara para a realização de uma radiografia. É necessário que exista uma forte probabilidade de uma radiografia fornecer a

informações que irão influenciar positivamente a seleção do tratamento fornecido. Para além disso, as radiografias iniciais são importantes, uma vez que fornecem uma base de referência para futuras comparações em exames de seguimento. A utilização de suportes de película é altamente recomendada para permitir a padronização e a reprodutibilidade das radiografias.

Uma vez que os incisivos centrais superiores são os dentes mais frequentemente afectados, recomenda-se a realização das radiografias abaixo indicadas para examinar minuciosamente a área lesada:

1. Uma radiografia periapical paralela orientada através da linha média para mostrar os dois incisivos centrais superiores

2. Uma radiografia periapical paralela que incida sobre os incisivos laterais direitos superiores (deve também mostrar o canino e o incisivo central direitos)

3. Uma radiografia periapical paralela que incida sobre o incisivo lateral esquerdo do maxilar (deve também mostrar o canino e o incisivo central esquerdos)

4. Uma radiografia oclusal do maxilar

5. Pelo menos uma radiografia periapical paralela dos incisivos inferiores centrada nos dois centros mandibulares. No entanto, podem ser indicadas outras radiografias se existirem lesões óbvias dos dentes mandibulares (por exemplo, radiografias periapicais

semelhantes às acima referidas para os dentes maxilares, radiografia oclusal mandibular).

As radiografias direccionadas para os incisivos laterais superiores fornecem diferentes vistas horizontais (mesial e distal) de cada incisivo, bem como mostram os dentes caninos. A radiografia oclusal fornece uma visão vertical diferente dos dentes lesionados e dos tecidos circundantes, o que é particularmente útil na deteção de luxações laterais, fracturas radiculares e fracturas do osso alveolar.

As radiografias são necessárias para efetuar um diagnóstico completo das lesões dentárias. As fracturas da raiz do dente e do osso, por exemplo, podem ocorrer sem quaisquer sinais ou sintomas clínicos e não são frequentemente detectadas quando se utiliza apenas uma vista radiográfica. Além disso, por vezes os doentes procuram tratamento várias semanas após a ocorrência do traumatismo, quando os sinais clínicos de uma lesão mais grave já desapareceram. Os dentistas devem usar o seu discernimento clínico e pesar as vantagens e desvantagens de efetuar várias radiografias.

A tomografia computorizada de feixe cónico (CBCT) proporciona uma visualização melhorada das TDIs, particularmente das fracturas radiculares, das fracturas coroa/raiz e da luxação lateral. A TCFC ajuda a determinar a localização, extensão e direção de uma fratura. Nestas lesões específicas, a imagiologia 3D pode ser útil e deve ser considerada, se disponível. Um princípio orientador quando se considera a exposição de um doente a radiações ionizantes (por exemplo, radiografias 2D ou 3D) é saber se a imagem é suscetível de alterar o tratamento da lesão.

### 3) Avaliação do estado da polpa: testes de sensibilidade e vitalidade

**Testes de sensibilidade**

Os testes de sensibilidade referem-se a testes (teste a frio e teste de pasta eléctrica) utilizados para determinar o estado da pasta. É importante compreender que os testes de sensibilidade

avalia a atividade neural e não o fornecimento vascular. Assim, este teste pode não ser fiável devido a uma falta transitória de resposta neural ou à indiferenciação das fibras nervosas A-delta em dentes jovens.

A perda temporária de sensibilidade é um achado frequente durante a cicatrização pulpar pós-traumática, principalmente após lesões de luxação. Assim, a ausência de resposta ao teste de sensibilidade pulpar não é conclusiva para necrose pulpar em dentes traumatizados. Apesar dessa limitação, o teste de sensibilidade pulpar deve ser realizado inicialmente e em cada consulta de acompanhamento para determinar se ocorrem alterações ao longo do tempo.

É geralmente aceite que os testes de sensibilidade da polpa devem ser efectuados logo que possível para estabelecer uma base de referência para futuros testes de comparação e acompanhamento. O teste inicial é também um bom indicador do prognóstico a longo prazo da polpa

**Testes de vitalidade**

A utilização da oximetria de pulso, que mede o fluxo sanguíneo real e não a resposta neural, demonstrou ser uma forma fiável, não invasiva e precisa de confirmar a presença de um fornecimento de sangue (vitalidade) na polpa. A utilização atual da oximetria de pulso é limitada devido à falta de sensores especificamente concebidos para se adaptarem às dimensões dentárias e à falta de potência para penetrar nos tecidos dentários duros. A fluxometria Doppler por laser e ultrassom são tecnologias promissoras para monitorar a vitalidade da polpa.

**4) Instruções para o doente**

• Uma boa cicatrização após uma lesão dos dentes e dos tecidos orais depende, em parte, de uma boa higiene oral.

• Os doentes devem ser aconselhados sobre a melhor forma de cuidar dos dentes que receberam tratamento após uma lesão A escovagem com uma escova macia e o enxaguamento com clorexidina 0,1% são benéficos para evitar a acumulação de placa bacteriana e detritos.

| Directrizes de tratamento para lesões de luxação na dentição permanente | | |
| --- | --- | --- |
| **Achados clínicos** | **Achados radiográficos** | **Tratamento** |
| **Concussão** <br> O dente é sensível ao toque ou à batida; não foi deslocado e não tem mobilidade aumentada. Os testes de sensibilidade são susceptíveis de dar resultados positivos | Noradiográfico anomalias <br> -Recomendado radiografias: <br> - Uma radiografia periapical paralela <br> - São indicadas radiografias adicionais se estiverem presentes sinais ou sintomas de outras lesões potenciais | Não é necessário qualquer tratamento. Monitorizar o estado da polpa durante, pelo menos, 1 ano |
| **Subluxação** <br> O dente é sensível ao toque ou batida e tem mobilidade aumentada; não foi deslocado. Pode registar-se hemorragia no sulco gengival. O teste de sensibilidade pode ser negativo inicialmente indicando danos transitórios na polpa. Monitorizar a resposta pulpar até se obter uma resposta definitiva | Normalmente, não são detectadas anomalias radiográficas. <br> -Recomendado radiografias: <br> - Uma radiografia periapical paralela. <br> - Dois adicionais radiografias do dente tiradas com diferentes | Pode ser utilizada uma tala flexível para estabilizar o dente para conforto do doente durante um período máximo de 2 semanas |
| o diagnóstico pulpar pode ser efectuado | angulações verticais e/ou horizontais <br> - Radiografia oclusal | |
| **Luxação extrusiva** <br> O dente parece alongado e é excessivamente móvel . <br> Os testes de sensibilidade provavelmente darão resultados negativos. Em dentes maduros, ocorre por | Aumento das lesões periodontais espaço do ligamento apicalmente. <br> O dente não estará assente no seu encaixe e aparecerá alongado na incisal <br> -Recomendado radiografias: | Reposicionar o dente, reinserindo-o suavemente na cavidade dentária. Estabilizar o dente durante 2 semanas utilizando uma tala flexível. A monitorização do estado da polpa é essencial para diagnosticar a reabsorção radicular. Em dentes imaturos |

| | | |
|---|---|---|
| vezes uma revasculação da polpa . Em imaturo, não totalmente dentes desenvolvidos, ocorre normalmente a revascularização pulpar. | - Uma radiografia periapical paralela<br>- Dois adicionais radiografias do dente efectuadas com diferentes angulações verticais e/ou horizontais<br>- Radiografia oclusal | em desenvolvimento ,<br>A revascularização pode ser confirmada radiograficamente pela evidência de formação continuada da raiz e obliteração do canal pulpar e, geralmente, retorno à resposta ao teste de sensibilidade. Em dentes completamente formados, a ausência contínua de resposta aos testes de sensibilidade deve ser considerada como evidência de necrose pulpar, juntamente com rarefação periapical e, por vezes, coroa descoloração. |
| **Luxação lateral**<br>O dente está deslocado, normalmente numa posição palatina/lingual | O espaço alargado do ligamento periodontal é melhor visualizado | Reposicionar o dente com uma pinça para o desencaixar do seu fecho ósseo e suavemente |
| ou na direção labial (Fig. 1 a, b). Estará imóvel, e a percussão geralmente produz um som agudo e metálico (anquilótico). Os testes de sensibilidade provavelmente darão resultados negativos. Em dentes imaturos, não totalmente desenvolvidos, a revascularização pulpar geralmente ocorre | em exposições excêntricas ou oclusais<br>-Recomendado radiografias:<br>- Uma radiografia periapical paralela<br>- Dois adicionais radiografias do dente efectuadas com diferentes angulações verticais e/ou horizontais<br>- Radiografia oclusal | reposicioná-lo no seu local original. Estabilizar o dente durante 4 semanas utilizando uma tala flexível. Monitorizar o estado da polpa. Se a polpa se tornar necrótica, está indicado o tratamento do canal radicular para evitar a reabsorção da raiz. Em dentes imaturos e em desenvolvimento, a revascularização pode ser confirmada radiograficamente pela evidência de formação contínua da raiz e possivelmente por testes de sensibilidade positivos. Em dentes completamente formados, a ausência contínua de resposta aos testes de sensibilidade indica necrose pulpar, juntamente com ratificação periapical e, por vezes, descoloração da coroa. |

| **Luxação intrusiva** | O espaço do ligamento | 1. Dentes com formação |
|---|---|---|
| O dente está deslocado axialmente para o interior do osso alveolar. Está imóvel e a percussão pode produzir um som agudo e metálico (anquilótico). O teste de sensibilidade provavelmente dará resultados negativos. Em dentes imaturos, não completamente desenvolvidos, pode ocorrer revascularização pulpar | periodontal pode estar ausente de toda ou parte da raiz.<br><br>Telecemento-esmalte a junção está localizada mais apicalmente no dente intrudido do que nos dentes adjacentes não lesionados<br>-Radiografias recomendadas: | incompleta da raiz: Permitir O reposicionamento espontâneo deve ser efectuado. Se não se registar qualquer movimento no prazo de 3 semanas, recomenda-se reposicionamento ortodôntico.<br>2. Dentes com formação radicular completa: O dente deve ser reposicionado ortodonticamente ou cirurgicamente |
| | - Uma radiografia periapical paralela<br>- Dois adicionais radiografias do dente efectuadas com diferentes angulações verticais e/ou horizontais<br>- Radiografia oclusal | o mais rapidamente possível. A polpa estará provavelmente necrosada e recomenda-se o tratamento do canal radicular utilizando uma obturação temporária com hidróxido de cálcio para reter o dente. |

**Para dentes avulsionados [90]**

**1) Primeiros socorros para dentes avulsionados no local do acidente**

Devem ser dadas instruções por telefone às pessoas no local da emergência. A reimplantação imediata do dente avulsionado é o melhor tratamento no local do acidente. Se, por algum motivo, não for possível efetuar esta operação, existem alternativas como a utilização de diferentes tipos de suportes de armazenamento.

Se um dente for avulsionado, certifique-se de que é um dente permanente (os dentes decíduos não devem ser replantados) e siga estas instruções recomendadas:

• Manter o doente calmo.

• Encontre o dente e pegue-lhe pela coroa (a parte branca). Evitar tocar na raiz. Tente recolocá-lo imediatamente no maxilar.

• Se o dente estiver sujo, lave-o suavemente com leite, soro fisiológico ou com a saliva do paciente e replante-o ou volte a colocá-lo na sua posição original no maxilar.

• É importante encorajar o paciente/responsável/professor/outra pessoa a replantar o dente imediatamente no local da emergência.

• Depois de o dente ter voltado à sua posição original no maxilar, o doente deve morder uma gaze, um lenço ou um guardanapo para o manter no lugar.

• Se a reimplantação no local do acidente não for possível, ou por outras razões em que a reimplantação do dente avulsionado não seja viável (por exemplo, um paciente inconsciente), coloque o dente, assim que possível, num meio de armazenamento ou transporte que esteja imediatamente disponível no local de emergência. Isto deve ser feito rapidamente para evitar a desidratação da superfície radicular, que começa a ocorrer em poucos minutos. Por ordem decrescente de preferência, o leite, o HBSS, a saliva (depois de cuspir para um copo, por exemplo) ou o soro fisiológico são meios de armazenamento adequados e convenientes. Embora a água seja um meio pobre, é melhor do que deixar o dente a secar ao ar.

• O dente pode então ser levado com o paciente para a clínica de emergência. Consultar imediatamente um dentista ou um profissional de medicina dentária

**2) Avaliar clinicamente o estado da PDL**

Os clínicos avaliam o estado das células PDL classificando o dente avulsionado num dos três grupos seguintes antes de iniciar o tratamento:

• As células PDL são provavelmente viáveis. O dente foi reimplantado imediatamente ou num espaço de tempo muito curto (cerca de 15 minutos) no local do acidente.

• As células PDL podem estar viáveis mas comprometidas. O dente foi mantido num meio de armazenamento (por exemplo, leite, HBSS (Save-a-Tooth ou produto semelhante), saliva ou solução salina, e o tempo total de secagem extra-oral foi <60 minutos).

• É provável que as células PDL não sejam viáveis. O tempo total de secagem extra-oral foi superior a 60 minutos, independentemente de o dente ter sido armazenado num meio ou não.

**3) Directrizes para o tratamento de lesões permanentes avulsionadas**

**3.1 Directrizes de tratamento para dentes permanentes avulsionados com um ápice fechado**

• *.1.1 O dente foi reimplantado no local da lesão ou antes da chegada do paciente à clínica dentária*

• Limpar a zona lesionada com água, soro fisiológico ou clorhexidina.

• Verificar a posição correcta do dente reimplantado, tanto clínica como radiograficamente.

• Deixar o(s) dente(s) no lugar (exceto se o dente estiver mal posicionado; o mau posicionamento tem de ser corrigido com uma ligeira pressão digital)

• Administrar anestesia local, se necessário, e de preferência sem vasoconstritor.

• Se o(s) dente(s) tiver(em) sido recolocado(s) no encaixe errado ou rodado(s), considere reposicionar o(s) dente(s) no local correto até 48 horas após o incidente traumático.

• Estabilize o dente durante 2 semanas utilizando uma tala passiva flexível, como um fio com um diâmetro até 0,016" ou 0,4 mm32 colado ao dente e aos dentes adjacentes. Mantenha o compósito e os agentes de ligação afastados do dente.

tecidos gengivais e áreas proximais. Em alternativa, pode ser utilizada linha de pesca de nylon (0,13-0,25 mm) para criar uma tala flexível, utilizando compósito para a colar aos dentes. Os splints de nylon (linha de pesca) não são recomendados para crianças quando existem apenas alguns dentes permanentes para estabilização do dente traumatizado. Em casos de fratura alveolar ou maxilar associada, está indicada uma tala mais rígida que deve ser deixada no local durante cerca de 4 semanas.

• Suturar as lacerações gengivais, se existirem.

• Iniciar o tratamento do canal radicular no prazo de 2 semanas após a reimplantação (consultar Considerações endodônticas).

• Administrar antibióticos sistémicos.

• Verificar o estado do tétano.

• Fornecer instruções pós-operatórias.

*   Acompanhamento.

### 3.1.2 O dente foi mantido num meio de armazenamento fisiológico ou armazenado em condições não fisiológicas, com o tempo de secagem extra-oral inferior a 60 minutos

Os meios de armazenamento fisiológico incluem meios de cultura de tecidos e meios de transporte de células. Exemplos de meios com osmolalidade equilibrada são o leite e a solução salina equilibrada de Hanks (HBSS).

*   Se houver contaminação visível, enxaguar a superfície da raiz com um jato de soro fisiológico ou meio com osmolalidade equilibrada para remover detritos grosseiros.
*   Verificar se o dente avulsionado tem detritos à superfície. Remova quaisquer detritos agitando-o suavemente no meio de armazenamento. Em alternativa, pode ser utilizado um jato de soro fisiológico para enxaguar brevemente a sua superfície.
*   Colocar ou deixar o dente num suporte de armazenamento enquanto se faz o historial, se examina o doente clínica e radiograficamente e se prepara o doente para o reimplante.
*   Administrar anestesia local, de preferência sem vasoconstritor.
*   Irrigar o alvéolo com solução salina esterilizada.
*   Examinar a cavidade alveolar. Se existir uma fratura da parede do alvéolo, reposicionar o fragmento fracturado na sua posição original com um instrumento adequado.
*   A remoção do coágulo com um jato de soro fisiológico pode permitir um melhor reposicionamento do dente.
*   Reimplante o dente lentamente com uma ligeira pressão digital. Não deve ser utilizada força excessiva para recolocar o dente na sua posição original.
*   Verificar a posição correcta do dente reimplantado, tanto clínica como radiograficamente.
*   Estabilize o dente durante 2 semanas utilizando um fio passivo e flexível com um diâmetro até 0,016" ou 0,4 mm. Mantenha o compósito e os agentes de ligação afastados dos tecidos gengivais e das áreas proximais. Em alternativa, pode utilizar-se linha de pesca de nylon (0,13-0,25 mm) para criar um splint flexível, utilizando compósito para o colar aos dentes. Os splints de nylon (linha de pesca) não são recomendados para crianças quando existem poucos dentes permanentes, pois a estabilização do dente traumatizado pode não ser garantida. Em casos de fratura alveolar ou maxilar associada, está indicada uma tala mais rígida que deve ser deixada no local durante cerca de 4 semanas.
*   Suturar as lacerações gengivais, se existirem.
*   Iniciar o tratamento do canal radicular no prazo de 2 semanas após a reimplantação
*   Administrar antibióticos sistémicos.
*   Verificar o estado do tétano.
*   Fornecer instruções pós-operatórias.
*   Acompanhamento

### 3.1.3 Tempo de secagem extra-oral superior a 60 minutos

*   Remover os resíduos soltos e a contaminação visível agitando o dente num meio de armazenamento fisiológico ou com uma gaze embebida em soro fisiológico. O dente pode ser deixado no meio de armazenamento enquanto se faz o historial, se examina o doente clínica e radiograficamente e se prepara o doente para o reimplante.
*   Administrar anestesia local, de preferência sem vasoconstritor.
*   Irrigar o alvéolo com solução salina estéril. Examinar o alvéolo alveolar. Remover o coágulo, se necessário. Se houver uma fratura da parede do alvéolo, reposicionar o

fragmento fracturado com um instrumento adequado.

- Voltar a plantar o dente lentamente com uma ligeira pressão digital. O dente não deve ser forçado a voltar ao sítio.
- Verificar a posição correcta do dente reimplantado, tanto clínica como radiograficamente.
- Estabilize o dente durante 2 semanas40 utilizando um fio flexível passivo com um diâmetro até 0,016" ou 0,4 mm.32 Mantenha o compósito e os agentes de ligação afastados dos tecidos gengivais e das áreas proximais. Em alternativa, pode ser usada linha de pesca de nylon (0,13-0,25 mm) para criar um splint flexível, com compósito para o colar aos dentes. Uma tala mais rígida é indicada em casos de fratura alveolar ou do maxilar e deve ser deixada no local durante cerca de 4 semanas.
- Suturar as lacerações gengivais, se existirem.
- O tratamento do canal radicular deve ser efectuado no prazo de 2 semanas
- Administrar antibióticos sistémicos.
- Verificar o estado do tétano.
- Fornecer instruções pós-operatórias.
- Acompanhamento.

### 4) **Anestésicos**

O melhor tratamento para um dente avulsionado é o reimplante imediato no local do acidente, que geralmente não é doloroso. Embora a anestesia local não esteja disponível quando os dentes são reimplantados no local da lesão, uma vez que o paciente chega a um centro dentário ou médico, o controlo da dor através de anestesia local é sempre recomendado. Existem preocupações quanto aos riscos de comprometer a cicatrização através da utilização de um vasoconstritor na solução anestésica. No entanto, existem poucas provas que apoiem a omissão de um vasoconstritor na região oral e maxilofacial. A anestesia regional (por exemplo, bloqueio do nervo infra-orbital) pode ser considerada como uma alternativa à anestesia por infiltração em casos de lesões mais graves e deve ser determinada pela experiência do médico na aplicação de tais injecções de bloqueio.

### 5) **Antibióticos sistémicos**

Embora o valor da administração sistémica de antibióticos seja altamente questionável, o ligamento periodontal de um dente avulsionado fica frequentemente contaminado por bactérias provenientes da cavidade oral, do meio de armazenamento ou do ambiente em que ocorreu a avulsão. Por isso, o uso de antibióticos sistémicos após a avulsão e reimplantação tem sido recomendado para prevenir reacções relacionadas com a infeção e para diminuir a ocorrência de reabsorção radicular inflamatória. Além disso, o estado clínico do paciente ou lesões concomitantes podem justificar a cobertura antibiótica. Em todos os casos, deve ser calculada a dosagem adequada para a idade e o peso do doente. A amoxicilina ou a penicilina continuam a ser as primeiras escolhas devido à sua eficácia na flora oral e à baixa incidência de efeitos secundários. Devem ser considerados antibióticos alternativos para os doentes com alergia à penicilina. A eficácia da tetraciclina administrada imediatamente após a avulsão e a reimplantação foi demonstrada em modelos animais. Especificamente, a doxiciclina é um antibiótico adequado a utilizar devido aos seus efeitos antimicrobianos, anti-inflamatórios e anti-reabsortivos. No entanto, o risco de descoloração dos dentes permanentes deve ser considerado antes da administração sistémica de uma tetraciclina em pacientes jovens. A tetraciclina ou a doxiciclina não são geralmente recomendadas para doentes com menos de 12 anos de idade.

## 6) Antibióticos tópicos

O efeito dos antibióticos tópicos colocados na superfície da raiz antes do reimplante, no que diz respeito à revascularização da polpa, permanece controverso. Embora os estudos em animais tenham demonstrado um grande potencial, os estudos em humanos não conseguiram demonstrar uma melhor revascularização da polpa quando os dentes são embebidos em antibióticos tópicos. Por conseguinte, um antibiótico específico, a duração da utilização ou os métodos de aplicação

## 7) Tétano

Embora a maioria das pessoas receba a imunização contra o tétano e os reforços, não se pode presumir que seja sempre esse o caso. Encaminhar o doente para um médico para avaliação da necessidade de um reforço contra o tétano.

## 8) Estabilização de dentes reimplantados (splinting)

Os dentes avulsionados requerem sempre estabilização para manter o dente reimplantado na sua posição correcta, proporcionar conforto ao paciente e melhorar a função. As evidências actuais apoiam as talas de curto prazo, passivas e flexíveis para a estabilização de dentes reimplantados.

Os dentes permanentes reimplantados devem ser estabilizados por um período de 2 semanas, dependendo do comprimento e do grau de maturação da raiz. A estabilização com fio (ou linha de nylon) e compósito deve ser colocada nas superfícies vestibulares para evitar interferência oclusal e para permitir o acesso palatino/lingual para procedimentos endodônticos. Vários tipos de estabilização com fio (ou linha de nylon) e compósito têm sido usados para estabilizar dentes avulsionados, pois permitem uma boa higiene oral e são bem tolerados pelos pacientes. É extremamente importante manter o compósito e os agentes de ligação afastados da gengiva marginal e das áreas interproximais para evitar a retenção de placa e a infeção secundária, e para permitir uma limpeza relativamente fácil por parte do paciente. O paciente e os pais devem ser informados de que, ao remover a tala, o dente lesionado pode estar móvel. Uma semana adicional de tala só é apropriada se o trauma excessivo da dentição oposta puder traumatizar ainda mais o dente ou se o dente avulsionado for incapaz de permanecer na posição correcta. Uma avaliação deste facto deve ser feita depois de a tala ser removida e a oclusão verificada.

## 9) Instruções para o doente

A adesão do doente às consultas de acompanhamento e aos cuidados domiciliários contribui para uma cicatrização satisfatória após uma lesão. Tanto os doentes como os pais ou tutores de doentes jovens devem ser aconselhados relativamente aos cuidados a ter com o dente reimplantado para uma cicatrização óptima e prevenção de novas lesões. Devem ser aconselhados a:

1. Evitar a participação em desportos de contacto.
2. Manter uma dieta ligeira durante um máximo de 2 semanas, de acordo com a tolerância do doente. 3. Escovar os dentes com uma escova de dentes macia após cada refeição.
4. Utilizar um elixir bucal com clorexidina (0,12%) duas vezes por dia durante 2 semanas.

## 10) Considerações endodônticas

Quando o tratamento endodôntico é indicado (dentes com ápice fechado), o tratamento deve ser iniciado dentro de 2 semanas após a reimplantação. O tratamento endodôntico deve ser sempre efectuado após o isolamento com o dique dentário. Isto pode ser conseguido colocando o retentor do dique dentário nos dentes vizinhos não lesionados para evitar mais traumas no dente ou dentes lesionados. Recomenda-se o uso de hidróxido de cálcio como medicamento intracanal durante um mês, seguido de obturação do canal radicular. Se for escolhido um corticosteroide ou uma mistura de corticosteroide/antibiótico para ser utilizado como medicamento intracanal anti-inflamatório e anti-reabsortivo, este deve ser colocado imediatamente ou pouco depois do reimplante e deixado no local durante pelo menos 6 semanas. Os medicamentos devem ser cuidadosamente aplicados no sistema de canais radiculares, com o cuidado de evitar a colocação na coroa do dente. Foi demonstrado que alguns medicamentos descoloram os dentes, levando à insatisfação dos doentes.

Em dentes com ápices abertos, pode ocorrer revascularização espontânea do espaço pulpar. Assim, o tratamento do canal radicular deve ser evitado, a menos que haja evidência clínica ou radiográfica de necrose pulpar e infeção do sistema de canais radiculares em exames de acompanhamento. O risco de reabsorção radicular relacionada com a infeção (inflamatória) deve ser ponderado em relação às hipóteses de obter a revascularização do espaço pulpar. Essa reabsorção é muito rápida em crianças. Nos casos em que são diagnosticadas necrose pulpar e infeção do sistema de canais radiculares, deve ser efectuado o tratamento dos canais radiculares, a apexificação ou a revascularização/revitalização do espaço pulpar.

Nos casos em que se espera uma anquilose e se prevê uma decoronação, é indicada uma consideração adequada dos materiais intracanais utilizados e da sua duração.

| Procedimentos de acompanhamento para dentes permanentes luxados | | | | | |
|---|---|---|---|---|---|
| Tempo Até 2 semanas | 4 semanas | 6-8 semanas | 6 meses | 1 ano | Anualmente durante 5 anos |
| Concussão/subluxação | C (1) | C (1) | | C (1) | NA |
| Luxação extrusiva | S+C (2) | C (3) | C (3) | C (3) | C (3) |
| Luxação lateral | C (3) | S | C(3) | C(3) | C(3) |
| Luxação intrusiva | C(4) | C(4) | C(4) | C(4) | C(4) |

S, remoção da tala. C, exame clínico e radiográfico. NA, não aplicável.

## Directrizes de imobilização para fracturas de dentes/ossos e dentes luxados/avulsionados

[91]

| Tipo de lesão | Tempo de imobilização |
|---|---|
| Subluxação | 2 semanas |
| Luxação extrusiva | 2 semanas |
| Avulsão | 2 semanas |
| Luxação lateral | 4 semanas |
| Fratura da raiz (terço médio) | 4 semanas |
| Fratura alveolar | 4 semanas |
| Fratura da raiz (terço cervical) | 4 meses |

# CAPÍTULO 7

**Concussão e sub-luxação**

# CONCUSSÃO

***Definição:*** Uma lesão das estruturas de suporte do dente sem afrouxamento ou deslocamento anormal do dente, mas com uma reação acentuada à percussão [8]

***Prevalência:*** Em média, foram encontradas frequências de 23% e 21% para a concussão e a subluxação, respetivamente, a nível global. [8]

***Etiologia:***

Nas lesões por luxação, apenas ocorreram danos menores no periodonto. No caso de concussão, o impacto resultou em hemorragia e edema, o que torna o dente sensível a forças oclusais e a um teste de percussão. No entanto, não está presente qualquer mobilidade anormal. [8]

Frequentemente não há sinais da lesão, exceto um pequeno dano nos tecidos moles do dente primário. (**Wilson 1995**)[92] Uma criança pode queixar-se de dor na boca ou que os dentes da frente doem quando come. **Flores (2001)** [93]

Este é o tipo de lesão mais simples de tratar nos dentes permanentes, as crianças pequenas são bastante propensas a acidentes, batendo em portas, caindo e muitas vezes traumatizando seus dentes anteriores. **Flores (2001)** [93]

***Patologia:***

A caraterística geral é o edema, a hemorragia e, por vezes, a laceração das fibras do PDL. O fornecimento neurovascular à polpa pode ou não estar intacto. As alterações do PDL 1 hora após o trauma foram caracterizadas por hemorragia, fibras do PDL esticadas, rasgadas ou comprimidas, destruição celular e edema. Após 1 dia, podem ser observadas zonas sem células na PDL, delimitadas por uma zona de inflamação, e no alvéolo ósseo começa a atividade osteoclástica. Após 1 semana, esta atinge a superfície da raiz. Após 10 dias, a atividade de reabsorção será interrompida, deixando cavidades de reabsorção superficial cicatrizadas ao longo da superfície da raiz. [8]

***Achados clínicos:***

Frequentemente, não há sinais da lesão, exceto pequenos danos nos tecidos moles. (**Wilson 1995**)[95] Uma criança pode queixar-se de uma boca dorida ou de que os dentes da frente doem quando come. **Flores (2001)**[93] . No caso de concussão, o impacto resultou em hemorragia e edema, o que torna o dente sensível a forças oclusais e a um teste de percussão. No entanto, a mobilidade anormal não está presente.[8]

***Achados radiográficos:***

Recomenda-se uma exposição oclusal para detetar possíveis sinais de deslocamento ou a presença de uma fratura radicular. (**Flores 2001**) [93]

Normalmente, não se observam alterações na configuração do espaço do ligamento periodontal. No entanto, em casos com mobilidade acentuada (grau 3, incluindo mobilidade vertical), pode observar-se um ligeiro alargamento do espaço do PDL.[8]

***Tratamento:***

Normalmente não é necessário qualquer tratamento, mas o doente deve ser mantido com uma dieta suave durante alguns dias. (**Wilson 1995**) [92]

Escovar com uma escova macia após cada refeição e aplicar clorexidina a 0,1% topicamente na área afetada com cotonetes duas vezes por dia durante uma semana. Isto é benéfico para evitar a acumulação de placa bacteriana e detritos, juntamente com a recomendação de uma dieta suave. **(Flores 2001)** [93]

Os pais devem ser alertados para o facto de se poder formar um abcesso devido à morte pulpar induzida pelo traumatismo. **Flores (2001)** [93]

**Flores (2001)**[93] propuseram manter o dente sob observação.

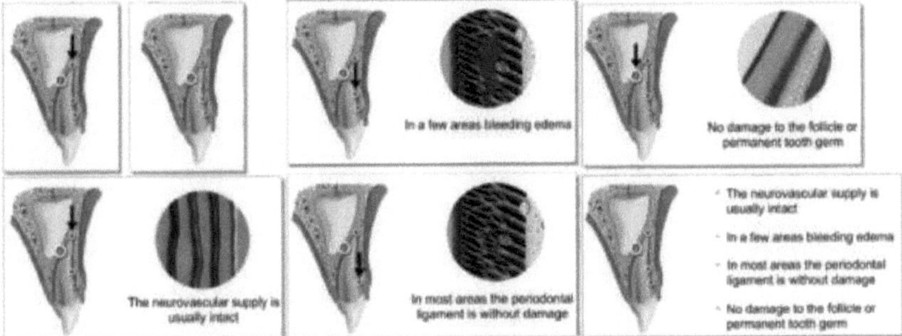


*Figura 9.1: Mecanismo e patologia da lesão por concussão. Um impacto frontal leva a hemorragia e edema no ligamento periodontal.[8]*

Como não ocorre afrouxamento ou deslocamento do dente, geralmente não é necessário o uso de talas. O paciente pode relatar que o dente traumatizado é sensível à mastigação, e isso geralmente é confirmado por uma sensibilidade à percussão durante o exame dentário **(Flores et al 2001)** [93]

O profissional deve determinar se a redução do contacto oclusal no dente ou dentes traumatizados seria benéfica e, em caso afirmativo, diminuir ou eliminar as forças opostas no dente ofendido.

**Bakland em 2001**[94] sugeriu que uma tala flexível opcional - pode ser usada para o conforto do paciente durante 7-10 dias, ou de acordo com o diagnóstico de trauma dos dentes adjacentes (x)

# SUBLUXAÇÃO

***Definição:*** Uma lesão nas estruturas de suporte dos dentes com afrouxamento anormal, mas sem deslocamento. [8]

***Prevalência:*** Em média, a frequência de subluxação foi de 38,6%, na dentição decídua. [8]

***Características clínicas:***

**Anderson (1994)**[8] sugeriu que, devido a danos na estrutura de suporte do dente, o ligamento periodontal, a hemorragia está frequentemente associada a esta forma de lesão por luxação. O dente é ligeiramente móvel, embora não a ponto de ser necessária uma tala, e é geralmente sensível à mastigação e/ou à percussão. (**Anderson 1994**[8] , **Crona Larson )**[95]

***Achados clínicos:***

Na subluxação, um dente primário é móvel, mas não deslocado; pode haver evidência de hemorragia na margem gengival devido a danos no periodonto. É importante observar a idade do paciente; a esfoliação e não o trauma pode ser a causa da mobilidade. Os dentes podem estar sensíveis ao toque e ao comer. **Flores (2001)** [93]

***Achados radiográficos:***

Normalmente, não se observam alterações na configuração do espaço do ligamento periodontal. No entanto, em casos com mobilidade acentuada (grau 3, incluindo mobilidade vertical), pode observar-se um ligeiro alargamento do espaço do PDL.

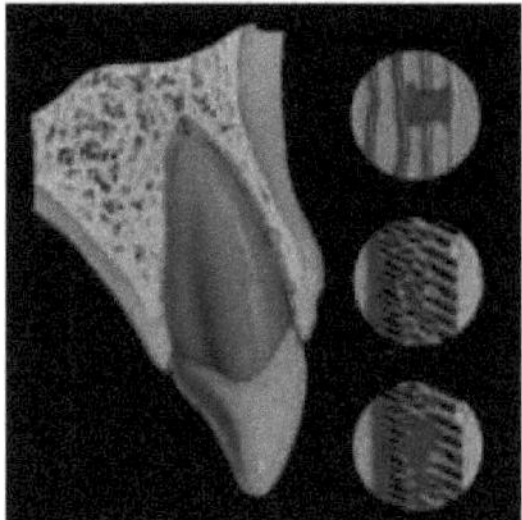

*Figura. 9.2: Representação esquemática de uma subluxação. Danos ao ligamento periodontal (1) com sangramento gengival associado e mobilidade do dente (seta) são características de diagnóstico* [8]

***Gestão clínica:***

**Crona Larson e Noren (1989)**[95] recomendaram que, se vários dentes estiverem traumatizados, pode ser colocada uma tala para estabilizar os dentes envolvidos durante a fase de cicatrização.

**Dumsha (1995)**[96] Devido a danos na estrutura de suporte do dente, o dente é ligeiramente móvel, embora não ao ponto de ser necessária uma tala. Se vários dentes estiverem traumatizados ou subluxados, pode ser colocada uma tala para estabilizar os dentes envolvidos durante a fase de cicatrização. O acompanhamento é obrigatório para estas lesões devido ao maior potencial de necrose pulpar.

Até que seja observada evidência definitiva de dano pulpar (desenvolvimento de lesão radiográfica ou sintomas do paciente), o tratamento deve ser limitado e de natureza paliativa. O tratamento endodôntico é necessário se houver sinais de descoloração do dente, dor à percussão e indicação de necrose pulpar.

No caso da colocação de uma tala, esta é normalmente removida no prazo de 7 a 10 dias.

Este período proporciona um período de tempo adequado durante o qual o ligamento periodontal pode sarar.

**Gutmann (1995)**[97] concordou que, tal como no caso das lesões por concussão, os testes da polpa eléctrica e da sensibilidade térmica são inválidos imediatamente após o traumatismo.

Se o dente estiver sensível ao toque e móvel, mas não deslocado, é possível que haja hemorragia no sulco gengival. Uma tala flexível pode ser usada para o conforto do paciente durante 7 a 10 dias **(Flores, 2001)**. A subluxação é tratada da mesma forma que a concussão nos dentes decíduos. Após uma ou duas semanas, os dentes levantam-se normalmente e a sensibilidade desaparece. **Flores (2001)** [93]

**Bakland (2001)**[94] sugeriu que um splint flexível opcional pode ser usado para o conforto do paciente durante 7-10 dias, ou de acordo com o diagnóstico de trauma dos dentes adjacentes.

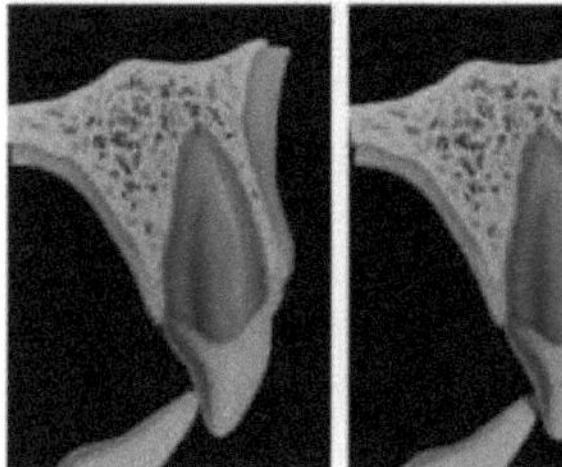

*Figura 9.3: Pode ser necessário aliviar a interferência oclusal através da trituração selectiva dos dentes opostos. No caso de afrouxamento grave e/ou lesões múltiplas dos dentes, os dentes podem ser ferulizados. Caso contrário, recomenda-se uma dieta suave durante 14 dias.*[8]

## ACOMPANHAMENTO

Para o calendário de acompanhamento, utilizar 4 a 6 semanas. Se os resultados clínicos (incluindo a sensibilidade), os testes e o exame radiográfico não revelarem resultados anormais, os controlos podem ser interrompidos nesta altura.[8]

## PROGNÓSTICO DA CONCUSSÃO E DA SUBLUXAÇÃO

As principais sequelas investigadas pelos estudos são[8] :

1) Necrose pulpar (PN)

2) Reabsorção radicular

Em alguns estudos, a PN foi associada à descoloração coronal e à radiolucência periapical. A PN em resposta à concussão não é uma sequela comum, como apontado pelos resultados dessa revisão. Entretanto, alguns autores levantaram a hipótese de que há maior penetração bacteriana através dos túbulos dentinários expostos quando o mecanismo de defesa pulpar é afetado pela lesão, em casos com fraturas coronárias concomitantes e túbulos dentinários expostos.

Após a subluxação, **Andreasen et al**[8] sugeriram que ocorre hemorragia perivascular no dente traumatizado, criando assim um ambiente mais propício à proliferação bacteriana e, consequentemente, levando à PN.

| AUTOR | CONCLUSÕES |
|---|---|
| **Andreasen (1970)** [98] | • A necrose pulpar foi encontrada em 10% dos dentes |

| | |
|---|---|
| | • A obliteração da polpa foi registada em 10% dos dentes<br>• As complicações estavam significativamente relacionadas com o estádio de desenvolvimento da raiz.<br>• A reabsorção radicular externa progressiva ocorreu em 1% dos dentes<br>• O intervalo de tempo entre a lesão e o tratamento esteve relacionado com esta complicação. |
| **Andreasen et al, (1985)** [99] | - *Após a contusão,* houve<br>- necrose pulpar (ápice fechado)<br>-reabsorção radicular<br>- *após a subluxação*, verificou-se que os dentes sofreram<br>- necrose pulpar (ápice fechado)<br>- reabsorção radicular<br>- obliteração do canal |
| | - sensibilidade à percussão<br>- reabsorção inflamatória<br>-radiolucência periapical<br>- obliteração parcial do canal<br>- Os principais factores que influenciam a necrose pulpar após lesões de luxação parecem ser a extensão da lesão inicial da polpa e do periodonto, que reflecte o tipo de trauma e o potencial de reparação dentária que é avaliado a partir do estádio de desenvolvimento das raízes. |
| **Andreasen et al, (1987)** [100] | • Necrose da polpa<br>• Obliteração pulpar - é uma sequela da revascularização e/ou reinervação de uma polpa danificada após uma lesão. |
| **Oikarinen et al, (1987)** [101] | • A reabsorção radicular externa só foi estatisticamente relacionada com o tipo de tratamento de primeiros socorros.<br>• A obliteração parcial ou total da polpa foi examinada e foi estatisticamente relacionada com a idade do paciente e o estágio de formação da raiz.<br>• A perda de osso alveolar marginal dependia da idade do paciente e da duração da imobilização. |
| **Crona Larsson et al, (1991)** [102] | - *Nos dentes com ápice aberto, houve*:<br>- necrose pulpar<br>- obliteração da polpa<br>- reabsorção externa<br>- reabsorção de substituição<br>- *Nos dentes com o ápice fechado, houve*:<br>- necrose pulpar<br>- radiolucência periapical<br>-descoloração<br>- reabsorção inflamatória.<br>- A extensão da lesão e o grau de maturidade dentária estiveram relacionados com as complicações de cicatrização. |

| Al-Jundi et al, (2004) [103] | - A necrose pulpar foi observada em 10% dos dentes que sofreram subluxação. |
|---|---|
| Hecova et al, (2010) [104] | • A necrose pulpar foi observada em 7 dentes (0,7%). <br> • Foi a complicação pós-traumática mais frequente em todos os tipos de traumatismos dentários. <br> • Os dentes com formação radicular completa demonstraram uma maior prevalência de necrose pulpar do que os dentes com formação radicular incompleta em todos os tipos de lesões por luxação. |
| Hermann et al, (2012) [105] | - O risco de complicações de cicatrização periodontal após uma concussão, bem como de lesões por subluxação em dentes permanentes, é muito baixo. |
| Lauridsen et al, (2012) [106] | • Não houve resposta ao teste da polpa eléctrica no exame inicial ou uma fratura concomitante da coroa aumentou significativamente o risco de necrose pulpar em dentes com lesão de subluxação e desenvolvimento radicular maduro. <br> • Se ambos os factores de risco estiverem presentes, existe um efeito sinergético. |
| Yamashita et al, (2017) [107] | • Necrose da polpa <br> • Reabsorção inflamatória <br> • O género, o tipo de lesão, o estádio de desenvolvimento radicular e o tempo decorrido desde o trauma até ao início da intervenção endodôntica estiveram relacionados com o aparecimento de sequelas. |
| Pedrim et al, (2018) [108] | • Dor espontânea <br> • Mobilidade <br> • Sensibilidade à percussão <br> • Descoloração <br> • Necrose da polpa <br> • Embora a concussão e a subluxação sejam consideradas lesões menores, devem ser monitorizadas, uma vez que existe a possibilidade de necrose pulpar, e o seu tratamento precoce favorece um bom prognóstico |

# CAPÍTULO 8

**Luxação extrusiva e lateral**

## LUXAÇÃO EXTRUSIVA

*Definição:* Deslocação parcial do dente para fora do seu alvéolo[8].

*Prevalência:* Observa-se que a prevalência da luxação lateral varia de 9,5% a 22,5% na fase de dentição mista em todo o mundo.[8]

*Patologia:* Trata-se de uma lesão complexa que envolve a rutura ou compressão das fibras do PDL, o corte do fornecimento neurovascular à polpa e a fratura da parede do alvéolo. [8]

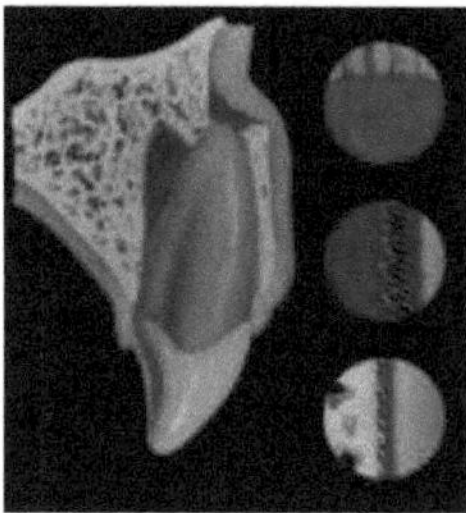

*Figura 10.1: Patogénese da luxação lateral. Forças horizontais deslocam a coroa palatalmente e o ápice da raiz facialmente. Além da rutura do PDL e do suprimento neurovascular pulpar, a compressão do PDL é vista no aspeto palatino da raiz)*

*Características clínicas:*

**Andersen (1970)[98]** sugeriu que, nas lesões de luxação extrusiva, os dentes são traumaticamente deslocados do alvéolo alveolar ao longo do eixo longo.

**(Anderson1970[98] , Anderson 1981[109] , Finn 1988[110] , Perez 1991[29] , Dumsha 1995[96] ),Gutmann1995) [97]**

**Jinous F. Tahmassebi, em 1999[111]** sugeriu que as lesões de extrusão que ocorrem na dentição decídua interferem normalmente com a oclusão

*Características radiográficas:*

Os dentes extruídos mostram um espaço periodontal alargado, especialmente apicalmente.[8]

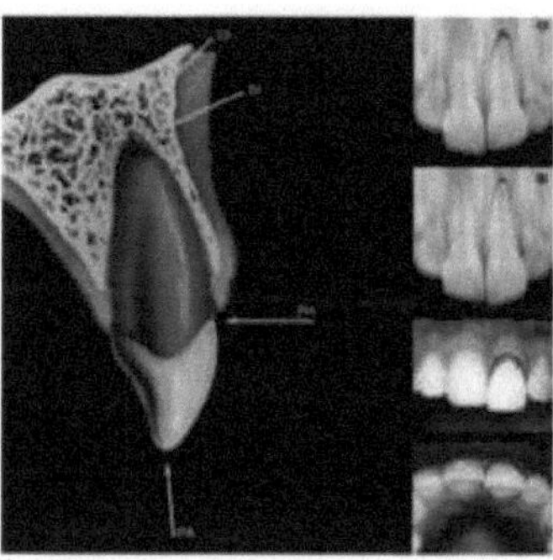

*Figura 10.2: Características clínicas e radiográficas da luxação extrusiva. A técnica*

### Gestão clínica:

O clínico deve primeiro reposicionar o dente luxado no seu alvéolo. Essas lesões geralmente requerem uma tala para estabilizar o dente durante o processo de cicatrização. **(Andersen 1970)** [98]

**Needleman em 1981**[15] **e Levine em 1982**[112] sugeriram que as lesões de extrusão que ocorrem na dentição decídua geralmente interferem com a oclusão; por conseguinte, a extração está indicada.

**Andreasen (1994)**[8] , sugeriu que os encurtamentos apicais devido à reabsorção radicular são raramente vistos em dentes intruídos de pacientes jovens, porque os ápices estão rodeados de osso esponjoso e medula óssea larga. Afirmou que a largura do ligamento periodontal e a estrutura do osso alveolar que envolve a raiz são os factores que influenciam a reação dos tecidos após o movimento intrusivo, bem como a quantidade de força aplicada.

**Oikarinen (1987)**[101] **examinou** 172 dentes luxados e imobilizados com uma *tala de luxação rígida* com um período médio de imobilização de 52 dias, a duração da imobilização foi o fator decisivo para o desenvolvimento de anquilose

**Crona Larson (1991)**[102] descobriu, na sua amostra de 171 dentes luxados, que quando a maioria dos dentes foi esplintada ou fixada durante menos de 10 dias, não foi encontrada qualquer relação com a cicatrização pós-traumática.

De acordo com **Andreasen & Andreasen (1994)**[8] , o tratamento de dentes permanentes extruídos logo após a lesão consiste em um reposicionamento cuidadoso. Assim, o coágulo formado entre a raiz deslocada e o alvéolo será lentamente extrudido ao longo da fenda gengival. Não é necessária a administração de anestesia local. Como o dente reposicionado tende frequentemente a migrar incisalmente, deve ser aplicada uma tala flexível durante 2-3 semanas.

**Andreasen & Andreasen (1994)**[8] relataram que uma das complicações das luxações extrusivas pode ser o mau posicionamento dentário, devido ao atraso no tratamento após a lesão. Ressaltaram que o dente luxado extrusivamente deve ser reposicionado em até 2 dias com pressão dos dedos; caso contrário, deve ser realizado tratamento ortodôntico.

Uma mordida posterior elevada pode ser necessária se houver qualquer interferência oclusal. Se tiver havido um atraso significativo na procura de tratamento, o reposicionamento ortodôntico deve ser a escolha de tratamento em vez de um reposicionamento forçado dos dígitos. Se houver hipermobilidade, é desejável uma *tala semi-rígida de curta duração, durante 7 a 10 dias,* para conseguir a cicatrização do ligamento periodontal e reduzir o risco de reabsorção do substituto. O tratamento do canal radicular é frequentemente necessário num dente com apêndice fechado para este tipo de trauma porque há 55% de probabilidade de perda de vitalidade.

Um dente que tenha desenvolvido reabsorção inflamatória deve ser tratado endodonticamente e deve ser observada uma prova de paragem da reabsorção radicular antes do início do movimento ortodôntico. A intrusão ortodôntica dos dentes não traumatizados pode resultar em reabsorção severa. Por isso, o acompanhamento desses dentes deve ser feito durante o período de intrusão. A investigação tem demonstrado que a intrusão rápida pode ser efectuada com forças ligeiras mas contínuas. Estas forças ligeiras podem produzir períodos de hialinização muito curtos e proporcionar uma intrusão rápida dos dentes anteriores. O arco de utilidade "Ricketts" é recomendado para forças moderadas em tais casos. [8]

**Dumsha (1995)**[96] concluiu que a duração da tala e o tipo de tala não têm um efeito significativo na sequela pós-operatória.

Se o dente estiver apenas ligeiramente deslocado do seu alvéolo e não for extremamente móvel, pode ser possível um reposicionamento suave. (**Wilson 1995**)[92] .

**Robertson et al. (1996)**[113] demonstraram, num estudo experimental em macacos, que a cicatrização normal do ligamento periodontal dos dentes luxados extrusivamente ocorre após 3 semanas.

No entanto, se houver uma mordida aberta anterior, **Jinous F. Tahmassebi, em 1999**[111] sugeriu que o dente pode ser deixado e monitorizado. As seguintes abordagens de tratamento devem ser consideradas. Se a extrusão for inferior a I ou 2, então deixar e monitorizar; se a extrusão for superior a 2 mm, é quase certo que terá perdido a sua vitamina e, por conseguinte, deverá ser extraído.

**Bakland em 2001**[94] sugeriu que o Reposicionamento estabilizasse o dente com uma tala durante um máximo de 3 semanas 10

Em **2002, Andreasen et al.**[114] defenderam que a escolha do tratamento também deve depender do momento em que é efectuado em relação à lesão. Assim, fizeram uma distinção entre tratamento agudo (nas primeiras 3 horas), subagudo (nas 24 horas) e tardio (após mais de 24 horas). Se o tratamento agudo for possível (ou seja, dentro de 3 horas após o trauma), este consistirá no reposicionamento manual do dente extruído seguido da colocação de uma tala de estabilização passiva e flexível. Quando este procedimento é impossível, as opções do clínico são o reposicionamento cirúrgico ou ortodôntico do dente extruído.

**Subay (2007)**[115] relatou um caso de luxação extrusiva tardia do incisivo central permanente (1 mês após a lesão) num rapaz de 13 anos. Neste caso, o incisivo central direito foi diagnosticado com luxação extrusiva, mal posicionado palatalmente, impedindo assim a oclusão entre os restantes dentes. O canal radicular foi limpo, modelado e preenchido com a colocação provisória de hidróxido de cálcio em pasta durante 1 semana. A terapia do canal radicular foi efectuada e restaurada com uma resina composta. Foi planeada uma terapia ortodôntica para reposicionar o incisivo direito luxado e realizada com um aparelho removível durante 4 meses, tendo o dente sido reposicionado com sucesso

**Elbay et al (2014)**[116] trataram um dente após 20 dias de trauma que tinha o ápice aberto, doença periapical, ausência de vitalidade pulpar e aumento do espaço do ligamento periodontal (PLS) com intrusão ortodôntica seguida de apexogénese com hidróxido de cálcio.

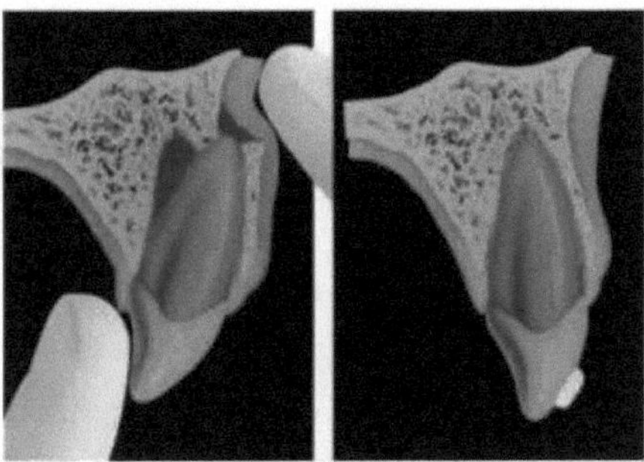

*Figura 10.3: Princípios de tratamento da luxação extrusiva: reposicionamento e imobilização [8]*

## LUXAÇÃO LATERAL

***Definição:*** Deslocamento do dente numa direção diferente da axial. É acompanhado de cominuição ou fratura do alvéolo [8]

***Prevalência:*** Verifica-se que a prevalência da luxação extrusiva é de 1%-7% entre as crianças pequenas a nível mundial. [8]

***Patologia:*** Uma rutura completa das fibras do PDL e do fornecimento neurovascular à polpa caracteriza as alterações pulpares imediatas. [8]

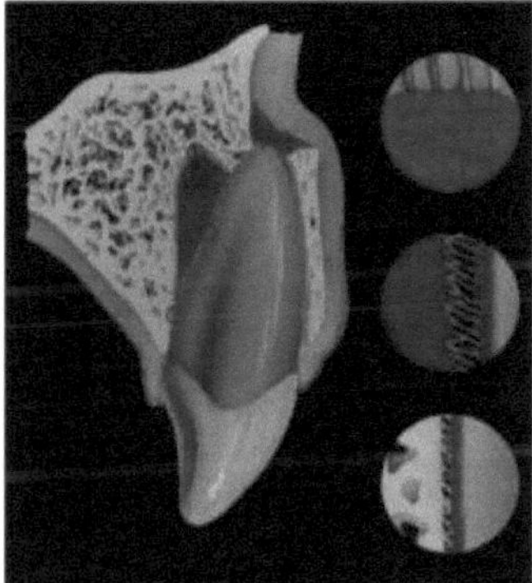

*Figura 10.4: Patogénese da luxação lateral. Forças horizontais deslocam a coroa palatalmente e o ápice da raiz facialmente. Além da rutura do PDL e do suprimento neurovascular pulpar, observa-se a compressão do PDL no aspeto palatino da raiz. [8]*

***Características clínicas:***

Estas lesões são mais graves do que as luxações extrusivas, porque não só o dente é deslocado lateralmente, como também ocorre uma cominuição ou fratura associada do alvéolo alveolar

Como o dente luxado lateralmente agora faz parte do alvéolo fraturado, o reposicionamento pode ser mais difícil do que em lesões de luxação extrusiva. **Anderson1981[109] , Finn1988[110] , Perez1991[29] , Dumsha1995[96] , Gutmann 1995)** [97] A causa mais comum de luxações laterais no estudo de **Nancy et al em 1999**[117] foram as quedas (70,9%), o que é semelhante aos 79,8% registados **por Garcia-Godoy**. A etiologia do acidente foi associada ao tipo de lesão sofrida. Os acidentes de bicicleta são mais susceptíveis de provocar extrusões e avulsões, enquanto os acidentes desportivos são mais susceptíveis de provocar luxações laterais.

### *Características radiográficas:*

Um dente luxado lateralmente mostra um aumento do espaço periodontal apicalmente quando o ápice é deslocado labialmente. No entanto, isto normalmente só é visto numa exposição oclusal ou excêntrica.[8]

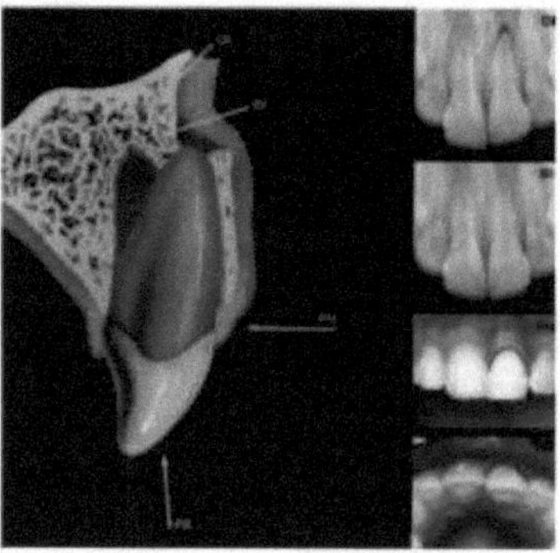

*Figura 10.5: Características clínicas e radiográficas da luxação lateral. A exposição radiográfica oclusal íngreme ou uma exposição periapical excêntrica em ângulo de bissecção são mais úteis do que uma técnica de bissecção ortorradial para revelar a deslocação lateral.*
**De ANDREASEN & ANDREASEN 1985.[99]**

### *Gestão clínica:*

Como a incidência de luxações laterais atinge o pico entre os 8-12 anos nas crianças e se estende até à adolescência, estas lesões podem ser ainda mais complicadas pelo desenvolvimento oclusal.

As lesões de luxação lateral são tratadas através da combinação de redução da fratura, imobilização, observação clínica e radiográfica e, quando necessário, tratamento endodôntico ou extração.

A anestesia é recomendada rotineiramente por **Andersen (1981)[109]** para essas lesões antes da redução ou reposicionamento do dente lesionado. O reposicionamento do dente luxado lateralmente requer um grau de redução mais vigoroso devido ao tipo de deslocamento que ocorreu.

A manipulação com o polegar e o dedo indicador pode muitas vezes reduzir o dente lesionado, como foi sugerido por **Finn em 1988[110]** . O dente luxado lateralmente deve ser reposicionado primeiro forçando o ápice deslocado para fora da sua posição bloqueada dentro do osso vestibular, permitindo que o clínico coloque pressão axial na direção apical e manipule o dente para a sua posição natural.

Em crianças pequenas, quando o dente luxado lateralmente não interfere com a oclusão, pode ser indicado aguardar o reposicionamento espontâneo [8]

A colocação de talas é necessária por rotina após a redução de lesões de luxação lateral. **(Crona Larson**₁₉₈₉₎ **[95]**

**Oikkarinen (1987)[101]** sugeriu que o período de imobilização pode variar de menos de 10 dias a 98 dias.

**Dumsha e Gutmann (1995)**[96,97] aconselharam a manutenção da tala durante um mínimo de 14 dias e a sua remoção quando não houver mobilidade anormal.

**Bakland (2001)**[94] sugeriu o reposicionamento do dente na posição normal (é necessária anestesia local). O dente deve frequentemente ser extruído (oclusalmente para além da trava óssea antes do reposicionamento). Estabilizar o dente com uma tala durante um máximo de 3 semanas

**> Redução**

O dente luxado lateralmente deve ser reduzido à sua posição original. Se o tratamento for adiado, o incisivo luxado lateralmente pode ser reposicionado ativamente (ortodonticamente) ou, em lesões menores, ser reposicionado sob a influência da pressão dos tecidos moles **(Mackie e Warren (1988), Roberts e Longhuerst (1996), Curzon (1999).** A escolha do método será influenciada pelo nível de co-operação, extensão da deslocação e tempo decorrido desde a lesão. Quando a coroa é conduzida para lingual, a redução pode exigir um reposicionamento manual forçado devido à deslocação da ponta da raiz através do alvéolo vestibular, o que complica o procedimento de reposicionamento.[8]

**Andreasen e Andreasen (1994)**[8] sugeriram que o ápice da raiz deve ser desengatado por pressão digital sobre a ponta da raiz na direção incisal. Para desalojar a ponta da raiz do seu bloqueio ósseo, deve ser aplicada primeiro uma pressão digital firme na direção incisal imediatamente sobre a raiz deslocada. Se o reposicionamento manual não for possível, pode ser aplicado um fórceps, através do qual o dente é primeiro ligeiramente extrudido do bloqueio alveolar ósseo e depois direcionado para a sua posição correcta.

Uma vez reposicionado o dente, as tábuas ósseas labial e palatina também devem ser comprimidas, para assegurar o reposicionamento completo e facilitar a cicatrização periodontal. A gengiva lacerada deve então ser readaptada ao colo do dente e suturada.

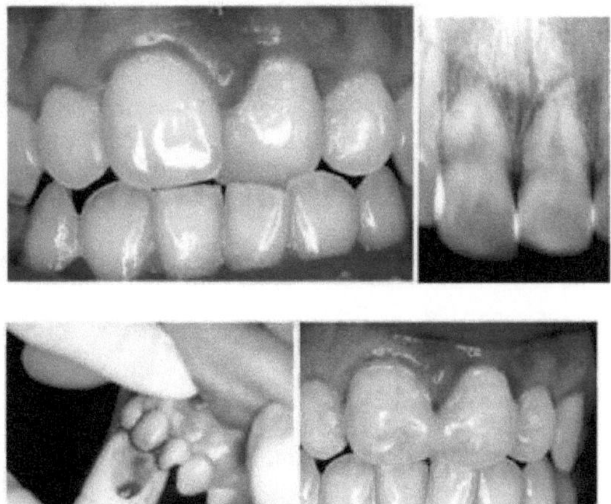

*Figura 10.6: Luxação lateral sem deslocamento apical do incisivo central superior esquerdo. Notar a interferência oclusal da luxação palatina. Radiografia mostrando deslocamento apical mínimo. Redução manual do dente luxado, aplicando pressão palatina. Fabrico da tala com Fiber-Splint [8]*

> **Fendas**

As talas semi-rígidas são normalmente utilizadas para estabilizar incisivos luxados lateralmente. **Oikarinen (1987)**[101] recomenda a duração da tala por um mínimo de 3-4 semanas.

**Andreasen et al. (1994)**[8] recomenda a duração da tala por um mínimo de 7-10 dias.

O dente deve ser imobilizado na sua posição normal e deve ser tirada uma radiografia para verificar esta posição e para registar o nível do osso alveolar para comparação posterior. Isto é recomendado para monitorizar a eventual perda de suporte ósseo marginal no período de acompanhamento.

Se o dente estiver muito deslocado e a placa alveolar estiver fracturada, deve ser consultado um cirurgião oral. O atraso no reposicionamento correto do dente pode aumentar o risco de suporte periodontal e/ou perda dentária subsequente.

Se o tratamento de um dente permanente luxado lateralmente ou extruído for adiado (ou seja, mais de 48 horas após a lesão), geralmente verifica-se que o dente é extremamente difícil de reposicionar.

Estudos recentes parecem indicar que os procedimentos de redução devem ser adiados e que se deve deixar o dente realinhar-se sozinho ou que isso deve ser feito ortodonticamente.

> **Quando deve ser efectuado o tratamento de canal?**

O tipo de lesão de luxação e a fase de desenvolvimento da raiz serão os dois factores-chave que determinarão se o tratamento endodôntico será mais provável.

*1) Dentes maduros (ápice fechado)* [8]

Em casos de luxação lateral com deslocamento apical, há pouca chance de sobrevivência da polpa. A terapia endodôntica deve, portanto, ser iniciada entre 7 e 10 dias após o trauma para evitar que a polpa necrótica se torne infetada.

O atraso de 7 a 10 dias no tratamento endodôntico é necessário porque:

• a manipulação adicional do dente poderia traumatizar ainda mais o dente e a PDL, além de aumentar o tempo de tratamento na consulta de emergência, e

• a aplicação precoce de hidróxido de cálcio, o medicamento intracanal mais utilizado em traumatismos dentários, pode ter um efeito prejudicial na cicatrização da PDL se for aplicado demasiado cedo.

Deve-se dar tempo para que o PDL se fixe novamente. Uma vez que o dente luxado pode ainda estar um pouco perdido 7 a 10 dias após o traumatismo, é mais fácil, na maioria dos casos, manter o dente imobilizado enquanto está a ser tratado endodonticamente.

A tala pode então ser removida no final da consulta, se assim for indicado. Se for necessária terapêutica endodôntica, o dente deve ser acedido assepticamente, com isolamento por dique de borracha, e instrumentado com o tamanho adequado. Não é aconselhável grampear o dente traumatizado.

Atualmente, o medicamento intracanal mais amplamente aceite é a pasta de hidróxido de cálcio, pré-misturada ou misturada com clorexidina a 0,12% ou água estéril. Foi demonstrado que, se o hidróxido de cálcio for colocado no sistema de canais radiculares de um dente traumatizado antes de ficar infetado e mantido no local durante 2 semanas a vários meses, o resultado do tratamento é favorável. Se existir uma infeção estabelecida antes da colocação do hidróxido de cálcio, recomenda-se que o hidróxido de cálcio permaneça no local durante vários meses antes da obturação final.

## 2) *Dentes imaturos (ápice aberto)* [8]

Devido ao maior suprimento vascular em dentes imaturos, a sobrevivência pulpar ou revascularização é uma possibilidade maior após uma luxação. No entanto, esperar por um resultado favorável aumenta o risco de infeção do canal pulpar e reabsorção radicular inflamatória externa, o que pode comprometer seriamente o dente.

Aconselham-se reavaliações frequentes, que devem ser efectuadas num período de tempo ainda mais curto. Se surgirem sinais ou sintomas de necrose pulpar e infeção, tais como mobilidade excessiva, sensibilidade à palpação e percussão, radiolucência periapical, inchaço ou desconforto, ou não desenvolvimento da raiz, deve ser instituído tratamento endodôntico o mais rapidamente possível. Isso geralmente envolve uma apexificação.

**Barnett F (2002)**[118] Na ausência da fluxometria Doppler a laser, as avaliações clínicas e radiográficas são fundamentais para diagnosticar a necrose pulpar e a necessidade de tratamento endodôntico definitivo. A necrose pulpar deve ser suspeitada quando há parada do desenvolvimento dentário no dente imaturo traumatizado. No entanto, na ausência de patose perirradicular, reabsorção radicular inflamatória e sinais ou sintomas clínicos, pode ocorrer uma revascularização do espaço pulpar, e o tratamento endodôntico seria então contraindicado.

Estes dentes devem ser acompanhados e observados de acordo com um calendário rigoroso de revisões; por exemplo, de 3 em 3 semanas durante os primeiros 3 meses, depois de 3 em 3 meses durante o resto do primeiro ano e depois de 6 em 6 meses durante os 4 anos seguintes. A presença de infeção do canal radicular requer intervenção endodôntica imediata, uma vez que a reabsorção radicular inflamatória progressiva pode destruir significativamente a integridade do dente num período de tempo relativamente curto.

De acordo com Barnett F (2002) [118]:

### 1) *Dentes imaturos com ápice aberto:*

• Após um exame clínico e radiográfico completo e a confirmação da necrose pulpar, é necessário um isolamento adequado com um dique de borracha. O dente, o dique de borracha e o grampo devem ser desinfectados com clorexidina ou iodo,

• Após a administração de anestesia local, é efectuado o acesso adequado ao sistema radicular. Deve-se ter o cuidado de reduzir a constrição cervical da dentina encontrada apicalmente ao cíngulo, pois isso permitirá um melhor acesso às paredes do canal. O tecido necrótico pode ser inicialmente removido com brocas ou limas Hedstrom. Como foi dito anteriormente, o desbridamento completo pode ser bastante difícil devido ao aumento da largura do espaço do canal radicular e às paredes dentinárias finas.

• A irrigação abundante com hipoclorito de sódio a 0,5-1% ajudará no desbridamento inicial do sistema de canais radiculares. Se for encontrado tecido vital na porção apical do canal radicular, este deve ser preservado, se possível, uma vez que este tecido pode melhorar a qualidade e a velocidade de desenvolvimento da barreira de tecido duro, bem como permitir um maior desenvolvimento do comprimento da raiz.

• Após a secagem do canal radicular com pontas de papel esterilizadas, o canal é preenchido com uma pasta de hidróxido de cálcio, de preferência sem sulfato de bário, utilizando seringas, lentulo-espirais, tampões manuais, compactadores rotativos ou pastas de hidróxido de cálcio disponíveis no mercado.

• Deve ser colocada uma obturação provisória de óxido de zinco eugenol, ionómero de vidro ou resina composta para selar adequadamente a cavidade de acesso contra fugas coronárias.

•  O procedimento deve ser repetido em 3-4 semanas, para obter um melhor contacto do material. É efectuada uma radiografia de revisão aos 3 meses e avaliada a reparação perirradicular e a dissolução da pasta de hidróxido de cálcio. Para além disso, o selamento coronal também deve ser avaliado quanto à sua integridade.

•  Se a obturação de hidróxido de cálcio se tiver dissolvido na metade apical do canal radicular, deve ser substituída por uma nova pasta mais densa. Se, radiograficamente, o hidróxido de cálcio parecer estar intacto, o paciente pode ser chamado de novo ao fim de 3 meses. Este procedimento é continuado até que haja reparação perirradicular e formação completa de tecido duro no ápice da raiz.

**2)  Dentes maduros com ápice fechado**

•  Os dentes necróticos com periodontite perirradicular mas sem evidência de reabsorção radicular in£amatória externa devem ser tratados com hidróxido de cálcio durante 3-4 semanas para assegurar o grau mais previsível de eficácia antimicrobiana no sistema de canais radiculares.

•  Quando existe uma reabsorção radicular in£amatória externa estabelecida, o tratamento com hidróxido de cálcio a longo prazo (12 semanas) foi significativamente mais eficaz do que o tratamento a curto prazo (1 semana) no que respeita à cicatrização completa da superfície radicular com novo cemento

# PROGNÓSTICO

> **_Principais sequelas das lesões de Extrusão e Luxação Lateral:_**

1)  **Necrose da polpa**

*Extrusão*

Esta complicação parece estar muito dependente do desenvolvimento da raiz no estudo de Copenhaga, onde o desenvolvimento imaturo da raiz tinha um potencial de cicatrização superior em comparação com o desenvolvimento mais maduro da raiz [8]

*Luxação lateral*

A mesma constatação foi feita em relação à necrose pulpar[8] .

2)  **Obliteração do canal pulpar**

Extrusão

Nos casos em que a polpa fica revascularizada, a obliteração do canal pulpar foi quase sempre uma sequela padrão da lesão[8] .

Luxação lateral

O mesmo resultado foi encontrado para a extrusão.[8]

3)  **Reabsorção radicular (externa)**

*Extrusão*

A reabsorção superficial foi bastante comum, a reabsorção inflamatória foi rara. Não foi observada anquilose[8] .

*Luxação lateral*

O padrão de reabsorção era bastante semelhante ao das extrusões. A reabsorção anquilótica foi extremamente rara e, nesses casos, localizada na região cervical, ou seja, onde se encontram as zonas de compressão. Além disso, o encurtamento frequente das pontas das raízes (ou seja, a reabsorção superficial) parece estar relacionado com a zona de compressão apical. [8]

## 4) Perda óssea marginal

*Extrusão*

Como esperado, este grupo de trauma não apresentou perda de osso marginal devido à natureza limitada da lesão (ou seja, rutura do ligamento periodontal).

*Luxação lateral*

Neste grupo de trauma foi observada perda de osso marginal, o que é explicado pelo tipo de lesão compressiva na região cervical.

| AUTOR | CONCLUSÕES |
|---|---|
| **Eklund, (1976)** [119] | • Dentes luxados intrusivamente e extrusivamente com raízes maduras apresentaram necrose pulpar em 68% dos casos.<br>• 24 % dos dentes com raízes imaturas desenvolveram necrose pulpar.<br>• Concluíram que o desenvolvimento radicular é um fator significativo na incidência de necrose pulpar após luxação extrusiva. |
| **Oikarinen, (1987)** [101] | Em dentes com luxação lateral e extrusiva:<br>• 40% dos dentes apresentavam uma descoloração cinzenta dos dentes afectados.<br>• A obliteração foi mais comum após luxação lateral e extrusiva do que após outras lesões periodontais.<br>• A perda de osso alveolar (> 2 mm) foi registada em 31-40% dos dentes luxados lateralmente e extra-articulados, mas em apenas 9% dos dentes luxados extrusivamente.<br>• O alargamento do espaço periodontal periapical foi mais frequentemente encontrado após luxação extrusiva. |
| **Andreasen, (1987)** [100] | • Quanto maior for o dano à polpa, menor será a hipótese de sobrevivência da polpa e maior será a frequência de obliteração do canal pulpar ou de necrose pulpar.<br>• Uma lesão pulpar grave resultará em PN, enquanto uma lesão moderada também pode resultar em PCO.<br>• A CPO também foi dependente do estágio de desenvolvimento da raiz no momento da lesão. A CPO foi significativamente mais frequente entre os dentes com formação incompleta da raiz do que nos dentes com formação completa da raiz. A extrusão, a luxação lateral e a intrusão mostraram uma ocorrência mais frequente de CPO do que a concussão e a subluxação. |
| | - Além disso, o uso de bandas ortodônticas/resinas aumentou significativamente a ocorrência de PCO, presumivelmente devido ao trauma adicional da colocação forçada e cimentação de bandas ortodônticas, em contraste com a colocação relativamente passiva de um splint de resina/ácido |
| **Soporowski, (1994)** [120] | * Não foram observadas sequelas pós-trauma em 56,8% dos dentes anteriores decíduos luxados, enquanto 25,4% tornaram-se necróticos, 10,2% apresentaram degeneração calcificada e 7,6% tornaram-se anquilosados. |

| | |
|---|---|
| | * O desenvolvimento de sequelas pós-trauma estava relacionado com o tipo de tratamento efectuado, ou seja, o reposicionamento de uma luxação lateral foi associado a uma maior prevalência de necrose.<br>* Defeitos hipoplásicos foram observados em 7,7% dos sucessores de dentes anteriores decíduos luxados e não houve associação entre o tipo de lesão e a prevalência de hipoplasia |
| **Andreasen, (2002)** [114] | O resultado geral do tratamento da luxação lateral e da lesão por extrusão depende muito da fase de formação da raiz e do tipo de lesão.<br>- Assim, as complicações de cicatrização pulpar e do ligamento periodontal são as mais frequentes nos casos com formação radicular completa (vs. formação radicular incompleta). |
| **Lee et al (2003)** [121] | - A necrose pulpar (PN) foi a mais comum complicação após a lesão (43%) e ocorreu mais frequentemente durante o primeiro ano.<br>- A obliteração do canal pulpar (OPC) foi o segundo fator mais resultado comum. |
| **Herman et al (2012)** [105] | Numa luxação lateral:<br>- o ápice da raiz é tipicamente forçado a atravessar a tábua óssea vestibular. O PDL apical e os vasos sanguíneos que entram na polpa serão, portanto, severamente |
| | traumatizado. Isto explica a localização típica da reabsorção relacionada com a reparação na ponta da raiz.<br>• A necrose pulpar ocorreu frequentemente em dentes maduros com luxação extrusiva ou luxação lateral e foi muitas vezes associada a radiolucências periapicais. Sabe-se que a inflamação periapical provocada pela necrose pulpar infetada está relacionada com a atividade osteoclástica no ápice.<br>• O risco de reabsorção relacionada ao reparo foi maior em dentes com luxação lateral do que em dentes com luxação extrusiva (desenvolvimento radicular maduro). Esta diferença pode estar relacionada com uma maior ocorrência de zonas de compressão na superfície da raiz dos dentes com luxação lateral, bem como uma maior ocorrência de necrose pulpar |
| **Zaleckiene, (2014)** [122] | As luxações laterais estão mais associadas a:<br>• reabsorção radicular externa ou de substituição devido aos danos graves causados aos tecidos circundantes, incluindo o ligamento periodontal, o feixe neurovascular e os tecidos duros dos dentes (cimento, dentina).<br>• Também pode causar fratura da tábua óssea vestibular. A natureza das lesões por intrusão é única em relação a outros subtipos de luxações, uma vez que estão associadas a uma rutura grave da membrana periodontal e das superfícies radiculares, resultando num risco elevado de reabsorção radicular externa e |

| | numa sobrevivência duvidosa a longo prazo |
| --- | --- |
| **Eva Lauridsen, (2017)** [123] | Nos casos de luxação lateral e de extrusão, havia hipóteses de:<br>• necrose pulpar<br>• obliteração do canal pulpar<br>• reabsorção relacionada com a infeção<br>• reabsorção relacionada com a anquilose<br>• perda prematura de dentes<br>• Ela concluiu que o potencial de cura para dentes luxados lateralmente que não foram tratados é alto. Mais de 50% dos dentes extruídos reposicionados apresentaram sobrevivência a longo prazo. |
| **Clark, (2018)**[124] | Em lesões de luxação lateral de dentes imaturos:<br>- a obliteração do canal pulpar foi a mais frequente complicação de dentes imaturos com lateral luxação (31,3%).<br>- Seguiu-se a necrose pulpar (17,5%)<br>• reabsorção inflamatória (5,7%)<br>• reabsorção da superfície (3,2%). |
| **Spinas, (2020)** [125] | As lesões de luxação extrusiva em pacientes jovens mostraram obliteração do canal pulpar e necrose pulpar na maioria dos pacientes. |
| **Spinas, (2021)** [126] | Dentes luxados lateralmente com ápice fechado à mostra:<br>• Obliteração do canal pulpar<br>• A necrose pulpar é a reação pulpar patológica mais frequente em cerca de 93% dos dentes traumatizados. |

# CAPÍTULO 9

**Luxação intrusiva**

## LUXAÇÃO INTRUSIVA

**_Definição:_** A luxação intrusiva (intrusão) é a deslocação do dente para o interior do osso alveolar ao longo do eixo do dente e é acompanhada por cominuição ou fratura do alvéolo. [8]

**_Prevalência:_** A intrusão compreende 8-22% de todas as lesões de luxação dos dentes anteriores decíduos (Andreasen e Ravn, 1972[127] ). Outros autores relataram taxas de prevalência de 15,3% (Soporowski et al., 1994[120] ), 21% (Onetto et al., 1994[32] ), 34% (Garcia-Godoy et al., 1984[18] ), e 54% (Robertson et al., 1997[128] ).

**_Etiologia:_** A causa predominante dos traumatismos dentários nos grupos etários mais jovens são as quedas, tais como quedas de carrinhos de bebé, quedas de escadas ou quedas contra objectos duros, e são principalmente lesões em espaços interiores (Andreasen et al., 2007)[129] . Noutros estudos, 71% (Soporowski et al., 1994)[120] , 79,8% (Garcia-Godoy et al., 1984)[18] , e 82% (Onetto et al., 1994)[32] dos casos de luxação intrusiva foram relatados como sendo devidos a quedas. Menos frequentemente, as lesões ocorrem quando a criança está a brincar ao ar livre ou devido a acidentes rodoviários.

**_Fisiopatologia:_**

**a) _Periodonto e polpa dentária:_**

As intrusões são caracterizadas por danos complexos no periodonto e na polpa dentária (Skeiller, 1960[130] ; Andreasen, 1970b[131] ; Turley et al., 1984[132] . O espetro completo de lesão aguda inclui epitélio gengival rompido, perda de inserção epitelial, cemento esmagado e tum, PL esmagada, cisalhada, esticada ou tum, compressão do osso alveolar e da vasculatura da polpa dentária, e o potencial para fratura da coroa e/ou raiz (Andreasen, 1970b[131] ; Andreasen e Andreasen, 1994[8] ; Cunha et al., 1995[133] ).

O periodonto é constituído por tecidos gengivais, PL, cemento, osso alveolar e um sistema neurovascular. Os tecidos gengivais serão lacerados e podem ser retirados do osso alveolar quando um incisivo é intrudido (Andreasen, 1970b[131] . A junção dentino-gengival, uma ligação apical de tecido conjuntivo e uma banda de epitélio juncional coronal (0,25 a 1,30 mm) de epitélio escamoso estratificado (Schroeder, 1986)[134] que produz e mantém uma ligação epitelial também serão arrancados da raiz.

As bactérias e os materiais estranhos da cavidade oral podem passar através da junção dentogengival rasgada e contribuir para a inflamação e infeção no local da lesão (Andreasen e Andreasen, 1994). A intrusão produzirá quantidades variáveis de esmagamento, compressão, rasgamento, alongamento e cisalhamento da PL. O espaço da PL varia com a idade e a localização ao longo do comprimento da raiz, mas é relatado como tendo uma largura média de 0,2 a 1 mm durante a adolescência (Coolidge, 1937). Espera-se uma lesão grave das células e fibras da PL all quando a coroa de um incisivo totalmente erupcionado é intrudida abaixo da margem da gengiva. Os incisivos intruídos em menor grau podem ter fibras em locais seleccionados que foram comprimidos, rasgados e/ou esticados. O cemento e as células associadas podem ser acabados e/ou cortados. Isto pode criar uma raiz que tem áreas desnudadas de cemento que não se podem regenerar e assim a PL não pode restabelecer a continuidade.

A perda de cemento permitirá a comunicação direta entre a polpa dentária e a superfície exterior da raiz através dos túbulos dentinários expostos. As bactérias e/ou detritos necróticos podem passar entre a polpa dentária e a PL através dos túbulos dentinários expostos.

Durante a intrusão, o espaço PL será obliterado e o osso alveolar será comprimido pela raiz. Em alguns casos, a placa cortical também pode ser fraturada (Andreasen, 1970b). O osso alveolar pode ser expandido pela coroa do dente e

fracturado. A neuro vasculatura do periodonto e da polpa será danificada pela intrusão. A vasculatura periodontal será esmagada ou cortada entre o osso alveolar e a superfície da raiz. A neurovasculatura pulpar entra no canal radicular através do forame apical e dos canais laterais e será comprimida e/ou cortada. Como resultado, a perfusão dos tecidos periodontais e pulpares fica comprometida e o dano isquémico que leva à necrose é um resultado esperado (Tronstad et ai., 1986). [135]

**b) *Desenvolvimento da raiz:***

A população de incisivos intruídos é composta por dentes em vários estágios de desenvolvimento radicular. O comprimento da raiz e o desenvolvimento apical são componentes dinâmicos do desenvolvimento radicular. O desenvolvimento radicular está completo quando os incisivos estão totalmente erupcionados, com comprimento radicular completo e ápices maduros (Moorrees, Fanning e Hunt, 1963[136] ). As diferenças anatómicas entre incisivos com ápices imaturos e maduros incluem o comprimento da raiz, a largura do forame apical e a largura da PL. Os incisivos em erupção têm um comprimento de raiz incompleto, paredes dentinárias finas e fibras de PL espessas e pouco compactadas que são sintetizadas e remodeladas a uma taxa maior em comparação com incisivos com comprimento de raiz completo (Schroeder, 1986)[134] . A consistência na avaliação radiográfica do estágio de formação da raiz é necessária para que possa ser usada como um preditor de prognóstico.

Estudos clínicos têm utilizado os estágios propostos por Moorrees, Fanning e Hunt (1963)[136] ou outro sistema para avaliar o desenvolvimento radicular (Andreasen e Andreasen, 1985[99] ; Andreasen e Vestergaard Pedersen, 1985; Kinirons e Sutcliffe, 1991). A incisão intrusiva com ápices imaturos pode ter um maior potencial de perfusão da polpa que pode reduzir a incidência de isquemia pulpar devido à revascularização nos ápices imaturos (Andreasen e Vestergaard Pedersen, 1985). Esse conceito ainda não foi comprovado. Outra possibilidade é que a diminuição da compressão dos vasos apicais no momento da lesão se deve à largura do ápice imaturo. A fisiopatologia do incisivo intruído com desenvolvimento incompleto da raiz requer investigação adicional.

**c) *Na dentição primária:***

A probabilidade de uma fratura da raiz ou da coroa aumenta devido à mineralização e ao aumento da rigidez do osso alveolar (Crespi, 1992)[137] . Os grandes espaços na medula óssea, que são característicos dos tecidos esqueléticos em crescimento, resultam na elasticidade do osso alveolar que envolve os dentes decíduos. Isto implica que um dente atingido por um impacto traumático pode ser facilmente deslocado em vez de fracturado (Ravn, 1968[138] ; Andreasen, 1970[98] ; Galea, 1984[20] ; Meadow et al., 1984[139] ).

Além disso, as raízes curtas, as raízes em reabsorção e a alta relação coroa/raiz dos dentes decíduos oferecem menor resistência ao deslocamento intrusivo (Von Arx, 1993)[140] . Nas quedas em que o impacto tem um componente axial, o dente será intruído devido à curvatura vestibular da raiz; a intrusão geralmente resultará em um deslocamento axial e vestibular, no qual o ápice penetra na tábua óssea vestibular. Os casos em que a direção do impacto tem um forte componente lingual ocorrem tipicamente quando a criança cai com um objeto na boca (por exemplo, chupeta ou brinquedo).

Nestes casos, o ápice do dente lesionado pode ser forçado para dentro do folículo do sucessor permanente, resultando, por vezes, em lesões graves no desenvolvimento do germe do dente permanente (Andreasen et al., 2007)[129] . A luxação oral causa a rutura das fibras gengivais e do ligamento periodontal na face palatina da raiz, bem como a compressão do ligamento periodontal na face vestibular. O descolamento das fibras gengivais permite a invasão de microorganismos orais ao longo da superfície da raiz e a infeção do ligamento periodontal (Holan, 1999)[141] .

Logo após a lesão, são observadas alterações na polpa que incluem edema e desorganização da camada odontoblástica, bem como picnose nuclear das células pulpares. Essa resposta está relacionada à rutura parcial ou total do suprimento neurovascular pulpar. Se a polpa sobreviver ou for revascularizada, podem ocorrer várias alterações regressivas, como hialinização e deposição de calcificações amorfas e difusas (Andreasen et al,

2007)[129] . A probabilidade de a polpa permanecer vital após uma deslocação grave do ápice é muito baixa (Holan, 1999)[142] .

### *Características clínicas:*

Resulta em danos graves no alvéolo alveolar, mas, mais importante, causa danos significativos no ligamento periodontal, resultando numa maior incidência de reabsorção radicular externa. (**Andersen 1970**[98] , **Andersen 1980)** [143]

As contusões do lábio inferior e do queixo são mais frequentes nas lesões por intrusão **(Andreasen, 1970)** [98]

**Shapira (1986)**[143] descobriu que os pacientes apresentam uma lesão de avulsão aparente ou, mais comumente, um dente que está parcialmente intruído no alvéolo.

Os sinais de fratura alveolar podem ser detectados através da palpação suave da mucosa na área traumatizada. Neste caso, os dentes lesionados e o osso cortical mover-se-ão como uma unidade **(Josell, 1995)** [144]

Um achado comum após um traumatismo é que um ou mais dentes incisivos primários superiores foram intruídos no osso alveolar e podem nem sequer ser visíveis, especialmente se houver inchaço gengival ou um coágulo de sangue **Flores (2001)** [93]

O grau de intrusão pode ser dividido em 3 graus **(Von Arx, 1995)** [140]

Grau I. Intrusão parcial ligeira em que mais de 50% da coroa é visível.

Grau II. Intrusão parcial moderada em que menos de 50% da copa é visível.

Grau III. Intrusão grave ou completa do corvo

Uma orientação labial da coroa indica uma intrusão palatina da raiz em direção ao germe do dente permanente. Inversamente, uma inclinação palatina da coroa indica uma intrusão vestibular da raiz, afastando-a do germe sucessor **(Andreasen et al., 2007)** [129]

A palpação das gengivas e do vestíbulo pode Luxação intrusiva em dentes decíduos - Revisão da literatura e relato de um caso 169 revelar um hematoma flutuante acima do dente deslocado (Andreasen et al., 2007).

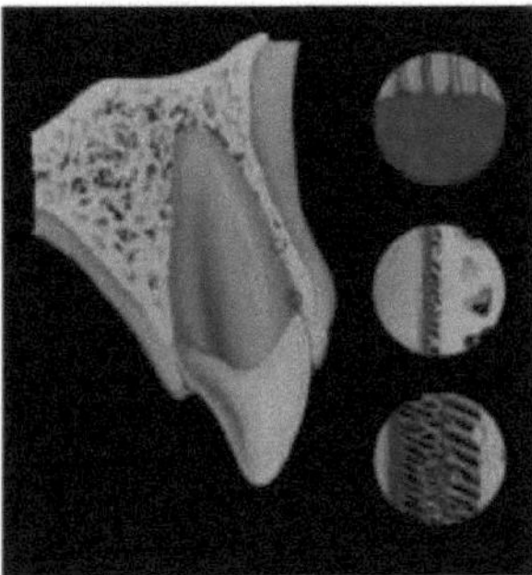

*Figura 11.1:* **Patogénese da intrusão. O impacto axial leva a uma lesão extensa da polpa e do periodonto.**[8]

### *Achados radiográficos:*

Após a luxação intrusiva, o espaço do ligamento periodontal será parcial ou totalmente obliterado. Quando o ápice é forçado a atravessar a tábua óssea vestibular, o incisivo intruso aparece encurtado em comparação com o antímero não lesado. Por outro lado, um dente alongado implica uma intrusão na direção palatina.[8]

Se um dente decíduo deslocado aparece alongado radiograficamente, é provável que o dente tenha invadido o folículo do dente permanente e deve ser removido **(Wilson, 1995).** [92] Em exposições periapicais, a posição da junção cemento-esmalte, que em dentes irrompidos é colocada aproximadamente um milímetro incisal em relação à crista óssea.

Na presença de uma lesão labial penetrante associada, é importante efetuar uma radiografia dos tecidos moles do lábio para diagnosticar fragmentos dentários incorporados ou outros corpos estranhos. [8]

Se houver dúvidas sobre a posição de um incisivo primário deslocado em relação ao pavimento nasal, uma exposição lateral pode ser útil **(Andreasen et al., 2007)** [129]

Para além de uma exposição extra-oral, a exposição ântero-lateral ajuda a determinar a posição exacta do incisivo primário intruído e mostra se o ápice perfurou a placa cortical vestibular e a proximidade do incisivo intrudido em relação ao seu sucessor permanente. Esta vista pode ser obtida colando uma película oclusal na bochecha da criança. O feixe de raios X é direcionado do lado oposto da face, perpendicularmente à película, e o tempo de exposição é duplicado em relação ao tempo de exposição periapical normal **(Crespi, 1992**[137] **; Andreasen e Andreasen, 1994**[8] **; Fried e Erickson, 1995 )**[145]

Uma radiografia dos tecidos moles pode ser útil para detetar a presença de corpos estranhos que possam ter sido impactados nas lacerações dos lábios ou da língua **(Fried e Erickson, 1995).**[145]

De acordo com as "Guidelines for the Management of Traumatic Injuries to Primary Teeth" **(Flores et al., 2007)**[146] , a vista lateral extra-oral do dente em questão é útil para revelar a relação entre o ápice do dente deslocado e o germe do dente permanente, bem como a direção da deslocação (filme tamanho 2, vista vertical). Qualquer linha de fratura horizontal do ápice do dente primário e do seu sucessor permanente também será revelada. **Holan e Ram (1999)**[141] utilizaram a radiografia lateral extra-oral para revelar fracturas da placa labial em casos de luxação intrusiva.

Assim, como regra geral, para revelar a posição vestibular do ápice para permitir a reerupção espontânea, uma radiografia extra-oral lateral deve ser realizada em casos de 1 dente intruído quando a coroa desapareceu completamente, e os achados clínicos são inconclusivos **(Flores, 2002)**[147] .

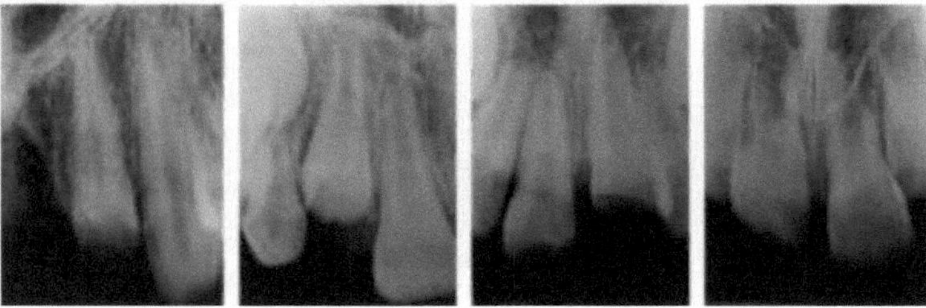

*Figura 11.2: Aspeto radiográfico das intrusões. A. Luxação intrusiva de um incisivo lateral. Observe o desaparecimento do espaço do ligamento periodontal ao redor do dente deslocado. B. Incisivo lateral intruído Observe que um espaço periodontal está presente ao longo da maior parte da superfície radicular. C e D. Intrusão de dentes com formação radicular incompleta e completa. Observe a diferença na posição da junção cemento-esmalte em comparação com o dente adjacente* [8]

### *Gestão clínica:*

**Ravn (1969)**[148] analisou as sequelas de trauma mecânico agudo na dentição decídua. De 88 dentes intruídos, 72 reerupcionaram após a lesão, quatro precisaram ser extraídos imediatamente no momento da avaliação e quatro foram retidos em excesso. De um subconjunto de 40 intrusões, 19 dentes desenvolveram degeneração calcificada, dez desenvolveram defeitos periodontais, quatro permaneceram vitais e dois foram perdidos no acompanhamento. Dos seis dentes luxados avaliados, quatro foram extraídos imediatamente e dois foram reposicionados e posteriormente necessitaram de extração.

O incisivo primário é frequentemente forçado a atravessar o osso vestibular, afastando-se do germe do dente permanente **(Ravn, 1976)**[149] . Neste caso, a reerupção espontânea deve ser antecipada dentro de 1 a 6 meses **(Soporowski et al., 1994; Harding e Camp, 1995; Fried e Erickson, 1995; Borum e Andreasen, 1998)** [120, 150,145,151]

**Taintor et al., 1979**[152] aconselharam que um impacto dirigido lingualmente força a raiz palatalmente, resultando em possível contacto ou invasão do folículo do dente permanente e invasão do germe dentário em desenvolvimento. Neste caso, o tratamento preferido seria a remoção cuidadosa do dente para aliviar a pressão sobre os tecidos odontogénicos no interior do folículo em desenvolvimento.

Relatos de casos isolados descrevem que incisivos intruídos até o nível da margem gengival podem levar mais de duas semanas para serem reposicionados. Podem necessitar de uma gengivectomia para descobrir a coroa e obter acesso para a pulpectomia antes de os incisivos se aproximarem das suas posições anteriores à lesão **(Shapira cl al., 1986**[143] **; Tronstad et al., 1986**[135] **)**. Se um incisivo não tiver sido reposicionado até duas semanas, o protocolo de 1994 recomendava o reposicionamento ativo em vez da redução (Andreasen e Andreasen, 1994).[8]

**Tronstad (1986)**[135] aconselhou duas escolhas frequentemente existentes no tratamento de um dente intruído, reposicionar o dente imediatamente e adotar uma postura de "esperar para ver" e confiar que o dente irá erupcionar por si próprio. **Shapira (1986)** [143]

**Turley et al. (1984)**[132] relataram que a quantidade de intrusão e a mobilidade de um dente devem ser consideradas no manejo das intrusões. Em 1987, Turley et al. utilizaram uma técnica de intrusão melhorada, mas não padronizada, nos primeiros pré-molares al! de três cães adultos jovens. O reposicionamento ativo com forças de 300 gm foi iniciado 2-14 dias após a lesão. Dentes intruídos sem mobilidade foram luxados com um pequeno elevador para uma mobilidade 2+ antes de aplicar a força ortodôntica. Os exames clínicos, fotográficos e radiográficos finais foram completados 12-13 semanas após a intrusão e os dentes foram avaliados histologicamente. Os pré-molares imóveis não responderam às forças de reposicionamento ativo. Os resultados deste estudo sugerem que a eficácia do reposicionamento ativo parece depender da mobilidade dos pré-molares imediatamente após a lesão

**Kinirons (1991)**[153] afirmou que as intrusões continuam a ser as mais complicadas e controversas das lesões de luxação. O prognóstico de incisivos com intrusões severas (<6mm) é desesperador. As estratégias de tratamento incluem esperar pela re-erupção, reposicionamento cirúrgico e reposicionamento com tração elástica. As investigações sobre as relações entre os resultados clínicos e variáveis como a gravidade da lesão, fracturas concomitantes da coroa e até mesmo métodos de tratamento não têm utilizado métodos estatísticos adequados. Os clínicos devem uniformizar os pais/pacientes de que intrusões severas levam inevitavelmente à perda do dente permanente.

<u>**Protocolo Clínico de 1994 de Andreasen e Andreasen [8]:**</u>

A revisão de 1994 e a subsequente revisão deste protocolo publicada em 1999 recomendavam o tratamento de acordo com o estádio de desenvolvimento da raiz. Andreasen e

Andreasen (1994) recomendou duas opções de tratamento para incisivos com desenvolvimento radicular incompleto. Pode ocorrer um reposicionamento passivo ou pode ser efectuado um reposicionamento ativo durante um período de 3-4 semanas.

Andreasen e Andreasen (1990) reconheceram que o reposicionamento passivo é imprevisível em incisivos intruídos com desenvolvimento radicular completo e recomendaram o reposicionamento ativo precoce para estes dentes. Andreasen e Andreasen (1994) recomendaram que os incisivos intruídos podem precisar de ser luxados antes do início do reposicionamento ativo.

Eles também recomendaram que incisivos completamente intruídos podem precisar ser parcialmente reduzidos no momento da lesão para facilitar a colagem de um braquete ortodôntico. Em 1994, a luxação e/ou o reposicionamento parcial ficavam a critério do clínico. O protocolo de 1999 permanece o mesmo, com a exceção de que Andreasen et al. defendem a redução inicial e/ou o reposicionamento parcial. Não são referenciadas novas evidências para estas alterações de 1999, pelo que nas secções seguintes serão revistas as evidências para o protocolo de 1994.

Se menos de três quartos da coroa estiverem intruídos, então o dente pode ser reerupcionado espontaneamente (**Wilson 1995**) [92]

Se a intrusão levar à perfuração da placa cortical vestibular ou se o incisivo primário intrudido ficar posicionado inteiramente vestibularmente à placa cortical dentro da questão mole da prega muco vestibular, a extração do dente intruído deve ser considerada (**Wilson, 1995**)[92] . Se o osso alveolar estiver fracturado, é muito provável que o incisivo intruído não consiga reerguer-se (**Josell, 1995**)[144] , caso em que a placa óssea cortical fracturada deve ser reposicionada imediatamente com uma pressão digital suave.

**Jinous F. Tahmassebi, em 1999**[111] sugeriu que a abordagem ao tratamento destes dentes consiste, em grande medida, em estabelecer a sua localização no alvéolo e depois deixá-los em paz.

Normalmente, isto ocorre no prazo de 2 a 4 meses após a lesão. mas se mais de três quartos da coroa tiverem penetrado, o dente pode erupcionar e deve ser monitorizado com cuidado. Em circunstâncias como a lesão do alvéolo pode sintomas como dor, e o dente requerer extração. Se o dente intruído estiver próximo ou a tocar o dente permanente, o dente primário deve ser extraído.

**Flores (2001)**[93] mencionou que a criança geralmente não sente nenhum desconforto grave após esse tipo de lesão, e o tratamento geralmente envolve uma política de "esperar para ver". Os dentes decíduos intruídos normalmente reerupcionam num período de 1 a 3 meses.

**Veerkamp JS e Hallonsten AL (2001)** [154] recomendaram que se considerasse a utilização de anestésicos tópicos, anestesia local e sedação. Os analgésicos podem melhorar a qualidade dos cuidados quando se prevê a ocorrência de dor. A administração de uma dose única de analgésico 1 h antes da injeção e a utilização de um anestésico tópico reduzirão o desconforto de um anestésico local). Deve ser prescrita uma higiene oral adequada e uma dieta suave.

**Bakland em 2001**[94] sugeriu a luxação ligeira do dente com fórceps. Reposição espontânea / re-erupção (dentes com formação incompleta da raiz) Reposicionamento ortodôntico (dentes com formação completa da raiz) ou reposicionamento cirúrgico é realizado

O incisivo intruído deve ser agarrado proximalmente com uma pinça estreita e removido com a raiz a apontar na direção labial **(Andreasen et al., 2007)**[129] . Finalmente, uma vez removido o dente, as tábuas ósseas palatina e facial devem ser reposicionadas com uma ligeira pressão digital.

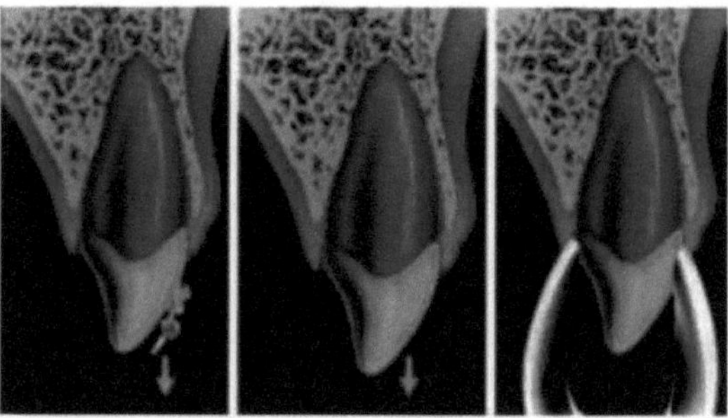

*Figura 11.3: Princípios de tratamento da intrusão: extrusão ortodôntica, erupção espontânea ou extrusão cirúrgica.*[8]

**De acordo com Sapir et al (2004)**[155] factores que determinam o resultado do tratamento.
- Profundidade da intrusão
- Fase de desenvolvimento da raiz
- Presença e extensão da fratura da coroa
- Mobilidade dos dentes

- Ausência de fratura do osso alveolar, minimizando a possibilidade de complicações adicionais
- O tempo decorrido desde o trauma
- A adesão e a motivação da criança e dos pais.

**Alternativas de tratamento [8]:**

- O reposicionamento espontâneo deve ser antecipado em todos os dentes com formação radicular incompleta.
- O reposicionamento cirúrgico é o tratamento de eleição no caso de múltiplas intrusões e/ou intrusões profundas (ou seja, >7 mm).
- A extrusão ortodôntica é preferível ao reposicionamento cirúrgico devido à ligeira melhoria da cicatrização óssea marginal.

## (A) **REERUPÇÃO ESPONTÂNEA** [8]

> Este parece ser o tratamento de eleição para dentes com formação incompleta da raiz.

> Um pré-requisito, no entanto, é que o dente não esteja totalmente intruído, ou seja, incluindo a borda incisal. Se for esse o caso, o bordo incisal deve ser exposto. Caso contrário, deve ser efectuado um reposicionamento cirúrgico parcial ou total.

> O dente intruído pode ser ligeiramente solto com uma pinça na primeira consulta (para libertar a aderência mecânica das paredes ósseas na superfície da raiz). Posteriormente, aguarda-se a re-erupção, que normalmente demora 6 meses a ser concluída (intervalo = 2-14 meses).

> Se os exames clínicos e radiográficos não mostrarem sinais de reerupção após um mês e, em particular, o teste de percussão mostrar sinais de anquilose, o dente deve ser solto com uma pinça e trazido para a altura oclusal ortodonticamente.

> Verificou-se que a re-erupção espontânea ocorre até aos 17 anos de idade. Para além desta idade, deve ser efectuado um reposicionamento ativo.

Na década de 1940, **Ellis (1960)**[11] afirmou que o tratamento da luxação intrusiva é limitado e recomenda a observação da reerupção para evitar mais danos ou perturbações nos tecidos periodontais apicais e marginais.

**Andreasen (1970)**[98] , **Shapira et al (1986)**[143] observaram reerupção espontânea após lesão intrusiva traumática. Embora a reerupção após luxação intrusiva seja comum em incisivos decíduos traumatizados, ela é menos previsível na dentição permanente, especialmente em dentes com ápices radiculares fechados.

O processo de reerupção pode demorar até 2-3 meses. Por isso, a monitorização da reerupção é normalmente indicada para dentes decíduos e permanentes, onde o potencial de erupção, cicatrização pulpar e periodontal é maior.

A raiz do incisivo primário tem uma curvatura labial. Assim, o incisivo primário é frequentemente forçado a atravessar o osso vestibular, afastando-se do germe do dente permanente **(Ravn, 1976)**[149] . Neste caso, a reerupção espontânea deve ser antecipada dentro de 1 a 6 meses **(Soporowski et al., 1994; Harding e Camp, 1995; Fried e Erickson, 1995; Borum e Andreasen, 1998)**[120,150,151,145] .

Em um estudo retrospetivo de 172 dentes intruídos, os ápices de mais de 80% dos dentes foram empurrados para vestibular. Verificou-se que a maioria deles reerupcionou e sobreviveu sem complicações por mais de 36 meses após o trauma, mesmo nos casos de intrusão completa e fratura da tábua óssea vestibular **(Holan e Ram, 1999)** [141] .

**Desvantagem: -**

A. Cirurgia periodontal, é necessária uma gengivectomia para obter acesso ao canal radicular B. Maiores probabilidades de reabsorção radicular ou anquilose.

A reerupção espontânea é prevista quando a intrusão é ligeira (grau I ou menos de 50% do comprimento da coroa). Sempre que a intrusão for moderada ou grave (grau II ou III), o dente raramente reerupciona e pode tornar-se necrótico, indicando a necessidade de extração **(Ravn, 1968; Wilson, 1995)**[138,92] . Se os sinais de reerupção não forem evidentes após 4-8 semanas, deve suspeitar-se de anquilose e deve considerar-se a extração **(Harding e Camp, 1995; Borum e Andreasen, 1998)**[150, 151] . No entanto, a criança com o hábito de tocar o dedo ou o polegar pode fazer pressão, impedindo a reerupção do dente intruído **(Wilson, 1995)**[92] .

***Em caso de presença de fratura do osso alveolar*:**

Se a intrusão levar à perfuração da placa cortical vestibular ou se o incisivo primário intrudido ficar posicionado totalmente para vestibular em relação à placa cortical no interior da zona mole da prega mucobucal, deve considerar-se a extração do dente intrudido **(Wilson, 1995)**[92] . Se o osso alveolar estiver fracturado, é muito provável que o incisivo intruído não consiga reerguer-se **(Josell, 1995)**[144] , caso em que a placa óssea cortical fracturada deve ser reposicionada imediatamente com uma manipulação digital suave e o dente intruído deve ser extraído **(Josell, 1995)**[144] .

De acordo com as directrizes actuais, o regime de tratamento do incisivo primário intruído pode ser de dois tipos, dependendo do **exame** radiográfico **(Andreasen et al., 2007; Flores et al., 2007)**[129,146] . Se o ápice for deslocado em direção ou através da tábua óssea vestibular, então o dente intruído é deixado para erupção espontânea. Deve-se reexaminar o dente clínica e radiograficamente mensalmente para monitorar a cicatrização. Mas, se o dente intruído foi forçado para dentro do folículo do germe do dente permanente, a extração do dente decíduo está indicada.

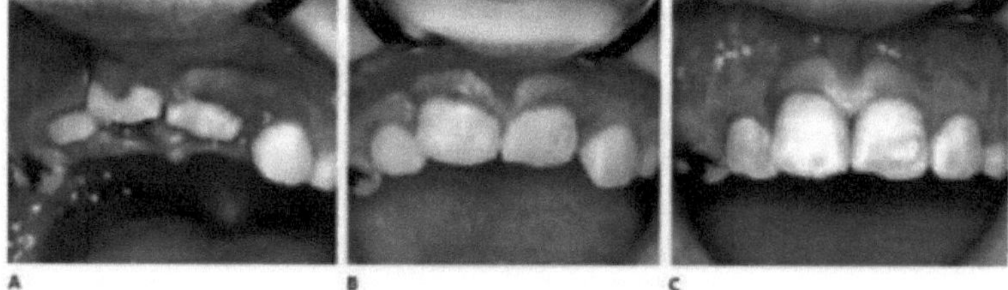

*Figura 11.4: Erupção espontânea de dois incisivos intruídos. A. Condição clínica numa menina de 7 anos de idade após um impacto axial. B. Condição 6 semanas depois, após o início da erupção. C. Acompanhamento 1 ano após a lesão. A erupção está completa*
[8]

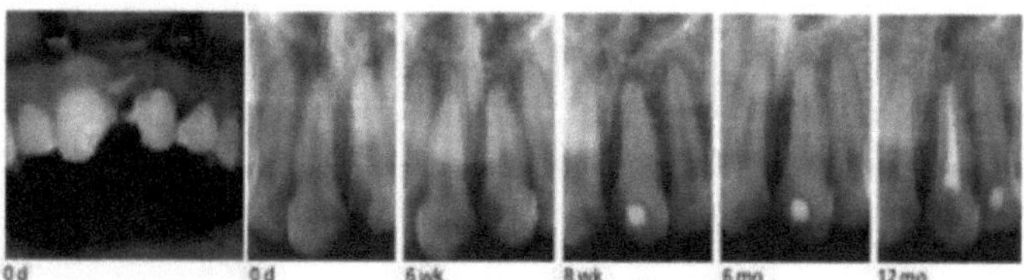

*Figura 11.5: Erupção espontânea de um incisivo central esquerdo intruído com formação de raiz madura, e condição após 6 e 8 semanas e 6 e 12 meses.*[8]

## (B) EXTRUSÃO ORTODÔNTICA [8, 132]

> Idealmente, a extrusão ortodôntica deve ser efectuada a um ritmo que acompanhe a reparação do osso marginal.

> É importante que o dente seja suficientemente reposicionado no prazo de 2-3 semanas para garantir o acesso à câmara pulpar, caso seja necessário tratamento endodôntico. Em alguns casos, uma exposição cirúrgica da superfície da coroa palatina pode permitir o acesso à polpa.

> Como a re-erupção espontânea pode demorar vários meses, a reabsorção radicular pode tornar-se bastante avançada; e devido à posição semi-enterrada do dente, não há possibilidade de intervenção endodôntica.

> A movimentação ortodôntica dos dentes permanentes intruídos pode começar no exame inicial aquando da lesão ou alguns dias depois, quando o inchaço tiver diminuído.

> Os aparelhos ortodônticos utilizados para a extrusão são semelhantes aos utilizados para a extrusão de dentes fracturados corono-radiculares.

> Se o dente tiver sido completamente intruído, é essencial que seja parcialmente reposicionado com um fórceps após a administração de anestesia local, de modo a que metade da coroa fique exposta. Isto irá acelerar a reerupção final e facilitar a aplicação de um bracket ortodôntico na face vestibular.

> Em alguns casos, pode ser vantajoso luxar o dente ligeiramente antes da extrusão ortodôntica. Se essa alternativa for escolhida, a extrusão ortodôntica deve ser adiada por alguns dias, para evitar a avulsão do dente quando da ativação do aparelho. Em comparação com o reposicionamento cirúrgico, a extrusão ortodôntica parece resultar numa cicatrização óssea marginal ligeiramente melhor.

A "erupção forçada", sugerida como uma possível alternativa de tratamento, que pode permitir a remodelação do osso e do aparelho periodontal (Perez et al, 1982). O dente intruído pode ser suficientemente reposicionado para tratamento endodôntico dentro de 2-3 semanas, de modo que a reabsorção inflamatória possa ser prevenida ou tratada, se presente. [8]

**De acordo com Emerich-Poplatek, (2005)**[156] A extrusão é possível com uma força de 120 g. A aplicação de uma grande força tem sido relatada como possível causa de inflamação pulpar, reabsorção radicular ou perda óssea e periodontal

**Taintor et al (1979)**[152] recomendaram que o dente lesionado fosse deixado para irromper sozinho e, naqueles em que isso não acontecesse, que ele fosse extruído ortodonticamente. A eficácia da erupção forçada foi considerada dependente da gravidade da lesão inicial. Em deslocamentos intrusivos severos, a extrusão ortodôntica pode ter pouco efeito sobre os dentes lesionados e pode causar movimentos indesejáveis dos dentes ancorados, enquanto a extrusão ortodôntica pode reposicionar efetivamente o dente deslocado em intrusões menos severas.

**Andreasen e Andreasen (1994)**[8] sugeriram que o tratamento de escolha para dentes permanentes traumaticamente intruídos com formação radicular completa deveria ser a ortodontia e não o reposicionamento cirúrgico. Eles deliberaram que o trauma adicional que pode ser causado às estruturas periodontais durante os procedimentos de reposicionamento cirúrgico poderia aumentar a possibilidade de complicações pós-operatórias, como reabsorção radicular externa e perda de suporte ósseo marginal. Eles também sugeriram que o dente deve ser suficientemente reposicionado dentro de 2-3 semanas para realizar a terapia endodôntica, por causa das complicações como necrose pulpar e reabsorção radicular inflamatória externa em dentes com formação radicular completa.

**Jacobs, (1995)**[157] relatou um caso em que um incisivo intruído foi inicialmente tratado por um curativo endodôntico com hidróxido de cálcio e depois extruído usando um aparelho ortodôntico removível. Um exame de acompanhamento sete anos após a conclusão da terapia endodôntica e do clareamento mostrou uma resposta favorável.

**Andreasen et al (2006)**[158] concluíram que em pacientes com dentes intruídos com formação incompleta da raiz, a erupção espontânea deve ser esperada. Em pacientes com formação radicular completa e com uma idade de 12-17 anos, a erupção espontânea ainda pode ocorrer, mas deve ser monitorizada com muito cuidado. Em pacientes mais velhos (i.e., >17 anos) com formação radicular completa, deve ser tentada a extrusão cirúrgica ou ortodôntica.

**Royal College of Surgeons of England**[159] propôs as modalidades de tratamento para dentes permanentes intruídos e classificou as lesões por intrusão.

1. <3 mm- Intrusão ligeira
2. 3-6mm- Intrusões moderadas
3. >6mm- Intrusão grave

**II.** *Reposicionamento de dentes com ápice incompleto Kinirons (1998)* *[160]*

**1. (Grau C) Incisivos ligeiramente intruídos (<3mm) com ápice incompleto.**

Estes dentes podem normalmente ser tratados de forma conservadora devido ao seu excelente potencial. Deixar reerupcionar e rever.

**2. (Grau C) Incisivos moderadamente intruídos (3-6mm) com ápice incompleto.**

Estes dentes podem reerupcionar se forem tratados de forma conservadora. Em alternativa, estes dentes podem ser reposicionados ortodonticamente, colando um bracket ortodôntico na sua região vestibular ou incisal, dependendo do acesso e isolamento, e aplicando uma força suficiente para extruir o dente para a sua posição normal em aproximadamente 2 semanas.

**3. (Grau C) Incisivos severamente intruídos (>6mm) com ápice incompleto.**

Nestes casos, o alvéolo está grosseiramente dilatado labialmente e ocasionalmente fracturado, existindo frequentemente uma deslocação grave dos tecidos moles e a coroa pode estar completamente enterrada. Neste caso, o reposicionamento ortodôntico é difícil ou impossível. Deve ser considerada a possibilidade de reposicionar o dente cirurgicamente. O nível de cooperação da criança deve ser levado em consideração. Quando possível, deve ser administrada anestesia local, e o dente deve ser reposicionado e em casos resistentes, considerar a possibilidade de impactação óssea e de libertação do impedimento antes do reposicionamento da placa labial do nascido e do fecho e sutura dos tecidos moles.

**III.** *Reposicionamento de dentes com ápice completo*

**(Grau C) Incisivos ligeiramente intruídos (<3mm)) com ápice completo.**

Estes dentes podem ser reposicionados ortodonticamente durante um período de aproximadamente 2 semanas. Em alternativa, pode ser utilizado um tratamento conservador

**(Grau C) Incisivos moderadamente intruídos (3-6mm) com ápice completo.**

Estes dentes devem ser reposicionados ortodonticamente

**(Grau C) Incisivos severamente intruídos (>6mm) com ápice incompleto.**

Estes dentes podem ter de ser reposicionados cirurgicamente e ser efectuada uma reparação adequada dos tecidos.

**(Grau C) Esplintagem de dentes reposicionados.**

Os dentes intruídos que são reposicionados cirurgicamente requerem uma tala apropriada. A escolha pode depender da dificuldade imposta pela hemorragia. O dente esplintado deve ser retirado da oclusão traumática e deve ser marcada uma consulta de revisão, idealmente no prazo de 5 dias após o acidente. Nessa consulta, a tala deve ser verificada e modificada, se necessário.

**IV. . Gestão do acompanhamento**

**Terapia do canal radicular**

As directrizes da RCSE são consistentes com o protocolo de Andreasen e Andreasen (1994) sobre o tratamento endodôntico de incisivos intruídos. Os protocolos endodônticos são baseados no estágio de desenvolvimento radicular do incisivo (S keiller, 1960; Andreasen e Vestergaard Pedersen, 1985). O objetivo do tratamento é controlar a infeção e prevenir a IRR O tratamento precoce do canal radicular para incisivos severamente intruídos (>6mm) com desenvolvimento radicular completo baseia-se em estudos de resultados clínicos que relataram o desenvolvimento de PN em incisivos com desenvolvimento radicular completo (Skeiller, 1960; Andreasen. O momento ideal para iniciar o tratamento do canal radicular é dentro de duas semanas após a lesão (Andreasen e Vestergaard Pedersen, 1985). Por conseguinte, um incisivo com desenvolvimento radicular completo deve ser suficientemente reposicionado para permitir o acesso ao canal radicular e a pulpectomia no prazo de duas semanas. O tratamento da PN envolve pulpectomia; medicação provisória do canal radicular (geralmente com hidróxido de cálcio) e obturação final do canal radicular com guta percha e selante. O hidróxido de cálcio é colocado no canal durante 3-12 meses ou até a IRR se tornar RRR (Andreasen e Andreasen, 1994; Kinirons, 19%). Nos casos em que os incisivos intruídos têm um desenvolvimento radicular incompleto, o hidróxido de cálcio é utilizado para facilitar a cicatrização periodontal e/ou estimular a formação de uma barreira apical de tecido duro, contra a qual pode ser efectuada a obturação permanente do canal radicular (Cvek, 1972). Aconselha-se a manutenção da pasta de hidróxido de cálcio nos canais radiculares durante 6-12 meses, com substituição adequada, antes da obturação final do canal radicular. Estes casos devem ser revistos regularmente, numa base semestral, para observar a reabsorção radicular e a anquilose.

**(C) <u>REPOSICIONAMENTO CIRÚRGICO</u> [8, 161]**

> Este procedimento implica o reposicionamento imediato do dente na sua posição normal.

> Após a administração de anestesia local, o dente é agarrado com um fórceps (de preferência proximalmente) e trazido para a sua posição normal. Em seguida, o osso labial e palatino deslocado é reposicionado por pressão dos dedos e as lacerações gengivais são suturadas.

> É aplicada uma tala e mantida durante 6-8 semanas. Este procedimento é indicado principalmente em casos com múltiplas intrusões, bem como em casos em que o dente é intruído mais de 6 mm. Com múltiplas intrusões, pode haver dificuldades em alcançar a estabilidade após o reposicionamento, o que deve ser levado em consideração ao fabricar uma tala, que deve ser estendida bilateralmente para envolver os dentes estáveis.

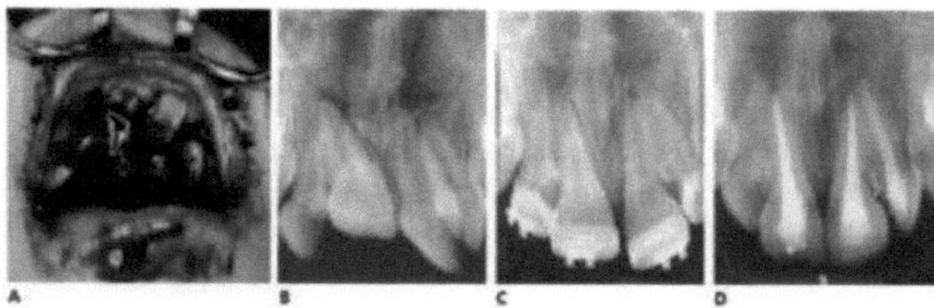

*Figura 11.6: Tratamento de múltiplos incisivos severamente deslocados e intruídos. A, B e C. Intrusões múltiplas (três incisivos) numa menina de 10 anos de idade, tratadas com reposicionamento cirúrgico e ferulização. D. Condição 6 meses depois. Não há evidência de reabsorção radicular.*[8]

O reposicionamento cirúrgico foi introduzido por **Skieler em 1960**. Para os dentes que estão completamente intruídos e embebidos pelo tecido gengival, o reposicionamento imediato ou a exposição da coroa por meio do reposicionamento cirúrgico pode facilitar a colagem do braquete ortodôntico para posterior reposicionamento ortodôntico. **Andreasen (1972)**[127] defendeu que o intervalo de tempo entre a ocorrência da lesão intrusiva e o reposicionamento cirúrgico do dente intrudido é um fator decisivo para o desenvolvimento da reabsorção radicular externa e referiu que os dentes reposicionados dentro de 90 minutos após o trauma apresentavam menos reabsorção radicular do que os reposicionados tardiamente. [8]

**Caliskan et al (1998)**[162] , **Ebeleseder et al (2000)**[163] recomendaram o reposicionamento cirúrgico como o tratamento de escolha para a luxação intrusiva na dentição permanente.

**Kalwitzi et al (2005)**[164] recomenda que a extrusão cirúrgica é um procedimento curto e pode levar a uma correção imediata dos dentes mal posicionados, mas significa sempre um segundo trauma para o tecido afetado, especificamente o ligamento periodontal, além disso, pode levar a um aumento do risco de complicações como a reabsorção radicular externa ou a perda de suporte ósseo marginal. A estabilização através da fixação do dente móvel reposicionado é sempre necessária e pode ser difícil em dentições mistas e complicada quando dois dentes são afectados e necessitam de estabilização adequada e tratamento conservador, sendo por isso descrita apenas para casos de um único dente com fracturas coronárias. Este procedimento é indicado apenas quando o dente é deslocado para o vestíbulo ou através do assoalho do nariz, de acordo com **Jacobsen (1980)** [165]

**Procedimento de acordo com Caliskan et al (1998)** [162]

Após anestesia local, a luxação e a extrusão são efectuadas com elevadores e através da incisão das fibras periodontais marginais com um bisturi. Durante a extrusão, evita-se a elevação excessiva. A imobilização dos dentes na sua nova posição é conseguida com suturas interdentárias e pensos cirúrgicos. Devem ser prescritos antibióticos durante 10 dias e o paciente é encorajado a manter uma boa higiene oral.

*Vantagem*

* É pouco dispendioso
* Fornecer uma solução rápida para a gestão dos dentes que estão profundamente embebidos no osso

*Desvantagem*

* Necrose da polpa

- Reabsorção radicular externa
- Anquilose
- Perda óssea marginal
- Contaminação
- Infeção.

De acordo com **Andreasen et al (1986)**[166] dentes luxados intrusivamente com diâmetros apicais iguais ou inferiores a 0,7 mm têm uma maior incidência de necrose pulpar do que os diâmetros apicais superiores a 1,2 mm

**Kirinos e Sutcliffe (1991)**[153] observaram que a taxa de retenção de dentes intruídos traumaticamente que foram reposicionados cirurgicamente mais de 24 horas depois de sofrerem uma lesão intrusiva era significativamente mais baixa do que a dos dentes cujo reposicionamento não foi retardado e mostraram que, embora o incisivo intruido tenha sido reposicionado cirurgicamente 15 dias depois de o paciente ter sofrido a intrusão traumática, o modo de tratamento foi efectuado com sucesso.

**Caliskan et al (1998)**[162] descreveram o tratamento de três casos de incisivos centrais permanentes superiores, um com formação radicular completa e dois com desenvolvimento radicular incompleto, que sofreram luxação intrusiva. Os dentes foram reposicionados cirurgicamente 7 e 21 dias após o trauma, respetivamente, imobilizados com suturas interdentais e curativo cirúrgico, e tratados endodonticamente. O acompanhamento clínico e radiográfico de aproximadamente 24 meses após a extrusão cirúrgica revelou cicatrização apical satisfatória e tecidos de suporte saudáveis, sem evidência de anquilose ou perda de suporte ósseo marginal, e mostrou que a abordagem de tratamento para o manejo de um incisivo central permanente maduro intruído foi bem-sucedida até 10 anos de acompanhamento. A radiolucência periapical e as áreas de reabsorção radicular inflamatória externa foram resolvidas, e o dente permaneceu na cavidade oral em boas condições gerais. A progressão da anquilose depende da idade do paciente, ou mais especificamente da taxa de crescimento e remodelação óssea, podendo-se supor que, se a anquilose se desenvolveu, é provável que continue a progredir muito lentamente, permitindo assim a manutenção do dente na cavidade oral por um tempo indeterminado.

**Ebeleseder et al (2000)**[163] analisaram 58 dentes permanentes intruídos traumaticamente e extruídos cirurgicamente e observaram que quanto maior a manipulação durante os procedimentos de reposicionamento cirúrgico, maior a incidência de anquilose. No entanto, a extrusão cirúrgica não apresentou influência na perda de suporte ósseo alveolar e descreveram as vantagens do reposicionamento cirúrgico, que incluem ser uma abordagem de tratamento de fácil manuseio e recolocar o dente em sua condição anatômica original, propiciando a cicatrização dos tecidos adjacentes, bem como o acesso endodôntico no momento certo.

**Filho et al (2006)**[161] relataram que o reposicionamento cirúrgico do dente intruído foi realizado para obter acesso ao canal radicular e permitir que a terapia endodôntica fosse realizada o mais precocemente possível, com a perspetiva de interromper o progresso da reabsorção radicular inflamatória externa e evitar a perda prematura do dente. Os resultados do relato de caso mostraram que o reposicionamento cirúrgico combinado com o tratamento endodôntico constitui uma alternativa viável e duradoura de tratamento para luxações intrusivas em dentes permanentes maduros.

*__Anti-bacteriano:__*

O protocolo de Andreasen e Andreasen (1994)[8] e as directrizes da RCSE (Kinirons, 1998)[160] concordam que os benefícios do tratamento com antibióticos não estão comprovados e que a sua utilização é regida pelo julgamento e preferência clínicos. A cobertura antibiótica é prudente, uma vez que as lesões de intrusão produzem anexos epiteliais que permitem que as bactérias transportadas pela saliva passem para o espaço PL, para a raiz e para as superfícies ósseas alveolares. O medicamento de eleição, a sua dosagem e duração são determinados empiricamente. A penicilina é geralmente preferida e é prescrita numa dosagem de 25-50 mg/kg em três ou quatro doses diárias divididas durante sete dias (Lee. 1996)[167] . Para além dos antibióticos, Lee (1996) recomendou um elixir bucal antibacteriano, o elixir de gluconato de clorexidina a 0,1 por cento, durante o período de imobilização

**<u>PROGNÓSTICO</u>**

**1) Necrose da polpa (PN) [8]**

Quando um dente é deslocado com força em seu alvéolo, os vasos do forame apical podem ser comprimidos, lacerados ou rompidos. As reações subsequentes na polpa dependem do grau e da duração dos distúrbios circulatórios, do estágio de desenvolvimento da raiz e da eventual contaminação bacteriana dos tecidos afetados. Em geral, o risco de necrose pulpar aumenta com o aumento do estágio de desenvolvimento da raiz e da gravidade da lesão de luxação.

Uma via para a invasão do tecido pulpar por bactérias é o dano mecânico na superfície da raiz cervical que pode ser infligido, por exemplo, pelo efeito de fulcro do osso marginal no momento da luxação.

A descoloração da coroa após o trauma tem sido descrita como rosa, amarela, castanha e cinzenta ou uma combinação destas. Uma mudança de cor para rosa ou avermelhado observada dentro de 2-3 dias após a lesão indica hemorragia intrapulpar, que pode desaparecer, e a coroa pode recuperar a sua cor natural 2-3 semanas mais tarde. A descoloração persistente, especialmente com uma mudança para cinzento, indica necrose e provavelmente contaminação bacteriana da polpa.

Os achados radiográficos, tais como um espaço periodontal alargado e difusamente delineado, radiolucência e/ou reabsorção radicular inflamatória externa podem normalmente ser observados dentro de 2-8 semanas após a lesão. No entanto, foi recentemente relatado que, em cerca de 10% dos dentes permanentes maduros extruídos ou luxados lateralmente, a radiolucência periapical pode curar espontaneamente e ser seguida pela obliteração do canal pulpar.

O desenvolvimento radicular perturbado ou parado é frequentemente observado após lesões de luxação em dentes imaturos e é geralmente seguido pela obliteração do lúmen pulpar, indicando a presença de tecido pulpar vital.

A formação de uma barreira de tecido duro apicalmente, com ou sem desenvolvimento radicular contínuo, também pode ocorrer quando a polpa coronal é necrótica. No entanto, mais cedo ou mais tarde, esta fica contaminada por bactérias, resultando numa inflamação periapical aguda ou crónica. Assim, a ausência de formação de tecido duro no resto da cavidade pulpar nestes dentes, indicando ausência de atividade celular, é um forte indício de necrose da polpa coronal

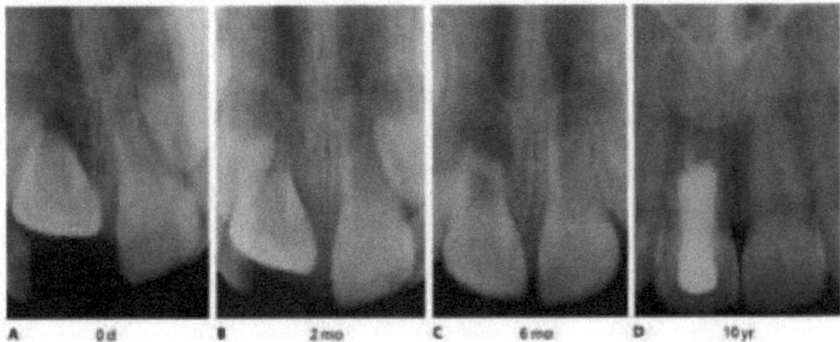

*Figura 11.7: Necrose parcial de um incisivo central direito. A. Momento da lesão. B. Estado após 2 meses: está a ocorrer erupção espontânea. C. 6 meses: erupção completa e fecho apical. A parte coronal da polpa desenvolveu polpa. D. Estado após 10 anos.[8]*

## 2) Reabsorção radicular (RR) [8]

O tipo mais frequente de reabsorção radicular parece ser a inflamatória, seguida da reabsorção por substituição (anquilose) e da reabsorção superficial.

*A reabsorção radicular externa* em dentes luxados ou replantados tem sido descrita como reabsorção superficial, inflamatória ou de substituição, sendo que apenas a reabsorção inflamatória está relacionada com uma polpa necrótica e infetada. Quando os túbulos dentinários são expostos pela reabsorção de tecidos danificados na superfície da raiz, bactérias e toxinas do canal radicular podem, através dos túbulos dentinários, difundir-se para os tecidos periodontais adjacentes, causando inflamação e reabsorção radicular progressiva. Esta reabsorção parece ser mais frequente e rápida em dentes imaturos, muito provavelmente devido às paredes dentinárias finas e aos túbulos largos.

Radiograficamente, a reabsorção radicular inflamatória externa é caracterizada por uma perda progressiva de substância dentária associada a uma radiolucência persistente ou progressiva no osso alveolar adjacente. O período crítico para o início destas alterações parece ser de cerca de 2 a 8 semanas após a lesão.

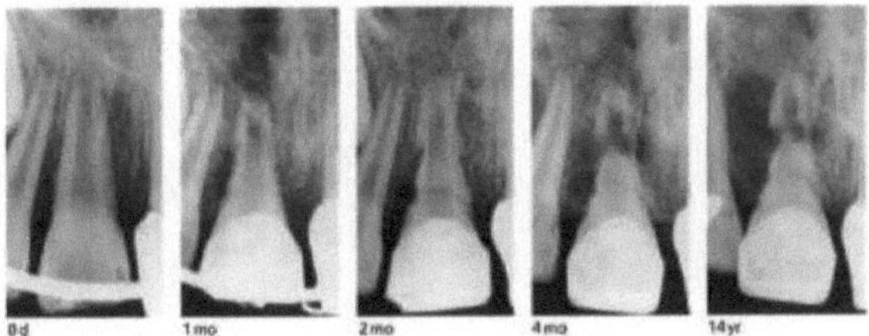

*Figura 11.8: Aspeto radiográfico da reabsorção radicular inflamatória externa. Observa-se uma perda progressiva de substância radicular associada ao aumento da radiolucidez no osso alveolar adjacente.[8]*

*A reabsorção radicular externa inflamatória tardia* está associada a alterações inflamatórias nos tecidos circundantes, pode ocorrer anos após a lesão e está, regra geral, localizada perto da junção cemento-esmalte. Nos seus estádios avançados, a reabsorção pode minar a coroa e tornar-se clinicamente evidente como uma mancha cor-de-rosa abaixo do esmalte cervical, tanto em dentes vitais como em dentes com raiz. Um fator concebível pode ser a presença de bactérias na fenda gengival e a sua penetração nos túbulos dentinários, expostos pela reabsorção ativa ou mal reparada. Isto pode causar inflamação na área e provocar uma reabsorção radicular progressiva, interferindo por vezes com os processos anquilosantes.

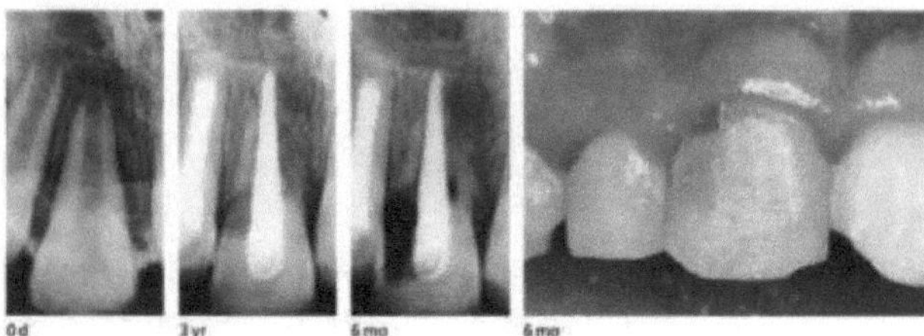

*Figura 11.9: Reabsorção radicular externa inflamatória tardia. Três anos após o reimplante, verifica-se uma reabsorção de substituição progressiva. No controlo aos 6 meses, verifica-se uma reabsorção radicular inflamatória acentuada a nível cervical. Clinicamente, observa-se uma descoloração cor-de-rosa da coroa e tecido de granulação perfurante perto da margem gengival.[8]*

*A reabsorção do canal radicular (reabsorção interna)* está relacionada com a quantidade de tecido vital no lúmen pulpar. *A reabsorção superficial* é vista radiograficamente como uma perda limitada de tecido duro, geralmente no local da fratura ou perto do forame apical em dentes luxados. *A reabsorção em túnel* é caracterizada pela perda de substância radicular atrás do limite pré-dentinário, que progride lentamente na direção coronal, seguida pela obliteração das lesões de reabsorção e do lúmen pulpar. A reabsorção interna progressiva é uma complicação tardia e rara que geralmente ocorre na área cervical do canal radicular em dentes luxados.

O processo parece ser desencadeado pela irritação de bactérias ou dos seus componentes nos túbulos dentinários, com origem num dano mecânico, dilaceração ou fissuras na zona cervical da raiz ou por metaplasia da polpa para o osso.

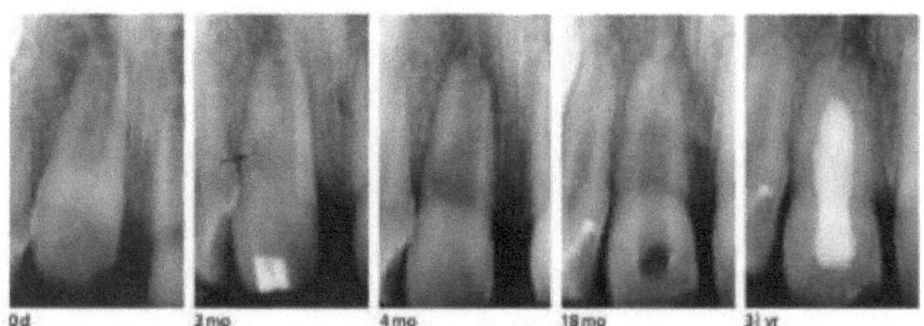

*Figura 11.10: Reabsorção inflamatória interna do canal radicular após luxação intrusiva de um incisivo central. Três e quatro meses após a lesão, desenvolveu-se cervicalmente uma reabsorção interna inflamatória com comunicação com o periodonto (seta). Após 18 meses de tratamento com hidróxido de cálcio, há um fecho apical com tecido duro e a comunicação com o periodonto já não foi encontrada. Um controlo 31 /2 anos após a obturação do canal radicular com guta-percha mostra uma cicatrização peri-radicular [8]*

**3)   Perda óssea marginal** [8]

A perda óssea marginal é uma complicação frequente e está relacionada com o estádio de desenvolvimento da raiz. Além disso, a perda óssea é encontrada nas superfícies "proximais" em comparação com as distais nos casos de intrusões múltiplas. A maior parte da perda óssea marginal ocorre em casos de desenvolvimento incompleto da raiz nos primeiros quatro anos após a lesão, enquanto os dentes com formação completa da raiz apresentam uma quantidade constante de perda óssea ao longo do período de observação.

## 4)  Obliteração do canal pulpar [8]

Ela está relacionada ao processo de revascularização pulpar após a luxação dentária. Nesse sentido, a velocidade da obliteração parece estar associada ao grau de luxação no momento da lesão. A obliteração do canal pulpar pode ser considerada como uma resposta a uma lesão grave no suprimento neurovascular da polpa que, após a cicatrização, leva a uma deposição acelerada de dentina e é frequentemente encontrada após lesões de luxação de dentes permanentes.

Uma manifestação clínica da obliteração do canal pulpar é uma descoloração amarela da coroa. A resposta aos testes de sensibilidade térmica está diminuída ou ausente; e a resposta à estimulação eléctrica também está diminuída e frequentemente ausente.

O primeiro sinal radiográfico de obliteração é a redução do tamanho da câmara pulpar coronal, seguida de um estreitamento gradual de todo o canal radicular, ocasionalmente levando à obliteração parcial ou completa.

A obliteração do canal pulpar surge normalmente entre 3 a 12 meses após a lesão. Foi demonstrado que existem dois tipos de obliteração do canal pulpar:

a)  *Na obliteração parcial do canal:* a parte coronal da câmara pulpar não é discernível, enquanto a parte apical é marcadamente estreitada, mas ainda discernível.

b)  *Na obliteração total do canal*: a câmara pulpar e o canal radicular são pouco (ou nada) discerníveis.

A obliteração do canal pulpar parece ser mais frequente após lesões de luxação com deslocamento e em dentes com formação incompleta da raiz

| AUTOR | CONCLUSÕES |
|---|---|
| **Ravn, (1976)** [149] | • A frequência de perturbação do desenvolvimento normal dos dentes permanentes foi de 54% após a luxação intrusiva dos dentes decíduos.<br>• A hipoplasia interna do esmalte branco foi observada com frequência, seguida de hipoplasia externa e não reerupção dos dentes. |
| **Kinirons e Sutcliffe, (1991)** [153] | - Os que foram reposicionados cirurgicamente eram mais frequentemente retidos e estavam associados a<br>perda óssea significativamente menos frequente do que aqueles que<br>foram observadas passivamente, enquanto a reabsorção radicular externa<br>ocorreram em proporções semelhantes em ambos os grupos.<br>- Uma proporção significativamente mais elevada dos dentes que foram posteriormente extraídos, tendo sido encontrada uma tendência semelhante para os que tinham<br>raízes imaturas aquando do exame inicial |

| | |
|---|---|
| **Crespi, (1992)** [137] | As sequelas após a intrusão são:<br>• Necrose da polpa<br>• Inflamação periapical<br>• Reabsorção radicular externa<br>• Anquilose<br>• Obliteração do canal pulpar |
| | **Ebeleseder et al,** |
| **2000**[163] | • Os resultados a médio prazo mostraram mais casos de descoloração grave da coroa (54%) do que os resultados a curto prazo (9%), mas não houve diferença na cicatrização pulpar e periodontal.<br>• Os factores que influenciaram positivamente a cicatrização pulpar foram<br>-Profundidade de intrusão reduzida<br>- coroa intacta<br>- imaturidade da raiz.<br>- Os factores que influenciaram positivamente a cicatrização periodontal foram<br>-Profundidade de intrusão reduzida<br>- manipulação cirúrgica mínima.<br>- A cicatrização do osso alveolar foi influenciada positivamente apenas pela profundidade de intrusão superficial. |
| **Diab M, (2000)** [168] | Os resultados das lesões por intrusão no incisivo primário incluem:<br>• descoloração coronal<br>• obliteração do canal pulpar<br>• necrose pulpar<br>• reabsorção radicular patológica<br>• anquilose.<br>A lesão grave infligida ao fornecimento vascular resulta na rutura dos vasos apicais, levando à anóxia do tecido pulpar e à infração isquémica. |
| **Al-Badri S (2002)** [169] | Observaram que, nos incisivos permanentes intruídos tratados, os dentes mais severamente intruídos e os dentes com ápices fechados apresentavam uma maior prevalência de reabsorção, independentemente do método de tratamento. |
| **Humphrey (2003)** [170] | • Observou-se que uma maior intrusão está associada a uma lesão mais grave, devido à maior compressão e isquémia do ligamento periodontal, o que pode aumentar a probabilidade de reabsorção radicular.<br>• Nos incisivos intruídos >6mm houve uma diminuição da taxa de sobrevivência em comparação com a intrusão de <3mm. prognóstico. |
| **Bassiouny et al, (2003)** | sugeriu que as sequelas poderiam manifestar-se como alterações |

| | |
|---|---|
| [171] | patológicas, tais como:<br>- hipoplasia (incluindo descoloração do esmalte e/ou defeitos do esmalte), dilaceração da coroa, angulação ou dilaceração da raiz, paragem parcial ou total da formação da raiz, sequestro do germe do dente permanente, malformação do tipo odontoma e perturbações da erupção (ectópica ou falta de reerupção) |
| **Gondimand MoreiraNeto , (2005)** [172] | - Verificou-se que menos de 30% dos dentes intruídos reapareceu espontaneamente sem consequências.<br>- Em geral, a reerupção espontânea ocorre 1 a 6 meses após o traumatismo, mas se tal não acontecer após 4 semanas, deve suspeitar-se de anquilose do germe do dente permanente. |
| **JensOve Andreasen," (2006)** [158] | A intrusão de dentes permanentes foi efectuada para avaliar o seguinte<br>complicações de cicatrização:<br>- necrose pulpar (PN) |
| | • reabsorção radicular (reabsorção superficial, inflamatória e de substituição) (RR)<br>• defeitos na cicatrização periodontal marginal (MA).<br>• A extensão da intrusão (em mm) mostrou alguma relação para ambos os RR, com a intrusão de 1-3 mm a ter a menor frequência de RR, enquanto PN e MA não mostraram relação significativa com a extensão da intrusão.<br>- A intrusão de múltiplos dentes adjacentes foi mais frequente implicaram uma perda significativamente maior de osso marginal interproximal (MA) do que as intrusões simples.<br>- A relação entre as complicações de cicatrização e os factores anteriores à lesão e à lesão pode, em geral, ser explicado por melhores possibilidades de cicatrização em dentes com formação de raízes imaturas.<br>- Uma possível explicação para este facto poderá ser o facto de o osso ser mais macio que rodeia o dente, pelo que o traumatismo do o periodonto pode estar diminuído. |
| **Wigen, (2008)** [173] | Como consequência da intrusão:<br>- A necrose da polpa desenvolveu-se em 57%<br>• Reabsorção inflamatória em 26%<br>• Reabsorção de substituição em 12%.<br>• Todas as reabsorções inflamatórias foram interrompidas após uma longa<br>tratamento a longo prazo com hidróxido de cálcio, substituição sempre levou à reabsorção completa da raiz. |
| | - A distribuição da reabsorção de substituição foi significativamente mais baixa nos dentes que foram reerupcionados do que nos dentes reposicionados ativamente. |

| Canoglu et al, (2008) & Altun et al, (2009) [174] | No caso de um dente primário intruído, podem ocorrer distúrbios de desenvolvimento do dente sucessor devido à proximidade do germe do dente permanente em desenvolvimento ao ápice da raiz primária, com uma frequência entre 18% e 69%. |
|---|---|
| Stewart (2011) [175] | Em dentes incisivos permanentes intruídos traumaticamente em crianças:<br>• a necrose pulpar foi significativamente menor nos dentes com ápices imaturos (37%)<br>• do que nos dentes com ápices maduros (74%) e que, quando as polpas foram extirpadas, isso foi feito significativamente mais cedo nos dentes maduros, indicando uma decisão electiva.<br>• O grau de desenvolvimento apical foi um fator determinante na escolha do tratamento para incisivos permanentes intruídos em crianças. |
| Caprioglio A et al, (2014) [176] | • A perda de vitalidade é uma complicação comum que ocorre devido a traumatismos no dente decíduo, especialmente após um traumatismo grave como a intrusão.<br>• Durante o período de acompanhamento de 6 meses após a intrusão, foram observados sinais clínicos como: dor espontânea, mobilidade e mudança de cor; estes sinais foram posteriormente associados a distúrbios de desenvolvimento dos dentes permanentes. |
|  | - Incisivos primários intruídos que 3 meses após o traumatismo apresentavam mobilidade, tinham desenvolvido hipoplasia do esmalte e erupção ectópica). |
| EvaLauridsen (2017) [123] | • Observou-se necrose pulpar, obliteração do canal pulpar, reabsorção relacionada com infeção, reabsorção relacionada com anquilose e perda prematura de dentes.<br>• Mais de 80% dos dentes decíduos intruídos reerupcionam espontaneamente.<br>• Complicações como infeção pulpar/inflamação periapical ou anquiloses foram observadas em quase 1/3 dos dentes lesionados. |

### *Acompanhamento*:

Em cada visita, deve ser efectuado um exame completo para verificar se existem sintomas invulgares, como dor espontânea, abcesso, febre, fístula e inchaço dos tecidos moles **(Josell,1995[144] ; Fried e Erickson, 1995)[145]** . A evolução da reerupção deve ser avaliada. A falta de movimento de reerupção ou a ausência de mobilidade fisiológica pode indicar **anquilose (Diab e El Badrawy, 2000)[168]** .

O calendário de acompanhamento dos dentes decíduos traumatizados, de acordo com as directrizes da Associação Internacional de Traumatologia Dentária **(Flores et al., 2007)[146]** é o seguinte

* 1 semana: Clínico
* 3-4 semanas: Clínico, radiográfico
* 6-8 semanas: Clínico 6 meses: Clínico, radiográfico

- 1 ano: Clínica, radiográfica

Cada ano subsequente até à esfoliação. Acompanhamento clínico e radiográfico até à erupção do sucessor definitivo.

As lesões por intrusão dos dentes decíduos devem ser cuidadosamente acompanhadas. Os exames de recordação podem ser efectuados regularmente a cada 2 semanas durante o primeiro mês, depois todos os meses durante os 2 meses seguintes e depois a cada 6 meses **(Welbury, 2012).** [177]

# CAPÍTULO 10

**Avulsão**

***Definição***: -A avulsão dentária (exarticulação) implica a deslocação total do dente para fora do seu alvéolo.[8]

***Prevalência:*** A exarticulação de dentes após lesões traumáticas é relativamente infrequente, variando de 0,5 a 16% das lesões traumáticas na dentição permanente.[8]

***Etiologia***

De acordo com **Martins et al (2005)**[178] os principais factores etiológicos na dentição permanente são as lutas e as lesões desportivas. Enquanto as quedas contra objectos duros são uma causa frequente na dentição decídua

* Desconhecido (17%)
* Conflitos (17%)
* Desportos de contacto (15,9%)
* Colisão de veículos automóveis (10,8%)
* Acidente de moto (10,4%)
* Hóquei no gelo (2,3%)

***História***

**Martins et al. (2005)** [178]

*Idade do paciente*: Os dentes decíduos anteriores estão normalmente presentes até aos 6-7 anos de idade.

*Mecanismo da lesão*: Excluir lesões concomitantes.

*Localização do dente quando recuperado*: Isto ajuda a avaliar a contaminação.

*Tempo fora da cavidade*: Se o dente esteve ausente durante menos de 20 minutos, o prognóstico é melhor.

Todas as células do ligamento periodontal morrem se o dente estiver fora do alvéolo por mais de 60 minutos.

*Meio de armazenamento*: Determinar se o dente foi armazenado seco ou em solução.

*Método de transporte*: Determinar a forma como o dente foi transportado. Segurá-lo pela raiz é normalmente pior.

***Achados clínicos***

Tanto na dentição decídua como na permanente, os incisivos centrais superiores são os dentes mais frequentemente avulsionados, enquanto o maxilar inferior raramente é afetado. A avulsão dentária ocorre mais frequentemente em crianças entre os 7 e os 9 anos de idade, quando os incisivos permanentes estão a erupcionar, e o ligamento periodontal pouco estruturado que rodeia os dentes em erupção oferece apenas uma resistência mínima a uma força extrusiva. Na maioria das vezes, a avulsão parece envolver um único dente, mas ocasionalmente são encontradas avulsões múltiplas. Outros tipos de lesões são frequentemente associados às avulsões; entre elas, as fraturas da parede do alvéolo e as lesões nos lábios são as mais comuns.[8]

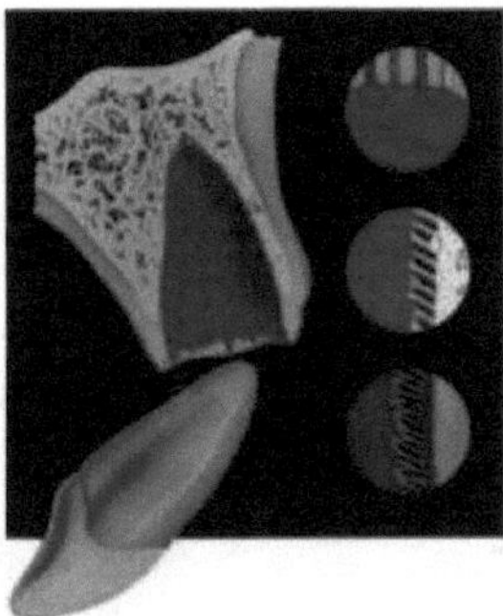

*Figura 12.1: Mecanismo de avulsão. Os impactos frontais levam à avulsão com danos subsequentes tanto na polpa como no ligamento periodontal. O tempo e o ambiente extra-oral determinam o destino do PDL e da polpa após o reimplante.[8]*

### *Achados radiográficos:*

**Martins et al (2005)[178]** sugeriram a realização de radiografias se o exame clínico levantar a suspeita de fratura óssea. Na dentição decídua, as radiografias revelam frequentemente que uma avulsão suspeita é uma intrusão, em que o dente decíduo está enterrado na mandíbula.

São recomendadas quatro películas (maxilar anterior, 3 periapicais de vários ângulos) para avaliar lesões dentárias, deslocação ou possível intrusão completa.

Uma vez que estas películas especializadas não estão frequentemente disponíveis no serviço de urgência, pode ser utilizada uma série facial limitada e um Panorex para avaliar corpos estranhos, deslocações e fracturas maxilares e mandibulares. Pode ser utilizado um Panorex para avaliar a fratura mandibular.

### *Consequências da avulsão dentária*

**Trope et al (2002) [179]**

Quando um dente é avulsionado, ocorrem danos na inserção e necrose pulpar. O dente é "separado" do alvéolo, principalmente devido ao rompimento do ligamento periodontal, que deixa células viáveis do ligamento periodontal na maior parte da superfície da raiz. Além disso, devido ao esmagamento do dente contra o alvéolo, também ocorrem pequenos danos localizados no cemento.

Se o ligamento periodontal deixado ligado à superfície da raiz não secar, as consequências da avulsão dentária são geralmente mínimas. As células do ligamento periodontal hidratadas manterão a sua viabilidade, permitindo que se voltem a fixar no reimplante sem causar mais do que uma inflamação destrutiva mínima. Além disso, uma vez que a lesão por esmagamento está contida numa área muito localizada, a inflamação estimulada pelos tecidos danificados será correspondentemente limitada, o que significa que a cicatrização com um novo cemento de substituição é provável que ocorra após a inflamação inicial ter diminuído. No entanto, se ocorrer uma secagem excessiva antes do reimplante, as células do ligamento periodontal danificadas provocarão uma resposta inflamatória grave numa área difusa da superfície da raiz. Ao contrário da situação descrita acima, em que a área a ser reparada após a resposta inflamatória inicial é pequena, aqui uma grande área da superfície radicular é afetada, o que significa que tem de ser reparada por tecido novo. Os oblastos de cimento, que se movem mais lentamente, não conseguem cobrir toda a superfície radicular a tempo, e é provável que, em certas áreas, o osso se fixe diretamente na superfície radicular. Com o tempo, através do recontorno ósseo fisiológico, toda a raiz será substituída por osso; um processo que tem sido denominado de *substituição óssea ou reabsorção de substituição*. A necrose pulpar ocorre sempre após uma lesão por avulsão. Embora a polpa necrosada em si não tenha qualquer consequência, o tecido necrosado é extremamente suscetível à contaminação bacteriana. Se a revascularização não ocorrer ou se não for efectuada uma terapia endodôntica eficaz, o espaço pulpar ficará inevitavelmente infetado. A combinação de bactérias no canal radicular e danos no cemento na superfície externa da raiz resulta numa reabsorção inflamatória externa que pode ser muito grave e levar à rápida perda do dente. Assim, os efeitos experimentados após a ocorrência da avulsão dentária parecem estar diretamente relacionados com a gravidade e a área da superfície da inflamação na superfície da raiz, e com a superfície da raiz danificada resultante que tem de ser reparada. As estratégias de tratamento devem ser sempre consideradas no contexto da limitação da extensão da inflamação perirradicular, inclinando assim a balança para uma cicatrização favorável (cementária) em vez de desfavorável (substituição óssea ou reabsorção inflamatória).

### *Objectivos do tratamento*

O tratamento tem como objetivo evitar ou minimizar os efeitos das duas principais complicações do dente avulsionado, nomeadamente a ***lesão da inserção*** e a ***infeção pulpar***.

Podem ocorrer danos na fixação como resultado direto da avulsão da membrana periodontal durante o tempo em que o dente está fora da boca. O tratamento é direcionado para minimizar estes danos, de modo a que ocorram o menor número possível de complicações. Quando ocorrerem danos adicionais graves e a reabsorção de substituição for considerada certa, são tomadas medidas para retardar o processo de reabsorção, de modo a manter o dente na boca durante o máximo de tempo possível. No dente com ápice aberto, todos os esforços são feitos para promover a revitalização da polpa. No dente de ápice fechado ou no dente de ápice aberto em que a revitalização não é bem sucedida, todos os esforços de tratamento são feitos para eliminar potenciais toxinas do espaço do canal radicular.

### *Gestão clínica*

**(A) Tratamento de urgência no local do acidente:**

**> *Replantar, se possível, ou colocar num suporte de armazenamento***

O fator mais importante no sucesso do reimplante é a ***rapidez*** com que o dente é reimplantado **(Andreasen e Andreasen, 1994).** [8] De

A maior importância é a prevenção da secagem, que causa a perda do metabolismo fisiológico normal e da morfologia das células do ligamento periodontal **(Andreasen 1981)**[109] . Devem ser feitos todos os esforços para reimplantar o dente nos primeiros 15 a 20 minutos **(Barrett e Kenny 1997).**[180]

Normalmente, isto requer pessoal de emergência com experiência neste tipo de ferimentos. O dentista deve dar instruções cuidadosas à pessoa que se encontra no local do acidente, por telefone. Um dente limpo com uma raiz não danificada deve ser reimplantado da forma mais traumática possível. A pessoa deve ser instruída para segurar o dente pela coroa, lavar a raiz suavemente em água corrente ou soro fisiológico e colocá-lo de novo no alvéolo dentário da forma mais traumática possível. O doente deve ser levado imediatamente para o consultório. Se houver dúvidas de que o dente possa ser reimplantado adequadamente, o dente deve ser rapidamente armazenado num meio apropriado até que o paciente possa ir ao consultório dentário para o reimplante. Vários meios de armazenamento sugeridos incluem **água, o vestíbulo da boca, soro fisiológico, leite e meios de cultura de células** em recipientes de transporte especializados **(Hiltz e Trope, 1991)** [181].

A água é o meio de armazenamento menos desejável porque o ambiente hipotónico provoca uma lise celular rápida. O vestíbulo da boca mantém o dente húmido, mas não é ideal devido à incompatibilidade da osmolalidade e do pH e à presença de bactérias. No entanto, a saliva permite um armazenamento até 2 horas. O leite é considerado o melhor meio de armazenamento para avulsões não complicadas, porque normalmente está facilmente disponível no local do acidente ou perto dele, tem um pH e uma osmolalidade compatíveis com as células vitais e é relativamente livre de bactérias. O leite mantém efetivamente a vitalidade das células do ligamento periodontal. Recentemente, foi disponibilizado um sistema de conservação de dentes avulsionados que contém uma solução salina equilibrada de Hanks (HBBS), um fluido que preserva o pH e um aparelho de suspensão que reduz o trauma, e que tem muitas vantagens potenciais **(Trope e Friedman, 1992)**[182] . Este sistema poderia estar disponível em escolas e eventos desportivos de contacto, em ambulâncias e salas de emergência de hospitais, ou mesmo em casa. O sistema permite a utilização de uma variedade de meios de armazenamento, aumentando a possibilidade de manter a viabilidade das células do ligamento periodontal durante um período de tempo alargado após a avulsão. Os dentes avulsionados em acidentes graves que relegam o reimplante para segundo plano poderão ser armazenados nestes dispositivos e reimplantados após o fim da crise.

**(B) Gestão no consultório dentário:**

> *Visita de emergência*

♦♦♦ *Diagnóstico e planeamento do tratamento*

O dente deve ser imediatamente colocado no meio de armazenamento adequado, enquanto se obtém a história do acidente e se efectua o exame clínico. A solução salina equilibrada de Hank é atualmente considerada o melhor meio para este fim. Está disponível comercialmente e tem um prazo de validade de 2 anos ou mais. O leite ou a solução salina fisiológica também são adequados para efeitos de armazenamento. O exame clínico deve incluir um exame do alvéolo para verificar se está intacto e se é adequado para a reimplantação. O alvéolo é lavado suavemente com soro fisiológico e, quando estiver livre de coágulos e detritos, as suas paredes são examinadas diretamente para verificar a presença, ausência ou colapso da parede do alvéolo. A palpação do alvéolo e das áreas apicais circundantes e a pressão sobre os dentes circundantes são utilizadas para verificar se, para além da avulsão, está presente uma fratura alveolar. O movimento de um segmento de osso, bem como de vários dentes, é sugestivo de uma fratura alveolar. O alvéolo e as áreas circundantes, incluindo os tecidos moles, devem ser radiografados. São necessárias três angulações verticais para diagnosticar a presença de uma fratura radicular horizontal nos dentes adjacentes. Os restantes dentes, tanto no maxilar superior como no inferior, devem ser examinados para detetar fracturas da coroa. Devem ser registadas quaisquer lacerações dos tecidos moles. O teste de sensibilidade na consulta de urgência tem um valor limitado e deve ser adiado para a consulta seguinte. [8]

> *Gutmann em 1995[97] sugeriu a Gestão no consultório dentário:*

A história clínica é extremamente importante e não pode ser negligenciada. A possível presença de um traumatismo mais grave do que a avulsão deve ser avaliada e a obtenção de uma história completa do acidente é essencial. A anestesia local é geralmente recomendada para a realização de um exame clínico completo.

O alvéolo é lavado suavemente com soro fisiológico e, quando estiver livre de coágulos e detritos, as suas paredes são examinadas diretamente para verificar a presença, ausência ou colapso da parede do alvéolo. A palpação do alvéolo e das áreas apicais circundantes e a pressão sobre os dentes circundantes são utilizadas para verificar se, para além da avulsão, está presente uma fratura alveolar.

Devem ser registadas quaisquer lacerações dos tecidos moles. O teste de sensibilidade na consulta de urgência tem um valor limitado e deve ser adiado para a consulta seguinte.

> ***Preparar o alvéolo/; preparar a raiz/; reimplantar/; e funcional/; esplintar/; antibióticos locais e sistémicos.***

É essencial reconhecer que a lesão dentária pode ser secundária a uma lesão mais grave. Se, ao exame, se suspeitar de uma lesão grave, a prioridade é o encaminhamento imediato para o especialista adequado. O foco da visita de emergência é o aparelho de fixação. O objetivo é reimplantar o dente com o número máximo de células do ligamento periodontal que têm o potencial de regenerar e reparar a superfície radicular danificada. As células necróticas e irreversivelmente danificadas devem ser removidas antes da reimplantação, se possível. Se não for possível manter o ligamento periodontal num estado viável, são tomadas medidas para alterar a raiz de modo a retardar a reabsorção inevitável. A polpa necrótica não é motivo de preocupação imediata porque as toxinas não estão normalmente presentes inicialmente numa concentração suficientemente grande para provocar uma resposta inflamatória. A endodontia não é iniciada na consulta de urgência e não é efectuada por via extra-oral se existir alguma esperança de fibras periodontais vitais na superfície da raiz.

A história clínica é extremamente importante e não pode ser negligenciada. A possível presença de um trauma mais grave do que a avulsão deve ser avaliada e a obtenção de uma história completa do acidente é essencial. A reconstrução do acidente dá uma ideia da extensão da lesão no aparelho de inserção, bem como da probabilidade de danos noutros dentes. A informação sobre o local onde o dente foi recuperado, o tempo de secagem, o meio de armazenamento e o modo de transporte do paciente e do dente é essencial para a formação das escolhas correctas de tratamento. A anestesia local é normalmente recomendada para a realização de um exame clínico minucioso. Se o dente tiver sido reimplantado no local do acidente, é avaliado o seu posicionamento no alvéolo. Se for inaceitável, o dente é removido com cuidado e recolocado após o posicionamento correto ter sido rectificado.

Os seguintes passos clínicos minimizam a reabsorção radicular quando o dente não é reimplantado no local do acidente:

4- Tem sido sugerido que a superfície radicular seja tratada com várias substâncias, tais como fluoreto de sódio, tetraciclina, fluoreto estanoso, ácido cítrico, ácido hipocloroso, hidróxido de cálcio, formalina, álcool, difosfonatos e indometacina, a fim de inibir a reabsorção radicular.

4- A incorporação de iões de flúor na camada de cemento tem sido encontrada para produzir uma superfície radicular resistente à reabsorção. Assim, em experiências com macacos, foi observada uma redução significativa na quantidade de reabsorção radicular radiograficamente evidente em dentes tratados com uma solução de flúor. Sugeriu-se que os dentes maduros com períodos extra-alveolares secos prolongados (isto é, superiores a 1 hora) fossem colocados numa solução de fluoreto (2,4%) fosfato de fluoreto de sódio acidulado a pH (5,5) durante 20 minutos antes da reimplantação. Em seguida, a superfície da raiz é lavada com soro fisiológico e o dente é reimplantado e imobilizado durante 6 semanas. O efeito deste tratamento parece ser uma redução de 50% da reabsorção de substituição.

**4- A** parte apical da raiz é substituída por um implante de vitallium fundido. No entanto, os resultados destes procedimentos não têm sido convincentes. Tem-se tentado prolongar a vida útil dos dentes reimplantados através da substituição da ponta da raiz por um implante de cerâmica (óxido de alumínio sinterizado denso). Antes do reimplante, a metade apical da raiz é ressecada, o canal radicular é alargado com brocas especiais e, em seguida, é cimentado um implante cerâmico correspondente.

**Preparação da raiz**

A preparação da raiz depende da maturidade do dente (ápice aberto ou fechado) e do tempo de secagem do dente antes de ser colocado num meio de armazenamento. Um tempo de secagem de 60 min é considerado o ponto em que a sobrevivência das células do ligamento periodontal da raiz é improvável.

*(a) Tempo de secagem extra-oral inferior a 20 minutos (ápice fechado)*

Se o dente tiver um ápice fechado, a revitalização não é possível, mas se o dente tiver estado seco durante menos de 20 minutos, as hipóteses de cicatrização periodontal são excelentes. A raiz deve ser lavada de detritos com água ou soro fisiológico e reimplantada da forma mais suave possível **(Andreasen1981)**[109] .

*(b) Tempo de secagem extra-oral inferior a 20 minutos (Open Apex)*

Num dente de ápice aberto, é possível a revascularização da polpa, bem como a continuação do desenvolvimento da raiz. Num estudo, a revascularização foi significativamente melhorada ao mergulhar o dente em 1 mg de doxiciclina em 20 mg de soro fisiológico durante 5 minutos antes do reimplante. A doxiciclina inibe as bactérias no lúmen pulpar, removendo assim o principal obstáculo à revascularização **(Cvek et al 1990)**[183] . Tal como no caso do dente com o ápice fechado, o dente com o ápice aberto é então enxaguado com água ou soro fisiológico e gentilmente reimplantado.

*(c) Tempo oral suplementar 20 a 60 minutos (ápices fechados e abertos)*

Para períodos de secagem de 20 a 60 minutos, a maioria dos autores sugere enxaguar suavemente o dente e replantá-lo o mais rapidamente possível, aceitando que as complicações são inevitáveis. No entanto, algumas evidências revelam que a imersão desses dentes num meio de armazenamento pode reduzir a anquilose. A sobrevivência das células remanescentes no ligamento periodontal pode ser melhorada desta forma. Provavelmente, o mais importante é o facto de as células necróticas e os detritos, incluindo as bactérias, flutuarem para fora da raiz durante o período de imersão, deixando menos estímulos para a inflamação quando o dente é reimplantado. Estes dentes não devem ser reimplantados imediatamente, mas devem ser colocados numa solução de salina equilibrada de Hanks durante 30 minutos antes da reimplantação. [8]

*(d) Ápice fechado*

A raiz deve ser enxaguada de detritos com água ou soro fisiológico e replantada da forma mais suave possível **(Cvek et al 1990)**[183] . Se o dente tiver um ápice fechado, a revascularização não é possível. Mas, como o dente esteve seco durante menos de 60 minutos (replantado ou colocado num meio apropriado), existe a possibilidade de cicatrização periodontal. Mais importante ainda, a hipótese de uma resposta inflamatória grave no momento da reimplantação é reduzida. Um tempo de secagem inferior a 15-20 minutos é considerado ótimo quando se espera uma cicatrização periodontal.

Um desafio contínuo é o tratamento do dente que esteve seco durante mais de 20 minutos (a sobrevivência das células periodontais está assegurada) mas menos de 60 minutos (a sobrevivência periodontal é improvável). Nestes casos, a superfície radicular é constituída por algumas células com potencial de regeneração e outras que actuarão como estimuladores inflamatórios. A utilização de Emdogain (Biora, Malmo, Suécia) tem-se revelado útil nestes casos. Este medicamento revelou-se extremamente valioso no período de secagem de 20-60 minutos.

### *(e)   Abrir o Apex*

Nos dentes com ápice aberto, é possível a revascularização da polpa, bem como a continuação do desenvolvimento radicular, pelo que se deve embeber o dente em doxiciclina durante 5 minutos, enxaguar suavemente os detritos e replantar. Num dente de ápice aberto, **Cvek et al (1990)**[183] descobriram em macacos que a imersão do dente em doxiciclina (1 mg em aproximadamente 20 ml de soro fisiológico) durante 5 minutos antes do reimplante aumenta significativamente a revascularização. Este resultado foi confirmado em cães por **Yanpiset et al (2000)**[184] , embora estes estudos em animais não nos forneçam uma previsão da taxa de revascularização em humanos, é razoável esperar que o mesmo aumento da revascularização que ocorreu em duas espécies animais também ocorra em humanos. **(Trope 2002)** [179]

### *(f)   Tempo de secagem extra-oral > 60 min [8]*

- Ápice fechado:

Se o dente estiver a secar há mais de 60 minutos e não tiver sido considerada a preservação do ligamento periodontal, a endodontia pode ser efectuada por via extra-oral. No caso de um dente com um ápice fechado, não existe qualquer vantagem para este passo adicional na consulta de urgência.

O ligamento periodontal é removido colocando-o em ácido durante 5 minutos, depois deve ser embebido em flúor ou a raiz coberta com

Emdogain, e replantar. Quando a raiz está a secar há mais de 60 minutos, não se espera que as células do ligamento periodontal sobrevivam. Nestes casos, a raiz deve ser preparada para ser tão resistente à reabsorção quanto possível (tentando retardar o processo de substituição óssea).

Estes dentes devem ser embebidos em ácido durante 5 minutos para remover todo o ligamento periodontal remanescente e, assim, remover o tecido que iniciará a resposta inflamatória aquando da reimplantação. De seguida, o dente deve ser mergulhado em fluoreto estanoso a 2% durante 5 minutos e reimplantado. Verificou-se que o alendronato tem efeitos retardadores da reabsorção semelhantes aos do flúor quando usado topicamente, mas é necessário efetuar mais estudos para avaliar se a sua eficácia é superior à do flúor e se isso justifica o seu custo adicional. Estudos descobriram que o Emdogain (proteína da matriz do esmalte) pode ser extremamente benéfico em dentes com tempos de secagem extra-orais prolongados, não só para tornar a raiz mais resistente à reabsorção, mas possivelmente para estimular a formação de novo ligamento periodontal a partir do alvéolo.

Foram feitas tentativas para ultrapassar o problema da anquilose, colocando diferentes materiais entre o dente e o alvéolo, tais como massa de silicone e metacrilato de metilo, esponja cirúrgica absorvível (espuma de gel), tecido venoso, fáscia e tecido conjuntivo cutâneo **(Andreasen 1981)**[109] . O resultado da utilização de vários materiais não conseguiu evitar a reabsorção radicular.

- Ápice aberto:

Reimplantar? Se sim, tratar como se fosse um dente de ápice fechado. O tratamento endodôntico pode ser efectuado fora da boca. Como esses dentes estão em pacientes jovens, cujo desenvolvimento facial é geralmente incompleto, muitos odontopediatras consideram o prognóstico tão ruim e as potenciais complicações de um dente anquilosado tão graves que recomendam que esses dentes não sejam reimplantados. De facto, a não reimplantação destes dentes é a recomendação atual da Associação Internacional de Traumatologia Dentária **(Flores et al, 2001)**[93] . No entanto, existe um debate considerável sobre se seria benéfico reimplantar a raiz, mesmo que ela seja inevitavelmente perdida devido à reabsorção. Se os pacientes forem seguidos cuidadosamente e a raiz for submersa no momento apropriado, a altura e, mais importante, a largura do osso alveolar serão mantidas, permitindo uma restauração permanente mais fácil no momento apropriado, quando o desenvolvimento facial da criança estiver completo. No entanto, num dente com um ápice aberto, o tratamento endodôntico, se realizado após o reimplante, envolve um procedimento de apexificação a longo prazo. Nestes casos, pode ser vantajoso completar o tratamento do canal radicular por via extra-oral, onde é mais fácil obter um selamento no ápice do "blunderbuss". Quando o tratamento endodôntico é efectuado por via extra-oral, deve ser realizado assepticamente com o máximo cuidado para obter um sistema de canais radiculares isento de bactérias.

**Preparação da tomada**

O alvéolo desempenha um papel negligenciável no aparecimento de complicações após uma avulsão e deve ser deixado intacto antes da reimplantação. A ênfase é colocada na remoção de obstáculos dentro do alvéolo para a recolocação do dente no alvéolo. No entanto, o ambiente no alvéolo pode

mudam com o tempo, contribuindo para o prognóstico do reimplante. Estas alterações ainda não foram definidas e ainda não podem ser sugeridos procedimentos para a preparação do alvéolo. O alvéolo deve ser deixado inalterado, tanto quanto possível. Se estiver presente um coágulo sanguíneo, deve ser ligeiramente aspirado. Se o osso alveolar tiver colapsado e puder impedir a reimplantação ou por ser traumático, deve ser introduzido cuidadosamente um instrumento rombo no alvéolo para reposicionar a parede. [8]

**♦♦♦ Talas**

Aconselha-se uma técnica de imobilização que permita o movimento do dente durante a cicatrização e que permaneça no local durante um período de tempo mínimo, o que resulta numa menor incidência de anquilose.

*Recomenda-se uma fixação semi-rígida (fisiológica)* durante *7 a 10 dias*. A tala deve permitir o movimento do dente, não deve ter memória, e não deve interferir com a gengiva e/ou impedir a manutenção da higiene oral na zona.

Estudos demonstraram que a esplintagem rígida de dentes maduros replantados e de um dente imaturo auto-transplantado aumenta a extensão da reabsorção radicular. Os dentes reimplantados devem, portanto, ser esplintados apenas por um período mínimo. Uma semana é normalmente suficiente para assegurar um suporte periodontal adequado, uma vez que as fibras gengivais já estão cicatrizadas nesta altura.

Muitos tipos de talas preenchem estes requisitos. O splint de resina ácida e fio de arco é provavelmente o splint mais usado para lesões traumáticas. Um fio passivo (tamanho 0,015 a 0,030) é moldado para se adaptar ao aspeto facial do dente avulsionado e a um ou dois dentes de cada lado. O terço médio da superfície facial dos dentes é condicionado com ácido e é utilizada resina composta fotopolimerizável para fixar o fio aos dentes de ambos os lados do dente afetado. Quando o fio estiver colocado de forma satisfatória, pede-se ao doente para morder suavemente um bloco de mordida (cera rosa amolecida é útil) e forçar suavemente o dente avulsionado o mais possível para dentro do alvéolo. O dente avulsionado é então adicionado à tala com resina composta fotopolimerizável. Depois de a tala estar colocada, deve ser tirada uma radiografia para verificar o posicionamento do dente e como referência pré-operatória para tratamento e acompanhamento posteriores. Quando o dente estiver na melhor posição possível, é importante ajustar a mordida para garantir que não foi colocado um splint numa posição que cause uma oclusão traumática. Uma semana é suficiente para criar suporte periodontal para manter o dente avulsionado em posição. Portanto, a tala deve ser removida após *7 a 10 dias*. A única exceção é a *avulsão em conjunto com fracturas alveolares, para as quais se sugere um período* de imobilização de *4 a 8 semanas*.

**A. "Não rígida" para reimplantação e deslocações** [8]

0,017 x .025 Aço inoxidável com compósito

0,018 redondo SS com compósito

Nylon monofilamento (20-30 lb. de teste)

7-  10 dias

**B. "Rígido" para fracturas radiculares** [8]

0,03 fio de aço inoxidável + compósito (2-3 meses).

A imobilização rígida a longo prazo de dentes reimplantados aumenta o risco de reabsorção da raiz de substituição (anquilose)

**Gestão de tecidos moles** [185]

As lacerações dos tecidos moles do alvéolo gengival devem ser suturadas com firmeza.

As lacerações do lábio são comuns neste tipo de lesões. O dentista deve abordar as lacerações do lábio com alguma cautela e uma cirurgia plástica

A consulta pode ser prudente. Se estas lacerações forem suturadas, deve ter-se o cuidado de limpar bem a ferida antes de a suturar à mão, porque a sujidade ou mesmo pequenos fragmentos de dentes deixados na ferida podem afetar a cicatrização e o resultado estético.

**♦♦♦ Terapia adjuvante** [186-189,93]

Os antibióticos sistémicos administrados na altura do reimplante e antes do tratamento endodôntico são eficazes na prevenção da invasão bacteriana da polpa necrótica e, consequentemente, da reabsorção inflamatória subsequente. Recomenda-se a administração de antibióticos sistémicos a partir da consulta de urgência e até à remoção da tala. O conteúdo bacteriano do sulco também deve ser controlado durante a fase de cicatrização. A administração de antibiótico sistémico previne o desenvolvimento de reabsorção radicular externa. O antibiótico de eleição é a Amoxicilina 500 mg x 3/dia durante 7 dias (crianças=50 mg/kg/dia em doses divididas de 8 em 8 horas), embora muitos estudos tenham demonstrado a vantagem da utilização de Doxiciclina 100 mg x 1/dia durante 7 dias (crianças=2 mg/ kg/dia) em casos de avulsão.

Para além de salientar a necessidade de uma higiene oral adequada, devem ser utilizados bochechos de clorexidina durante 7 a 10 dias, bem como os antibióticos sistémicos. Os bochechos de clorexidina ajudam o doente a manter uma boa higiene oral nas fases iniciais, quando o dente ainda está doloroso devido ao trauma e quando a tala está colocada e dificulta a escovagem adequada e o uso do fio dental. A necessidade de analgésicos deve ser avaliada caso a caso. A utilização de medicamentos para a dor mais fortes do que os anti-inflamatórios não esteróides não sujeitos a receita médica não é habitual. A contaminação da ferida pode ter consequências para além dos efeitos sobre o dente ou dentes. *O doente deve ser enviado ao médico para consulta sobre um reforço contra o tétano no prazo de 48 horas após a consulta inicial.*

**(C) Segunda visita**

Esta visita deve ser efectuada 7 a 10 dias após a visita de emergência. Na consulta de urgência, a ênfase é colocada na preservação e cicatrização do aparelho de fixação. O foco desta consulta é a prevenção ou eliminação de potenciais irritantes do espaço do canal radicular. Estas toxinas, se presentes, fornecem o estímulo para a progressão da resposta inflamatória e da reabsorção óssea e radicular. Também nesta consulta, o curso de antibióticos sistémicos é concluído, os bochechos de clorexidina podem ser interrompidos e a tala é removida.

**D) Tratamento endodôntico** [8,109]

Estudos experimentais em macacos mostraram que os procedimentos extra-orais de obturação radicular, bem como os próprios materiais de obturação radicular, aparentemente lesam o ligamento periodontal. Isto pode ser resultado da infiltração através do forame apical ou da preparação mecânica do canal radicular, resultando num aumento da anquilose apical quando comparado com dentes não tratados endodonticamente. (Andreasen1981, Andreasen e Kristeron1981). Assim, o tratamento endodôntico deve ser adiado por 1 semana após o reimplante para evitar o desenvolvimento de anquilose e reabsorção inflamatória, bem como para permitir a emenda das fibras do ligamento periodontal, o que limita a infiltração de materiais de obturação radicular potencialmente nocivos no ligamento periodontal traumatizado.

**a)   . Extra - tempo oral < 60 min**

> *Para dentes com o ápice fechado*

Iniciar o tratamento endodôntico aos 7 a 10 dias. Nos casos em que o tratamento endodôntico é adiado ou em que estão presentes sinais de reabsorção, tratar com um tratamento de hidróxido de cálcio de "longa duração" antes da obturação.

Se a terapia for iniciada, a polpa deve estar necrótica sem infeção ou, no máximo, apenas com uma infeção mínima. Por conseguinte, a terapia endodôntica com um agente antibacteriano eficaz entre as consultas, durante um período de tempo relativamente curto (7 a 10 dias), é suficiente para garantir uma desinfeção eficaz do canal. A longo prazo

A terapia com hidróxido de cálcio continua a ser um excelente método de tratamento. A vantagem da sua utilização é que o material obturador temporário é colocado até que se confirme a existência de um espaço de ligamento periodontal intacto. O tratamento com hidróxido de cálcio a longo prazo deve ser sempre utilizado quando a lesão ocorreu mais de 2 semanas antes do início do tratamento endodôntico ou se houver evidência radiográfica de reabsorção.

O canal radicular é cuidadosamente instrumentado e irrigado, sendo depois preenchido com uma mistura espessa e pulverulenta de hidróxido de cálcio e soro fisiológico estéril (a solução anestésica também é um veículo aceitável). O hidróxido de cálcio é substituído de 3 em 3 meses, num intervalo de 6 a 24 meses. O canal é obturado quando uma membrana periodontal radiograficamente intacta pode ser demonstrada à volta da raiz. O hidróxido de cálcio é um agente antibacteriano eficaz e influencia favoravelmente o ambiente local no local da reabsorção, promovendo teoricamente a cicatrização (Tronstad 1988)[190] . Também altera o ambiente na dentina para um pH mais alcalino, o que pode retardar a ação das células reabsortivas e promover a formação de tecido duro (Tronstad 1981)[191] . No entanto, a mudança do hidróxido de cálcio deve ser mantida a um nível mínimo (não mais de 3 em 3 meses) porque tem um efeito necrosante nas células que estão a tentar repovoar a superfície radicular danificada.

A pasta de antibiótico-corticosteroide, Ledermix, é eficaz no tratamento da reabsorção radicular inflamatória, inibindo a propagação de dentinoclastos sem danificar o ligamento periodontal (Pierce 1988)[192] . A sua capacidade de se difundir através das raízes dentárias humanas foi demonstrada, enquanto a sua libertação e difusão são ainda mais reforçadas quando utilizadas em combinação com pasta de hidróxido de cálcio (Abbott 1988)[193] A calcitonina, uma hormona que inibe a reabsorção óssea osteoclástica, é também um medicamento eficaz no tratamento da reabsorção radicular inflamatória (Pierce 1988) [192]

> *Para dentes com o Apex aberto*

Os dentes com ápices abertos têm o potencial de revascularizar e continuar o desenvolvimento radicular e o tratamento inicial é direcionado para o restabelecimento do fornecimento de sangue (Skoglund1981)[194] por isso, o tratamento endodôntico deve ser evitado, a menos que estejam presentes sinais definitivos de necrose pulpar, tais como inflamação peri-radicular. Ao primeiro sinal de uma polpa infetada, deve-se iniciar o procedimento de apexificação. O diagnóstico da vitalidade pulpar é extremamente desafiador nesses casos. Após o trauma, o diagnóstico de uma polpa necrótica é particularmente desejável porque, devido ao dano cementário que acompanha a lesão traumática, a infeção nesses dentes é potencialmente mais prejudicial. A reabsorção radicular inflamatória externa pode ser extremamente rápida nesses dentes jovens porque os túbulos são largos e permitem que os irritantes se movam livremente para a superfície externa da raiz (Cvek et al 1990, Yanpiset e ₜᵣₒₚₑ, ₂₀₀₁). [183,184,179]

Os pacientes são chamados a cada 3-4 semanas para efetuar testes de sensibilidade. Os relatórios indicam que os testes térmicos com neve de dióxido de carbono (- 78 °C) ou difluordi clormetano (- 50 °C) colocados no bordo incisal ou no corno pulpar são os melhores métodos para testar a sensibilidade, particularmente em dentes permanentes jovens (Fulling and andreasen1976). Um destes dois testes deve ser incluído no teste de sensibilidade destes dentes traumatizados. O fluxómetro Doppler a laser demonstrou ser uma ferramenta superior no diagnóstico da revascularização de um dente imaturo após trauma (Mesaros e Trope1997)[195] . Num estudo recente em cães, Yanpiset et al (2001)[184] , mostraram que a presença de revascularização pode ser detectada tão cedo quanto 4 semanas após uma avulsão por este método.

**b) Tempo de secagem oral extra de > 60 minutos.**

> *Para dentes com o Apex aberto*

Nesses dentes, a chance de revascularização é extremamente pobre (Andreasen1981, Trope1992)[109,182] . Portanto, nenhuma tentativa é feita para revitalizar esses dentes. Um procedimento de apicificação é iniciado na segunda visita. Como o tempo de reimplantação não é crítico nestes casos, o tratamento endodôntico poderia ter sido completado extra-oralmente antes da reimplantação na consulta de emergência. Nesses casos, a segunda consulta é uma consulta de retorno para avaliar apenas a cicatrização inicial.

> *Para dentes com o ápice fechado*

Como não há chance de revitalização desses dentes, o tratamento endodôntico deve ser iniciado na segunda visita, entre 7 e 10 dias (Andreasen (1981)[109] ; Cvek et al. (1990)[183] . Se a terapia for iniciada neste momento ótimo, a polpa deverá estar necrosada isquimicamente sem infeção ou, no máximo, apenas com uma infeção mínima (Tronstad1981)[191] . Por conseguinte, a terapia endodôntica com um agente antibacteriano eficaz entre consultas, durante um período relativamente curto, é suficiente para assegurar a desinfeção eficaz do canal. Este protocolo é o novo tratamento recomendado pela American Association of Endodontists Ad Hoc Committee on Treatment of the Avulsed tooth (Como em Trope1995)[196] O canal radicular é cuidadosamente instrumentado e irrigado e, em seguida, preenchido com uma mistura espessa de hidróxido de cálcio e solução salina estéril. O hidróxido de cálcio é substituído de 3 em 3 meses, num intervalo de 6 a 24 meses. O canal é obturado quando é demonstrada uma membrana periodontal radiograficamente intacta à volta da raiz.

> **Novo protocolo Pohl et al, (2005)** [197]

Antes de 1995, durante o exame, o tratamento endodôntico extra-oral foi preparado e iniciado quando a necrose pulpar era previsível, de acordo com a maturidade da raiz e/ou as circunstâncias durante a fase extra-oral. Assim, a reimplantação era concluída dentro de 30-45 minutos após a chegada do paciente. Desde 1995, os dentes foram armazenados durante pelo menos 30 minutos no meio de cultura de tecidos; a reimplantação o mais cedo possível deixou de ser seguida. De tempos a tempos, os dentes eram agitados suavemente no meio. Antes de 1998, eram prescritos antibióticos sistémicos (sobretudo penicilina), mas não de forma regular. Desde 1998, a doxiciclina para uso sistémico foi sempre prescrita como parte da *terapia anti-reabsortiva-regenerativa (ART)*.

**E) Tratamento endodôntico extra-oral**

De acordo com o método descrito por Kirschner et al (1996)[198] , os dentes avulsionados foram tratados endodonticamente através da inserção retrógrada extra-oral de pinos feitos de cerâmica ou titânio.

**F) Enxaguamento intensivo**

Para o enxaguamento foi utilizada exclusivamente solução salina isotónica estéril. A superfície radicular dos dentes avulsionados foi intensamente enxaguada durante a preparação do canal radicular através do sistema de arrefecimento automático. Até 1998, a superfície da raiz era adicionalmente enxaguada imediatamente antes da reimplantação. A partir de 1998, a superfície da raiz foi enxaguada logo que possível após a chegada do paciente, durante a preparação do canal radicular e imediatamente antes da aplicação de um glucocorticoide no meio de armazenamento. O alvéolo também foi lavado imediatamente antes da reimplantação.

**G) Terapia Anti-reabsortiva-Regenerativa**

De acordo com Pohl et al 2005: [197]

Desde 1998, a aplicação tópica e sistémica de diferentes medicamentos é utilizada para deprimir a atividade de reabsorção e apoiar a regeneração na PDL. Após a conclusão do tratamento endodôntico extra-oral e a lavagem intensa da superfície radicular, os dentes são armazenados durante cerca de 20 minutos no meio de cultura de tecidos da caixa de salvamento dentário Dentosafe, ao qual foram adicionados 40 $u$ g ml$^1$ dexametasona. De poucos em poucos minutos, os dentes foram agitados suavemente dentro deste meio.

Imediatamente antes da reimplantação - após a remoção do coágulo do alvéolo por lavagem com solução salina isotónica estéril - é aplicado um EMD (Emdogain) na superfície da raiz e no alvéolo. Após a conclusão do tratamento, é prescrita doxiciclina para uso sistémico de acordo com o peso dos pacientes (2 mg/ kg¹ peso corporal diariamente, dose máxima de 100 mg/dia) durante 5 dias.

A condição da PDL no momento da colocação na caixa de resgate de dentes foi definida como *não comprometida*, quando os dentes foram armazenados secos por menos de 15 min e/ou armazenados em meio húmido não fisiológico por menos de 30 min. A PDL foi classificada como *comprometida* quando o armazenamento a seco foi entre 15 e 60 min e/ou o armazenamento húmido não fisiológico foi entre 30 e 120 min. A condição da PDL foi definida como *sem esperança* quando o tempo extra-oral excedeu 60 min de armazenamento seco e/ou 120 min de armazenamento húmido não fisiológico.

Pohl et al (2005)[197] concluíram que todos os dentes resgatados em condições fisiológicas logo após a avulsão cicatrizaram com função fisiológica. O tratamento endodôntico extra-oral e o uso de ART (Glucocorticóides e Emdogain topicamente, Doxiciclina sistemicamente) não resultaram em complicações. Há indícios de que o ART pode promover a cicatrização em dentes com um armazenamento extra-oral não fisiológico de duração limitada. O armazenamento fisiológico imediato de dentes avulsionados é de extrema importância para a cicatrização periodontal após o reimplante. A caixa de resgate de dentes deve estar amplamente disponível em kits de primeiros socorros em escolas, jardins de infância, piscinas públicas, instalações desportivas, bem como em instalações de emergência, farmácias, médicos e dentistas e em famílias com crianças, para permitir um tempo de reação curto após a avulsão, o que é crucial para uma reimplantação bem sucedida.

**H) Restauração temporária**

É essencial selar eficazmente o acesso coronal para evitar a infeção do canal entre visitas. As restaurações temporárias recomendadas são o cimento de óxido de zinco-eugenol reforçado. A resina composta de ataque ácido ou o cimento de ionómero de vidro. A profundidade da restauração provisória é fundamental para a sua capacidade de selagem. A restauração provisória é colocada diretamente sobre o hidróxido de cálcio na cavidade de acesso. O hidróxido de cálcio deve ser removido das paredes da cavidade de acesso, uma vez que é solúvel e sai quando entra em contacto com a saliva, deixando uma restauração provisória defeituosa.

Após o início do tratamento do canal radicular, a tala é removida. Se o tempo não permitir a remoção completa da tala nesta consulta, as tachas de resina são alisadas de modo a não irritar os tecidos moles e a resina residual é removida numa consulta posterior.

Nesta consulta, a cicatrização é normalmente suficiente para efetuar um exame clínico detalhado dos dentes que rodeiam o dente avulsionado. Os testes de sensibilidade, a reação à percussão e à palpação e a medição da sondagem periodontal devem ser cuidadosamente registados para referência nas consultas de acompanhamento. [197]

**I)Visita de Obturação**

Se o tratamento endodôntico foi iniciado 7 a 10 dias após a avulsão e os exames clínicos e radiográficos não indicarem patose, a obturação do canal radicular nesta visita é aceitável, embora o uso de hidróxido de cálcio de longa duração seja uma opção comprovada para estes casos. Por outro lado, se o tratamento endodôntico foi iniciado mais de 7-10 dias após a avulsão ou se a reabsorção ativa é visível, o espaço pulpar deve ser desinfectado antes da obturação. Tradicionalmente, o restabelecimento de uma lâmina dura é um sinal radiográfico de que as bactérias do canal foram controladas. Quando é possível localizar uma lâmina dura intacta, a obturação pode ser efectuada.

O canal é reinstrumentado e irrigado sob assepsia rigorosa. Após a conclusão da instrumentação, o canal pode ser obturado por qualquer técnica aceitável, com especial atenção para uma técnica asséptica e a melhor vedação possível do material obturador. [201]

**J) Restauração permanente**

A fuga coronal causada por restaurações provisórias e definitivas defeituosas resulta numa quantidade clinicamente relevante de contaminação bacteriana do canal radicular após a obturação. Por isso, o dente deve receber uma restauração definitiva no momento ou logo após a obturação do canal radicular. Tal como acontece com a restauração provisória, a profundidade da restauração é importante para a sua selagem, pelo que deve ser efectuada a restauração mais profunda possível. Se possível, deve ser evitado um pilar. Como a maioria das avulsões ocorre na região anterior da boca, onde a estética é importante, a resina composta com a adição de agentes de ligação à dentina é geralmente recomendada nestes casos. Têm a vantagem adicional de reforçar internamente o dente contra a fratura, caso ocorra outro trauma. [197]

***Cuidados de acompanhamento:***

Os cuidados de acompanhamento devem ser efectuados de 6 em 6 meses durante 3 anos e anualmente durante o maior período de tempo possível. O acompanhamento dos casos de avulsão após a conclusão da obturação do canal é extremamente importante. Se for identificada uma reabsorção de substituição, está indicada uma revisão atempada do plano de tratamento a longo prazo. No caso de reabsorção radicular inflamatória, uma nova tentativa de desinfeção do espaço do canal radicular pode reverter o processo. Os dentes adjacentes e circundantes ao dente ou dentes avulsionados podem apresentar alterações patológicas muito tempo depois do acidente inicial. Por isso, estes dentes devem ser testados aquando da recolha e o resultado deve ser comparado com os recolhidos logo após o acidente.[197]

**Procedimentos de acompanhamento de dentes permanentes traumatizados** [93]

| Tempo | Ápice fechado | Ápice aberto |
|---|---|---|
| 1 semana | S<br>Tratamento endodôntico inicial | S |
| 2-3 semanas | C | C |
| 3-4 semanas | C | C |
| 6-8 semanas | C | C |
| 6 meses | C | C |
| 1 ano | C | C |
| 5 anos | C | C |

S = Remoção da tala. C = Exame clínico e radiográfico

**> Ápice fechado**

1) Resultado satisfatório - Clínico: assintomático, mobilidade normal, percussão normal. Radiográfico: ausência de radiolucências perirradiculares indicativas de reabsorção radicular inflamatória externa progressiva (>2X a lâmina dura normal) ou perda da lâmina dura indicativa de anquilose e reabsorção de substituição.

2) Resultado insatisfatório - Clínico: sintomático e/ou som de percussão agudo.

Radiográfico: [Radiolucências perirradiculares na raiz e no osso ou substituição radiográfica da raiz por osso.

> **Abrir o Apex**

1) Resultado satisfatório - Clínico: assintomático, mobilidade e padrão de erupção normais, som normal à percussão. Teste de sensibilidade positivo.

Radiográfico: Como no caso do ápice fechado. Desenvolvimento radicular contínuo, obliteração do lúmen pulpar extremamente comum.

2) Resultado insatisfatório: Clínica: sintomático e/ou som de percussão agudo. Dente em infra - oclusão.

Radiográfico: Como no caso do ápice fechado. A raiz não se desenvolve; o lúmen pulpar não muda de tamanho.

## CONSIDERAÇÕES BIOLÓGICAS APÓS O REIMPLANTE

> **Reacções pulpares**

As alterações pulpares extensas puderam ser observadas logo aos 3 dias após a reimplantação. Os danos mais graves foram normalmente observados na parte coronal da polpa. Os sinais de cicatrização foram observados dentro de 2 semanas após o reimplante.

Várias respostas pulpo-dentinárias, que ocorrem após o reimplante imediato, são classificadas como:

I.   Dentina reparadora tubular regular.

II.  Dentina reparadora irregular com estruturas tubulares diminuídas.

III. Dentina reparadora irregular com células encapsuladas (osteodentina).

IV.  Osso imaturo irregular.

V.   Osso lamelar regular ou cemento.

VI.  Reabsorção interna.

VII. Necrose da polpa. (Anderson et al, 1966)[199]

O dano pulpar primário grave foi mais frequentemente encontrado em dentes com formação radicular completa do que naqueles com um ápice aberto, onde a reparação pulpar também pareceu ser mais rápida. [8]

> **Reacções de cicatrização periodontal**

Imediatamente após o reimplante, é encontrado um coágulo entre as duas partes do ligamento periodontal rompido. A linha de separação situa-se mais frequentemente no meio do ligamento periodontal, embora a separação possa ocorrer na inserção das fibras de Sharpey no cemento ou no osso alveolar. A proliferação de células do tecido conjuntivo ocorre rapidamente e, após 3 a 4 dias, a lacuna no ligamento periodontal é obliterada por tecido conjuntivo jovem. Após 1 semana, o epitélio está novamente ligado à junção cemento-esmalte. Este facto é de importância clínica porque pode implicar um risco reduzido de infeção gengival e/ou um risco reduzido de invasão bacteriana do canal radicular ou do ligamento periodontal através da bolsa gengival.[8]

> **Sequelas de danos na fixação e necrose da polpa**

O trauma no aparelho de inserção resulta numa inflamação localizada no ligamento periodontal. Se a resposta inflamatória não for excessiva e não existirem outros estímulos à inflamação, a cicatrização ocorre com a formação de um novo ligamento periodontal e camada cementária. Este processo é designado por *reabsorção superficial*.

Se o trauma for extenso, com uma grande área de dano envolvendo mais de 20% da superfície da raiz, pode ocorrer uma fixação anormal após a cicatrização. Após a resposta inflamatória inicial para remover os detritos resultantes da lesão, o resultado é uma superfície radicular desprovida de cemento. As células na vizinhança da raiz desnudada competem agora para a repovoar. Muitas vezes, as células precursoras do osso deslocam-se da parede do alvéolo e povoam a raiz danificada, em vez das células do ligamento periodontal, que se deslocam mais lentamente. O osso entra em contacto direto com a raiz sem um aparelho de fixação intermediário. Este fenómeno é designado por *anquilose dentoalveolar*. O osso é reabsorvido e reformado fisiologicamente ao longo da vida. Os osteoclastos em contacto com a raiz reabsorvem a dentina. Na fase de reforma, os osteoblastos depositam osso na zona que anteriormente era raiz, acabando por a substituir. Este efeito progressivo da anquilose no dente avulsionado é denominado *reabsorção de substituição. Caracteriza-se* histologicamente pelo contacto direto entre o osso e a dentina, sem separação entre o ligamento periodontal e a camada cementária. Radiograficamente, perde-se a distinção entre a raiz e o osso circundante, resultando numa aparência de traça. Clinicamente, a falta de mobilidade do dente e um som metálico à percussão são patognomónicos de infra-oclusão na dentição em desenvolvimento. Por fim, o dente é perdido.

A camada cementária é também uma barreira física que separa o sistema de canais radiculares da ligação periodontal circundante. Em circunstâncias normais, se o espaço pulpar ficar infetado, a camada cementária não permite que as toxinas da polpa cheguem ao ligamento periodontal.

Após uma avulsão, o revestimento cementário é danificado e perde a sua qualidade protetora. A polpa, que está necrosada devido à avulsão, fica infetada; as toxinas podem agora passar através dos túbulos dentinários e estimular uma resposta inflamatória no ligamento periodontal correspondente. O resultado é a reabsorção da raiz e do osso. Este processo é designado por *reabsorção radicular inflamatória*.

O infiltrado periodontal é constituído por tecido de granulação com linfócitos, plasmócitos e leucócitos polimorfonucleares. As células gigantes multinucleadas reabsorvem a superfície radicular desnudada, e isto continua até que o estímulo seja removido. Radiograficamente, a reabsorção inflamatória é observada como áreas radiolúcidas progressivas da raiz e do osso adjacente. Estas alterações podem ocorrer a partir de 2 a 3 semanas após a avulsão.

> **Cicatrização gengival e perda de ligação marginal**

A cicatrização gengival é um fenómeno comum após o reimplante, independentemente das condições de armazenamento. Nos casos em que o trauma tenha provocado danos alveolares extensos, pode ocorrer perda de suporte ósseo marginal.

> **Complicações devidas à perda precoce de dentes**

*Malformação na dentição em desenvolvimento:* Se for decidido não reimplantar um dente permanente avulsionado, surgem problemas relativamente ao tratamento posterior. O mesmo se aplica aos casos em que a extração do dente replantado é necessária devido a reabsorção radicular. Se não for instituído qualquer tratamento, verifica-se frequentemente um grau acentuado de migração espontânea do dente. Infelizmente, esta migração é muitas vezes esteticamente indesejável devido ao desvio da linha média. A terapia deve, portanto, consistir no fechamento ortodôntico do espaço, na substituição protética do dente ou no autotransplante ou implante no local.

# TRANSPLANTE

Em pacientes em crescimento, a reabsorção radicular/anquilose resulta numa "complicação consecutiva" ou "complicação de seguimento" específica. Os dentes entram numa infraposição progressiva que leva a problemas funcionais e estéticos. Para evitar estas complicações, a remoção precoce dos dentes anquilosados numa altura em que as substâncias radiculares ainda estão presentes e, eventualmente, o transplante de pré-molares ou caninos primários são uma opção.

Sete dentes anquilosados foram removidos assim que um transplante foi possível, de acordo com considerações ortodônticas, previsibilidade de sucesso (estágios radiculares) e adesão dos pacientes e dos seus pais. Dois dentes foram removidos devido à infraposição progressiva, mas sem transplantes consecutivos. Na maioria dos casos, os dentes foram removidos quando as substâncias radiculares ainda não estavam completamente reabsorvidas. Se nos concentrássemos apenas nos dentes, teria sido possível uma maior retenção, e as remoções poderiam então ser vistas como precoces ou prematuras. Até à data, nenhum estudo abordou esta remoção prematura ou a relacionou com a perda e sobrevivência dos dentes. No entanto, no presente estudo, a decisão de um tratamento consecutivo, ou seja, o transplante de pré-molares ou caninos decíduos, teve um impacto esmagador na remoção de dentes. Com o uso mais frequente de alguns métodos novos, como a decoronagem. **Filippi et al (2002)**[200] e o transplante de caninos decíduos. **Cvek**(1992) [201]

o impacto de uma decisão relativa ao tratamento consecutivo de dentes anquilosados em pacientes em crescimento aumentará ainda mais. A sobrevivência é, portanto, profundamente influenciada pelas opções de tratamento disponíveis e deve ser considerada em estudos futuros. Dentes anquilosados em pacientes adultos não entrarão em infraposição e, portanto, não há indicação para uma remoção prematura. Assim, o fim do crescimento deve ser visto como um limite importante e deve ser considerado nas avaliações.

**Taylor (1979)**[202] referiu que os dentes supranumerários também podem ser transplantados para substituir os dentes em falta, embora algumas variações anatómicas possam restringir a sua utilização. **Northway (1980)**[203] confirmou a crença geral numa incorporação fisiológica em que o principal fator de prognóstico é a integridade do periodonto.

**Slagsvold e Bjercke (1987)**[204] apresentaram casos em que incisivos laterais superiores ausentes congenitamente ou incisivos superiores perdidos por trauma foram substituídos por pré-molares

**Barrett e Kenny (1997)**[180] utilizaram a análise de sobrevivência para relatar os resultados de incisivos permanentes reimplantados após armazenamento extra-alveolar prolongado. Demonstraram que a sobrevivência dos incisivos reimplantados está significativamente relacionada com a maturidade da raiz no momento da reimplantação. As curvas de sobrevivência relatadas por Barrett e Kenny permitem aos clínicos descrever quantitativamente as perspectivas de sobrevivência de um incisivo avulsionado com base no grau de maturidade da raiz no momento da reimplantação.

**Kinoshita em 2000**[205] estudou o prognóstico de incisivos decíduos reimplantados após ferimentos, (2000) entre 1979 e 1997, 58 dentes decíduos avulsionados foram tratados na Clínica de Pedodontia do Hospital Dentário da Universidade de Nigata. Entre estes, três dentes de dois casos permaneceram até à erupção dos seus sucessores permanentes, e um dente de um caso permaneceu em observação sem extração. Um dente reimplantado pode não ter sido compatível com a cavidade alveolar. Nos outros dois dentes, os tecidos vitais periodontais podem ter sido removidos antes do reimplante. É geralmente sugerido que a reimplantação de dentes decíduos não é uma boa opção. No entanto, a partir dos presentes resultados, considerou-se que a reimplantação pode ser um método eficaz quando a condição do dente decíduo avulsionado é adequada.

**Pohl Y (2001)[206]** descreveu o transplante de um canino primário após a perda traumática de um incisivo central num rapaz de 8 anos de idade. O acompanhamento de 7 meses revelou uma cicatrização periodontal normal com ausência de infeção, anquilose ou reabsorção progressiva

concluíram que o transplante de um canino primário era um método promissor para substituir um dente permanente perdido.

**Blakytny (2001)[207]** concluiu que mais de três quartos dos professores, treinadores e prestadores de cuidados de saúde estão relutantes em reimplantar um incisivo avulsionado, apesar das provas de que a reimplantação imediata (<5 minutos) é decisiva para a regeneração do ligamento periodontal (LP). As razões apresentadas pelos inquiridos incluem formação inadequada, indução de dor ou medo na criança, medo de infeção pessoal transmitida pelo sangue e possíveis consequências legais da sua intervenção.

## PERÍODO DE ARMAZENAMENTO E SUPORTE DE ARMAZENAMENTO

**Um meio de armazenamento** pode ser definido como uma solução fisiológica que replica de perto o ambiente oral para ajudar a preservar a viabilidade das células PDL após a avulsão.

Quanto maior for o tempo de exposição de um dente avulsionado ao armazenamento a seco, pior será o prognóstico da reimplantação. Para minimizar os efeitos adversos da avulsão, vários meios de armazenamento foram investigados quanto à sua capacidade de manter as células viáveis e são considerados cruciais para a preservação da vitalidade das células PDL.

**Hammer (1955)[208]** abordou pela primeira vez a importância da viabilidade das células PDL antes da reimplantação e demonstrou que o tempo de sobrevivência de um dente reimplantado está diretamente correlacionado com a quantidade de membrana periodontal viável.

**Cvek et al em 1978[209]** sugeriram que quando os dentes avulsionados são armazenados até 40 minutos a seco, seguidos de um intervalo de armazenamento húmido (soro fisiológico ou saliva) de 25-60 minutos, a ocorrência de anquilose é muito menor do que nos dentes armazenados a seco até 40 minutos (20% em comparação com 60%) antes da reimplantação.

**Blomlof et al em 1980[210]** mostraram que os danos nas células PL de dentes avulsionados armazenados em solução salina normal (0,9 por cento) durante uma hora eram iguais aos danos sofridos após três horas de armazenamento em leite, devido à diferença na osmolalidade. **Blomlof et al** foram os primeiros a investigar a utilização do leite como meio de armazenamento provisório

**Blomlof e Otteskog em 1980[211]** usaram células PL humanas em cultura para estudar o efeito do armazenamento no leite a várias temperaturas. Apesar de não ter sido efectuado nenhum teste estatístico de significância, o armazenamento no leite a 4°C resultou numa viabilidade celular ligeiramente melhor do que o armazenamento a 20°C para todas as durações extra-alveolares. O número de células PL viáveis presentes a 4°C era quase tão elevado após 180 minutos como o número de células presentes após armazenamento a 20°C durante 60 minutos.

**Barbakow (1980)**[212] Finalmente, experiências in vivo provaram que as células do lado da raiz que já estão mortas não podem ser ressuscitadas através da re-hidratação em meios como a Solução Salina Equilibrada ou o leite. O tratamento pré-replante da superfície radicular com flúor é direcionado para a eliminação da reabsorção radicular inflamatória e para o aumento da resistência da raiz à reabsorção radicular de substituição através da formação de fluorapatite na superfície radicular, conforme demonstrado em estudos anteriores.

Um estudo retrospetivo efectuado por **Keasher e Personin em 1984**[213] demonstrou que foi bem sucedido em 85,3% dos casos de reimplantação e foi utilizado no passado como suporte de cultura de tecidos de mamíferos, tendo demonstrado a capacidade de preservar e reconstituir as células do ligamento periodontal.

**<u>Requisitos do suporte de armazenamento</u>** [8]**:**

Um suporte de armazenamento ideal deve:

• Ser capaz de preservar a vitalidade celular, a capacidade de adesão e a clonogenicidade.

• Estar prontamente disponível no momento da avulsão para permitir o seu acesso rápido

• Possuem pH e osmolaridade fisiologicamente compatíveis

• Não provoca qualquer dano celular.

**<u>Suportes de armazenamento habitualmente utilizados:</u>**

*Podem ser classificados como:*

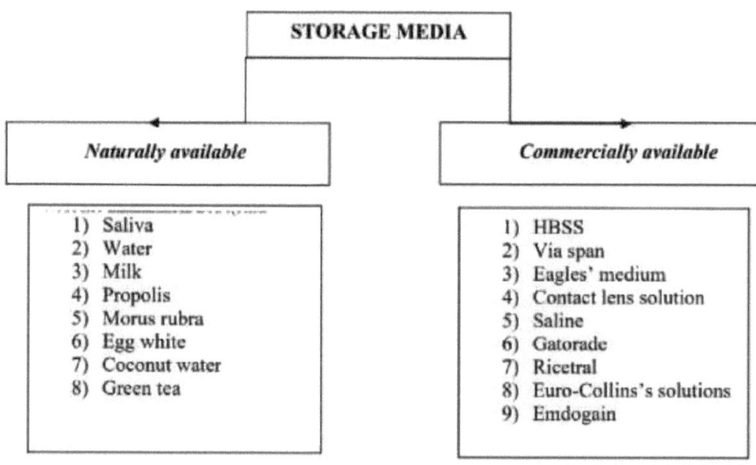


*Figura 12.2: Diagrama esquemático que mostra a classificação dos vários suportes de armazenamento.*

**<u>Suportes de armazenamento naturalmente disponíveis:</u>**

**1) Água da torneira**[214] **:**

Na maioria das vezes, o adulto ou os pais que se encontram no local do acidente colocam os dentes avulsionados na água da torneira, por ser a mais facilmente disponível. No entanto, ela possui características inadequadas para ser utilizada como meio de armazenamento de dentes avulsionados, pois apresenta contaminação bacteriana, hipotonicidade, pH e osmolalidade não fisiológicos, o que favorece a lise das células da LDP. Vários estudos demonstraram que as células armazenadas em água não mantiveram sua morfologia, com destruição visível e morte celular rápida. Diante disso, a água da torneira deve ser utilizada apenas para evitar a desidratação dentária, mas é inadequada para a conservação de dentes avulsionados.

*Desvantagens:*

o Tem uma contaminação bacteriana variável

o De natureza hipotónica

o Ph não fisiológico (6,5-8,5) e osmolalidade (7-17mOsm/kg) que favorece a lise das células PDL.

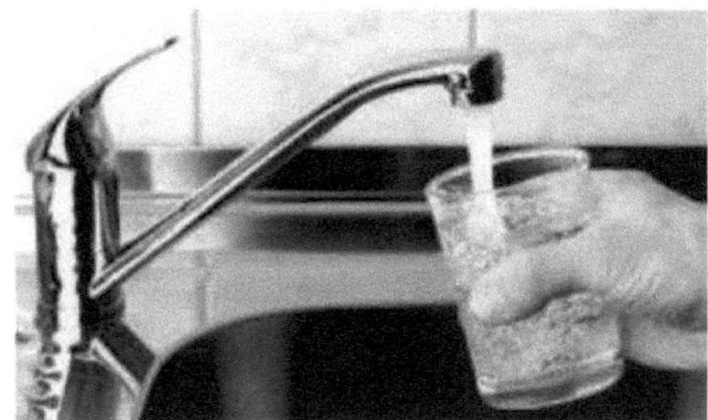

**Figura 12.3: Água da torneira**

## 2) Saliva humana (vestíbulo bucal) [215,216]

A saliva pode ser recolhida num copo e o dente pode ser deixado cair dentro dele ou o dente pode ser colocado na boca do doente debaixo da língua ou no vestíbulo. Mas é utilizada como meio de armazenamento durante um curto período de tempo, uma vez que pode danificar as células do ligamento periodontal se for utilizada durante mais de 1 hora.

Estudos demonstraram que a saliva é ineficiente para manter a viabilidade celular, mas é preferível utilizá-la em vez de manter o dente em condições secas, porque os efeitos da reabsorção tornam-se mais graves com o tempo. Há evidências de que a saliva artificial também não é adequada para receber dentes avulsionados. Sousa et al. encontraram desorganização das fibras de colágeno, alterando assim a qualidade da PDL. Tendo em vista os estudos que utilizaram tanto a saliva humana quanto a artificial, estas não podem ser consideradas como meios adequados.

*Vantagem :*

É o meio de armazenamento mais imediatamente disponível em todos os locais de acidente.

*Desvantagens :*

o A osmolalidade é muito inferior à fisiológica (60-70 mOsm/kg).

o Tem uma menor quantidade de nutrientes como a glucose e factores de crescimento essenciais para manter a viabilidade das células PDL.

o A presença de microorganismos torna a saliva menos desejável.

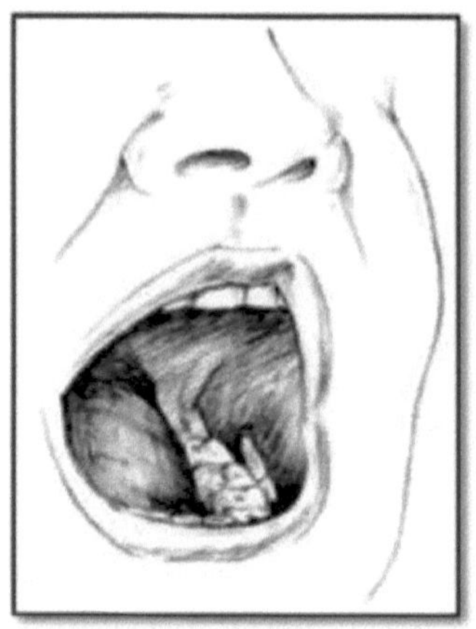

***Figura 12.4: Dente colocado no vestíbulo bucal***

**3)**  Milk [181,210,211]

O leite possui várias características favoráveis como meio de armazenamento para dentes avulsionados, pois é um líquido isotônico, com pH aproximadamente neutro e osmolalidade fisiológica, possui baixo ou nenhum conteúdo bacteriano, contém fatores de crescimento e nutrientes essenciais para as células, além de ter uma alta disponibilidade em quase todos os lugares e baixo custo. Sendo uma secreção glandular, o leite contém fator de crescimento epitelial (EGF), que estimula a proliferação e regeneração dos restos celulares epiteliais de Malassez e ativa o osso alveolar

reabsorção. Este facto acaba por contribuir para isolar o tecido ósseo do dente e diminuir a probabilidade de anquilose. Apesar de não oferecer condições para o restabelecimento da morfologia celular, da diferenciação celular ou da mitose, o leite previne a morte celular.

Diversos autores que avaliaram a viabilidade das células do PDL em contacto com o leite relataram taxas de sobrevivência de 70 a 90% e baixa frequência de reabsorções radiculares após períodos de até 72 h. A associação americana de endodontia indica o leite como meio de armazenamento de dentes avulsionados para manter a viabilidade das células do PDL. O leite é um excelente meio de armazenamento até 6 horas, após as quais perde a sua eficácia

*Vantagens*

o Líquido isotónico com osmolalidade fisiológica (275 mOsm /kg)

o  pH neutro (6,5-6,8)

o  Baixo ou nenhum conteúdo bacteriano devido à pasteurização

o  Contém factores de crescimento e nutrientes essenciais para as células

o  O leite contém o fator de crescimento epitelial que estimula a proliferação e a regeneração dos restos de células epiteliais de Malassez

*Desvantagem*

O leite pasteurizado normal tem um prazo de validade curto e requer refrigeração, o que o torna menos facilmente disponível no local do trauma.

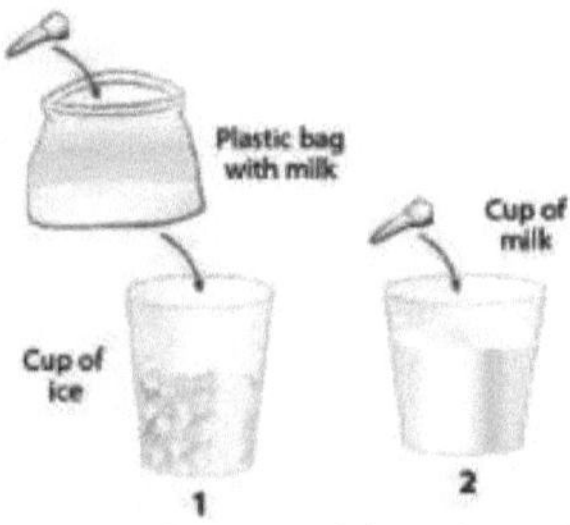


***Figura 12.5: armazenamento de um dente avulsionado no leite***

**4) Clara de ovo e ovalbumina** [217,218]

A clara de ovo e a ovalbumina, a principal proteína da clara de ovo, são consideradas uma boa escolha como meio de armazenamento para dentes submetidos a reimplantação tardia devido ao seu elevado teor de proteínas, vitaminas e água, à ausência de contaminação microbiana e ao fácil acesso.

Sousa et al. avaliando PDL humanas aderidas a raízes de dentes extraídos e mantidas neste meio de armazenamento observaram que a clara de ovo proporcionou viabilidade celular e características histológicas semelhantes às do leite.

Khademi et al. compararam o leite e a clara de ovo como soluções para armazenar dentes avulsionados e verificaram que os dentes armazenados em clara de ovo durante 6 a 10 horas tiveram melhor incidência de reparação e menor reabsorção superficial do que os armazenados em leite durante o mesmo período de tempo e índice do que os controlos. O grande número de proteínas, vitaminas e água pode levar a resultados positivos ou negativos em relação à eficácia da clara de ovo e suas proteínas como meio de armazenamento para dentes avulsionados. Algumas experiências indicam que este é um meio muito bom para manter a viabilidade celular, mas outras mostram uma pequena perda de eficácia ao longo do tempo, possivelmente devido ao elevado pH do ovo e ao facto de as células PDL poderem visar as várias proteínas do ovo como corpos estranhos.

*Vantagens*

o Tem uma osmolalidade fisiológica entre 251-298 mOsm/kg.

o Boa escolha como meio de armazenamento devido ao elevado teor de proteínas, vitaminas e água.

o Ausência de contaminação microbiana

o Acesso fácil

*Desvantagens*

o Perda de eficácia se for utilizado durante um período mais longo como meio de armazenamento, possivelmente devido ao elevado pH do ovo (7,6-8,5)

o As células PDL podem reconhecer as proteínas do ovo como corpos estranhos e podem desenvolver anticorpos contra elas, causando mais destruição do que benefícios.

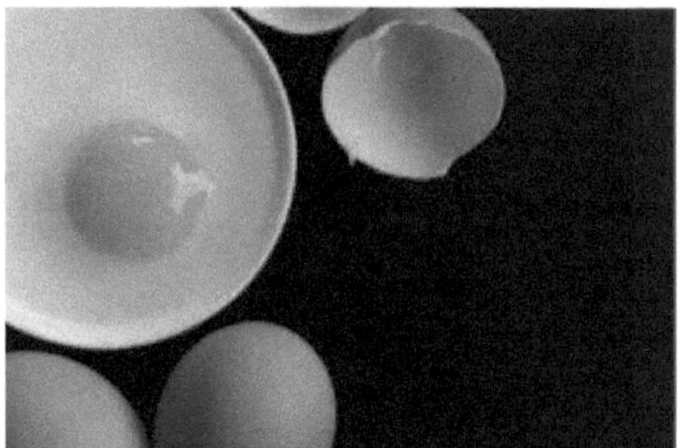

**Figura 12.6: Clara de ovo**

## 5) Água de coco [219,220]

A água de coco é um produto natural, biologicamente puro, estéril e rico em aminoácidos, proteínas, vitaminas e minerais. Vários estudos têm sido realizados para utilizar esta substância como meio de armazenamento para dentes avulsionados, mas os resultados são contraditórios. Gopikrishna et al. encontraram maior eficácia da água de coco em relação ao HBSS e ao leite para a viabilidade da PDL. Thomas et al. verificaram que o armazenamento de 15 a 120 minutos em água de coco é tão eficiente quanto o armazenamento em HBBS. Por outro lado, Pearson et al. e Thomas et al. observaram que a reabsorção inflamatória foi mais frequente quando o dente foi mantido em água de coco em comparação com o leite. Moreira-Neto et al. e Souza et al. também relataram que o leite apresentou melhor desempenho que a água de coco em relação à viabilidade celular. Portanto, é difícil considerar a água de coco como um meio de armazenamento adequado para dentes avulsionados.

*Vantagens*

o Produto biologicamente puro e estéril

o Rico em aminoácidos, proteínas, vitaminas e minerais.

o Ajuda a repor os fluidos, electrólitos e açúcares perdidos do corpo

*Desvantagens*

O pH ácido (4,13) é uma preocupação devido ao efeito deletério no metabolismo celular.

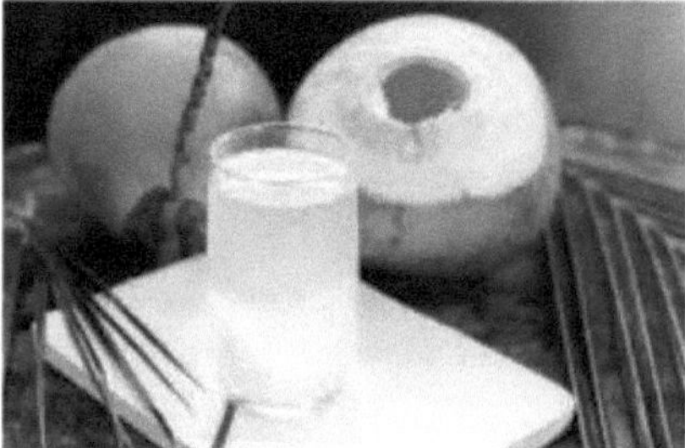

*Figura 12.7: Água de coco*

## 6) Chá verde [221-224]

A epigalocatequina-3-galato [EGCG] é um dos principais polifenóis do chá verde, conhecido por ter vários efeitos biológicos, tais como anti-oxidativo, anti-carcinogénico, anti-mutagénico, anti-inflamatório, anti-microbiano e antiviral, boa capacidade de prolongar a sobrevivência dos enxertos e capacidade de proteger os tecidos periodontais contra a reabsorção do osso alveolar devido a processos infecciosos causados por microrganismos patogénicos.

Além disso, Hwang et al. e Jung et al., na busca por um meio capaz de minimizar as infecções após o reimplante dentário, manter a viabilidade celular da PDL e reduzir a reabsorção radicular e a anquilose, relataram resultados entusiasmantes com o chá verde, com a manutenção de 90% da viabilidade celular por até 24 h, como o controle HBSS. Jung et al. também observaram que quanto maior a concentração do extrato, mais eficiente é o meio.

*Vantagens*

o Propriedades antioxidantes, anti-inflamatórias e antimicrobianas.

o Têm a capacidade de proteger o osso alveolar contra a reabsorção inflamatória (causada por microrganismos patogénicos).

*Desvantagens*

Muito difícil de obter no local do acidente.

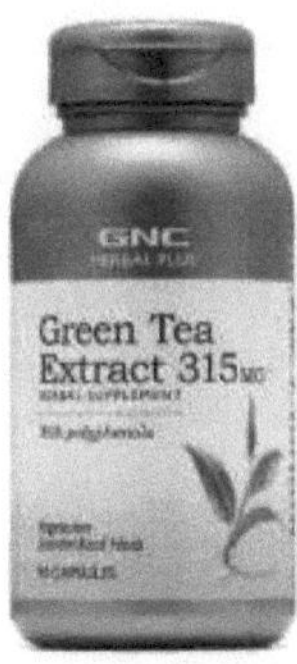

**Figura 12.8:** *Extrato de chá verde*

## 7)  Própolis [225-227]

Trata-se de um produto resinoso antibacteriano e anti-inflamatório de colmeia de abelha que tem o potencial de preservar a viabilidade das células PDL de um dente avulsionado.

A própolis é uma resina pegajosa obtida principalmente dos rebentos de algumas coníferas. É constituída por flavonóides (45-55%), ceras e ácidos gordos (23-35%), óleos essenciais (10%), proteínas polínicas (>1%), vitaminas e açúcares (5%), outros compostos orgânicos (cetonas, lactonas, quinonas, esteróides) e oligoelementos.

A própolis também contém ferro e zinco, importantes para a síntese de colagénio, e bioflavonóides que ajudam na contenção de hemorragias do tecido PDL

e estimulam as enzimas que fortificam as paredes dos vasos sanguíneos

no periodonto

Martin e Pileggi (2004)[225] concluíram que,

o A própolis pode ser capaz de manter a viabilidade das células PDL melhor do que o HBSS, o leite ou a solução salina

o O ensaio da colagenase e da difase parece ser um método viável para avaliar a viabilidade das células PDL.



_Vantagens_

o Notável propriedade antioxidante o  Ação anti-inflamatória

o  Eficácia antimicrobiana

_Desvantagens_

o Não está imediatamente disponível no local do acidente.

o  A  composição da própolis varia consoante a localização das plantas, o clima e as estações do ano

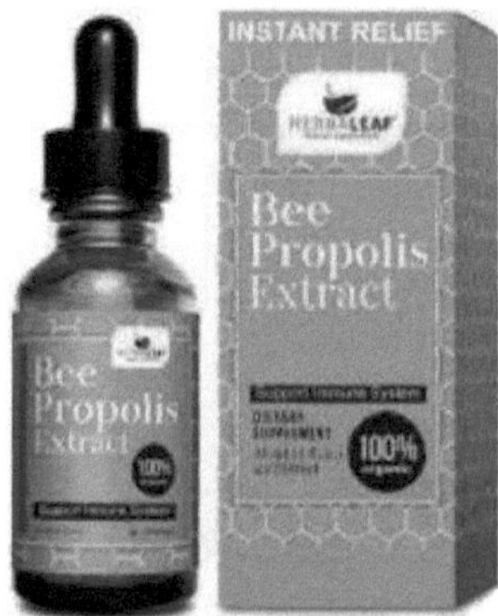

**Figura 12.9: Extrato de Própolis**

**8)   Morus rubra (amora vermelha)** [228,229]

É um produto natural normalmente disponível no Sul da Europa, no Médio Oriente, no Norte de África e no subcontinente indiano, que contém flavonóides, alcalóides e polissacáridos. Ozan et al. (2008) referiram que, quando os dentes foram armazenados em amoreira vermelha até 12 horas, a sua capacidade de manter a viabilidade das células PDL foi melhor do que a do HBSS; no entanto, se for necessário um tempo de armazenamento mais longo, é aconselhável utilizar concentrações mais elevadas do sumo do fruto.

_Vantagens_

Contêm nutrientes essenciais importantes para a preservação das células.

_Desvantagem_

Fraca disponibilidade no local do acidente.

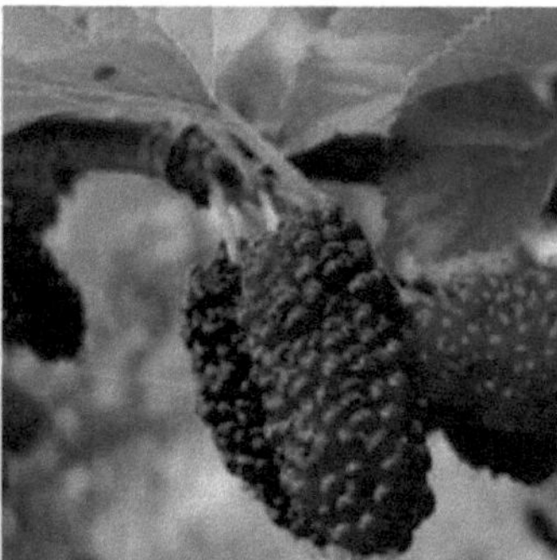

**Figura 12.10: Amoreira vermelha**

**Suportes de armazenamento disponíveis no mercado**

**1) Via Span:**

É um meio de armazenamento de órgãos de transplante que tem sido sugerido para o armazenamento de dentes avulsionados. **Hiltz e Trope em 1995**[214] concluíram que o Via Span é um meio de armazenamento eficaz a longo prazo, com base num modelo que utilizou fibroblastos labiais humanos. Após 168 horas de armazenamento em Via Span, 38% dos fibroblastos iniciais mantiveram a sua vitalidade.

*Vantagens*

Tem uma osmolalidade de 320mOsm/kg e um pH de 7,4 que ajuda a manter a viabilidade das células PDL.

*Desvantagens*

No entanto, o acesso limitado ao mesmo, especialmente no local do acidente, torna-o difícil de utilizar.

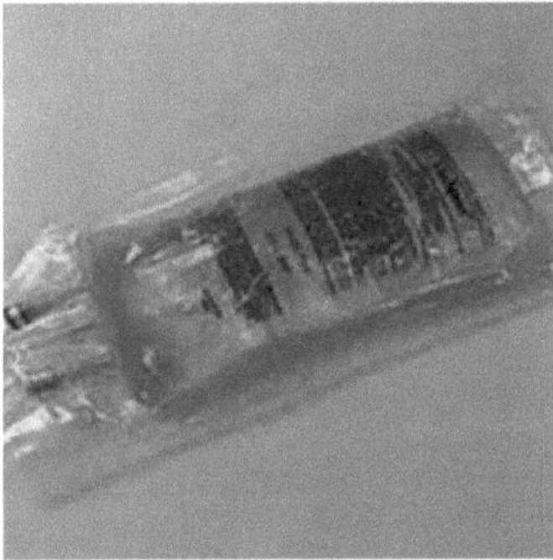

*Figura 12.11: Via vão*

**2) HBSS: - Solução salina equilibrada de Hanks (HBSS)** [181,230]

A solução salina equilibrada de Hank foi preparada comercialmente como meio de armazenamento para dentes avulsionados. Contém ingredientes activos como 8 g/L de cloreto de sódio, 0,4 g/L

D-glucose, 0,4 g/L de cloreto de potássio, 0,14 g/L de cloreto de cálcio, 0,35 g/L de bicarbonato de sódio, 0,09 g/L de fosfato de sódio monobásico, 0,1 g/L de sulfato de magnésio anidro e água como veículo e tem uma osmolalidade ideal de 270290 mOsm/kg e pH de 7,2.

Hwang et al. registaram 94% de viabilidade celular após armazenamento de células PDL humanas em cultura durante 24 horas neste meio, o que é considerado um excelente resultado, e Souza et al. também registaram resultados semelhantes com HBSS. Além disso, também foi demonstrado que repõe os metabolitos que foram depletados das células PDL. Assim, tem sido recomendada a colocação de dentes avulsionados em HBSS por 30 minutos antes do reimplante, a fim de repor as células do PDL, mesmo que os dentes avulsionados tenham sido armazenados num meio de armazenamento apropriado.

Em alguns países, o HBSS está disponível em kits de emergência [Save- A-Tooth, PA, EUA]. Este kit inclui um pequeno cesto para segurar o dente avulsionado enquanto este está submerso em HBSS. Cada dente que entra no Save-A-Tooth entra na sua própria ranhura protetora que evita qualquer dano grave durante o transporte do dente avulsionado e o desenho das ranhuras permite ao dentista remover o dente sem danificar acidentalmente a raiz.

*Vantagens:*

o Tem um pH fisiológico de 7,2 e uma osmolalidade de 270-290 mOsm/kg.

o A presença de magnésio, glucose, cálcio e outros nutrientes essenciais pode manter a viabilidade das células PDL.

o Repõe os metabolitos que se esgotaram nas células PDL o Tem um prazo de validade longo de 2 anos e não necessita de refrigeração.

*Desvantagens:*

o Não está facilmente disponível num local de acidente, o que torna difícil a sua utilização como meio de armazenamento.

o Custo elevado

o Foi  recomendada a utilização de HBSS a $37^0$ C numa incubadora controlada.

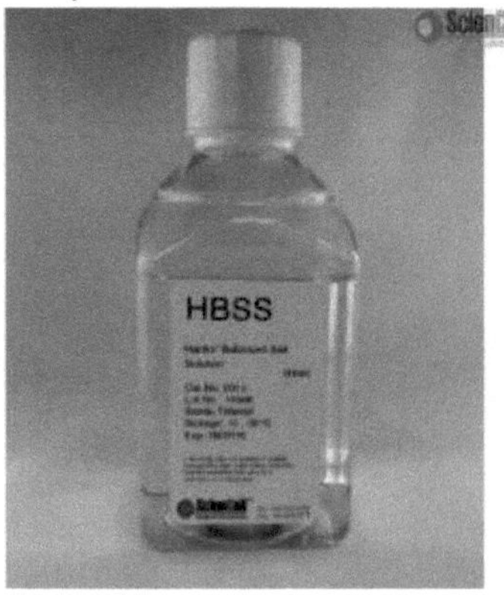


**Figura 12.12: Solução salina equilibrada de Hank**

### 3) Salina [225]

O soro fisiológico tem osmolalidade e pH fisiológicos, mas não contém íons essenciais e glicose, que são fundamentais para as células e, por isso, tem sido sugerido como meio de armazenamento provisório por até 4 h. Moreira-Neto et al. avaliaram a viabilidade das células cultivadas e encontraram 55% de células vivas após 4 h de armazenamento e Pileggi et al. avaliaram a viabilidade das células PDL quando mantidas nesse meio por 45 min e o resultado foi de apenas 20% de mortalidade. Utilizando uma metodologia semelhante, Martin e Pileggi verificaram que a solução salina teve um pior comportamento em comparação com o HBSS e o leite. Avaliando a viabilidade celular pelo método do azul de Tripan, Ozan et al. concluíram que a água foi pior do que a solução salina. Por conseguinte, a solução salina não é um meio adequado, mas pode ser utilizada durante curtos períodos de tempo.

*Vantagens*

o Tem uma osmolalidade fisiológica de 308 mOsm/kg e ph

o Está facilmente disponível nas farmácias locais, em comparação com outros meios disponíveis no mercado

o Baixo custo

*Desvantagem*

Não contém iões essenciais e glucose, que são fundamentais para manutenção do metabolismo celular.

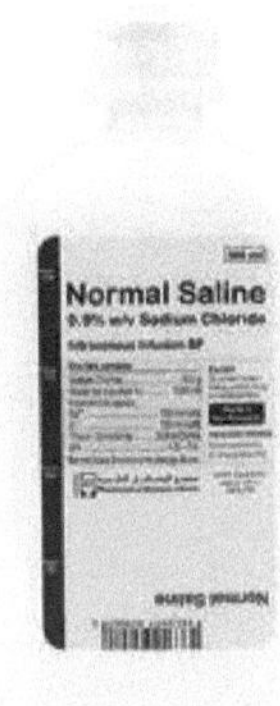



*Figura 12.13: Solução salina normal*

**3) Gatorade** [231,232]

É uma bebida desportiva utilizada para reidratação e está disponível em equipamentos desportivos
lojas. Sigalas et al. (2004) avaliaram
A eficácia do Gatorade na manutenção da viabilidade da cultura de células PDL pelo método de exclusão do azul de Tripan e os resultados mostraram que a 37C era tóxico para as células; mas este pode ser um meio alternativo ao HBSS e ao leite quando utilizado gelado e durante um curto período de tempo. Trata-se de um fluido de reidratação oral comummente encontrado em eventos desportivos e tem um ph. de 3 e uma osmolalidade de 280-360mOsm1.

O armazenamento de um dente avulsionado em gelo é mais benéfico do que o armazenamento à temperatura ambiente. Deve ser evitada a utilização de soluções para lentes de contacto e Gatorade à temperatura ambiente e de água em qualquer situação. Se houver gelo disponível, o leite magro é uma alternativa adequada ao HBSS para o armazenamento do dente avulsionado. As soluções para lentes de contacto em frascos individuais ou o Gatorade em gelo podem servir como meio de armazenamento a curto prazo.

*Vantagens*
Está facilmente disponível no centro das actividades desportivas.

*Desvantagens*
o Tem uma osmolalidade de 360 mOsm/kg, o que pode causar danos nas células devido à hipertonicidade (Goswami M et al.2011).
o Tem um ph. baixo de 3

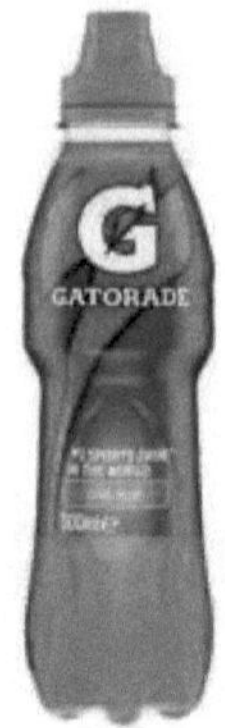

*Figura 12.14: Gatorade*

## 5)  Solução Euro Collins [233]

O interesse pela solução Euro-Collins como meio de armazenamento de dentes avulsionados deve-se ao facto de ser um meio hipotérmico desenvolvido para a preservação de órgãos a transplantar. As suas características incluem um pH de 7,4, electrólitos e tampão fosfato para controlar a acidose celular, uma elevada concentração de potássio para diminuir a perda de catiões intracelulares, uma baixa concentração de sódio e cloro, uma osmolalidade de 420 mOsm/kg, mantida pela adição de glucose, o que evita o edema celular.

Sottovia et al., em análise histológica e histométrica de dentes de cães avulsionados armazenados na solução Euro-Collins, observaram resultados semelhantes aos observados após o reimplante imediato, com boa reparação dos tecidos de suporte, reparação e reorganização dos vasos e fibras colágenas do PDL e neoformação do cemento. De uma forma geral, as soluções de cultura celular e as soluções desenvolvidas para receber órgãos a serem transplantados, possuem características peculiares que permitem manter a viabilidade celular, minimizar danos.

*Vantagens*

o Tem pH e osmolalidade fisiológicos para manter a viabilidade das células PDL

o  Os electrólitos e o fosfato presentes no Euro Collins têm uma capacidade tampão que evita a acidose das células PDL.

o  A elevada concentração de potássio no Euro Collins diminui a perda de catiões intracelulares.

o  Presença de nutrientes essenciais para o crescimento e a proliferação das células PDL.

*Desvantagem*

o Fraca disponibilidade no local do acidente

o  Custo elevado

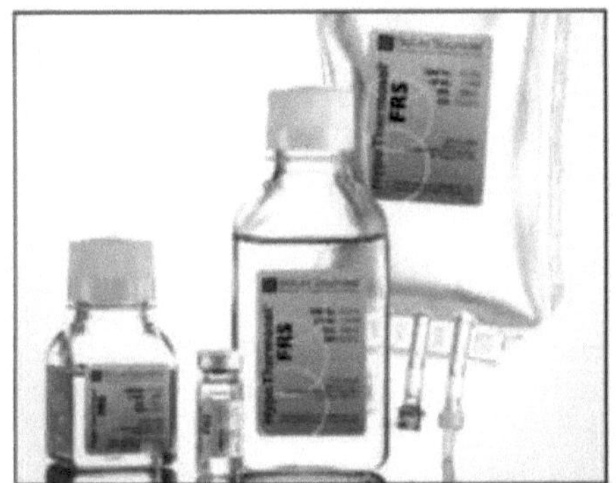

*Figura 12.15: Solução Euro Collins*

## 6) Meio de Eagle modificado de Dulbecco [234-237]

O meio de cultura celular MEM contém L-glutamina, penicilina, estreptomicina, Nistatina, soro bovino e nutrientes para o crescimento e proliferação celular, e vários autores relataram a sua eficácia na preservação da viabilidade das células PDL e indicaram-no como meio de armazenamento antes do reimplante dentário.

A Associação Americana de Endodontia (AAE)1995 sugeriu como o meio de armazenamento de eleição, devido à sua capacidade de preservar a viabilidade da maioria da PDL e é não tóxico, com ph equilibrado (7,2) e tem uma osmolalidade de 270-320mOsm adequados para o crescimento normal das células.

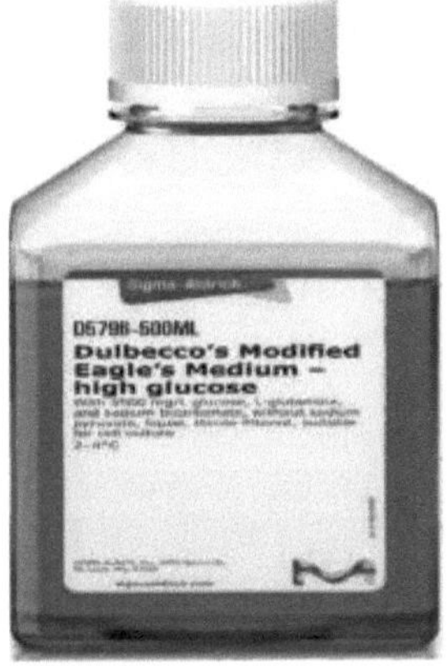

*Figura 12.16: Meio Eagles modificado*

## 7) Solução para lentes de contacto [181,231,238]

O número de pessoas que utilizam lentes de contacto está a aumentar e, consequentemente, há também uma grande disponibilidade de soluções para a limpeza das lentes de contacto em casa, nas escolas e nos centros de actividades físicas. Estas soluções são compostos de monoésteres de ácidos gordos com um componente catiónico antimicrobiano.

Sigalas et al. estudaram a eficácia de diferentes soluções para lentes de contacto na manutenção da viabilidade das células PDL em cultura pelo método de exclusão do azul de Tripan e os resultados mostraram que os conservantes da fórmula danificavam as células. No entanto, na ausência de outro meio de armazenamento, podem ser utilizadas em vez de água ou soro fisiológico durante curtos períodos de tempo

*Vantagens*

o As soluções para lentes de contacto estão facilmente disponíveis em casa, nas escolas e nos centros de actividades físicas.

o  Tem atividade antimicrobiana

*Desvantagens*

Os conservantes da solução de lentes de contacto podem danificar as células PDL se o armazenamento dos dentes avulsionados na solução de lentes de contacto for superior a 1 hora.

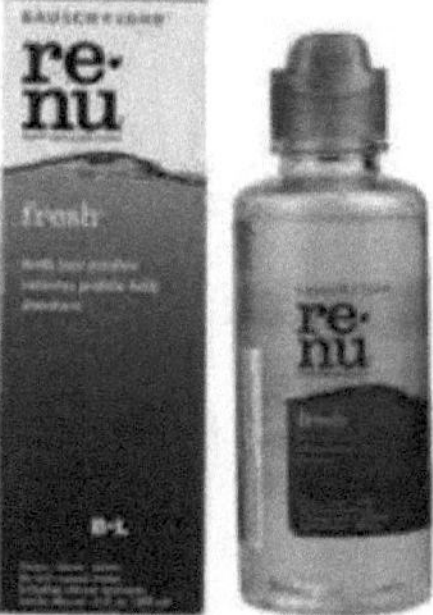

**Figura 12.17: Solução para lentes de contacto**

**8)Ricetral** [239]

A        desidratação, como nos casos de diarreia, é tratada com soluções de reidratação oral como Ricetral. Estas soluções estão disponíveis nas farmácias a baixo custo e os seus componentes podem manter o corpo hidratado através da reposição dos líquidos perdidos no intestino.

Rajendran et al. (2011) avaliaram a viabilidade das células PDL de dentes humanos extraídos através do método de exclusão do azul de Tripan e os resultados do estudo mostraram que a eficácia do Ricetral era semelhante à do controlo HBSS e que ambos eram superiores ao leite como meio de armazenamento.

Noutro estudo realizado por Subramanian P et al (2014), a viabilidade das células PDL em Ricetral foi mantida durante 45 minutos, quando este foi utilizado como meio de armazenamento, ao passo que em HBSS a viabilidade das células foi mantida durante 24 horas. Verificou-se que o HBSS era mais eficaz do que o Ricetral em termos de tempo de armazenamento quando ambos foram utilizados como meio de armazenamento para dentes avulsionados.

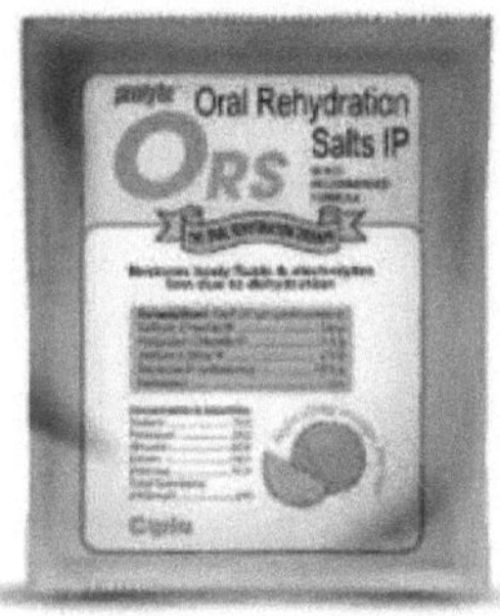

*Figura 12.18: Electral*

## 9) Emdogain

Trata-se de uma solução aquosa esterilizada de alginato de propilenoglicol que contém proteínas da família da amelogenina extraídas do esmalte embrionário porcino em desenvolvimento. O derivado de matriz de esmalte (EMD) (Emdogain, Biora, Malmo, Suécia) foi introduzido para promover a regeneração periodontal.

**Barrett et al. (2005)**[240] O papel fundamental desempenhado pelas proteínas da matriz do esmalte no desenvolvimento do cemento acelular embrionário levou ao desenvolvimento de uma nova ferramenta biológica para promover a cicatrização de feridas periodontais. A EMDOGAIN mostrou resultados promissores na regeneração de tecido periodontal danificado em estudos com animais e humanos. (Zetterstrom1997).

**Iqbal e Bamaas (2001)**[241] descobriram que a EMD estimulava preferencialmente células com potencial para formar cemento e ligamento periodontal a partir do ambiente do dente e do alvéolo. Em experiências com animais, os dentes extraídos foram armazenados secos durante 30 minutos e, após a aplicação de EMD, foram recolocados nos seus alvéolos ou transplantados para a parede abdominal. Em comparação com os dentes plantados sem EMD, os resultados histológicos revelaram uma menor reabsorção radicular, uma melhor cicatrização das cavidades de reabsorção e uma cicatrização periodontal promovida. Num estudo clínico, os dentes anquilosados foram reimplantados terapeuticamente após a aplicação de EMD na superfície da raiz e no alvéolo. Durante um período médio de observação de 15 meses, não foi observado um restabelecimento da anquilose em dentes que tinham sido anquilosados devido a um trauma menos grave.

O EMDOGAIN é misturado pelo menos 15 minutos antes da sua aplicação nos dentes a reimplantar. Dois minutos antes da reimplantação, o alvéolo é lavado com 5 ml de solução salina normal. O dente é mantido pela coroa, lavado num fluxo de 2 ml de solução salina normal e esfregado numa gaze húmida 2*2 para remover o excesso de solução salina das superfícies da raiz. Os dentes são então revestidos com gel EMDOGAIN, que é espremido através de uma agulha romba de 1 mm de diâmetro, e os dentes são reimplantados no seu alvéolo. Iqbal e Bamas, (2001) [241]

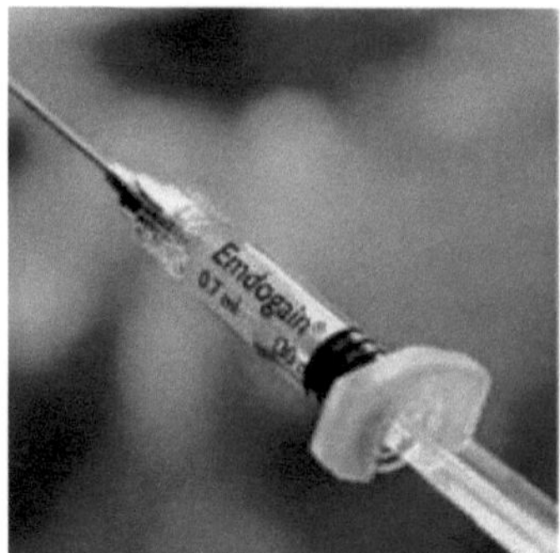

*Figura 12. 19: Emdogain*

**10) Caixa de salvamento de dentes (Dentosafe, Dentosafe GmbH, Iserlohn, Alemanha; EMT Tooth Saver, SmartPractice.com, Phoenix, AZ, EUA)**

Contém um meio de cultura de tecidos, diferentes sais, e contém aminoácidos, vitaminas e glucose. O meio de cultura demonstrou manter a vitalidade e a capacidade proliferativa das células PDL até 48 horas à temperatura ambiente. A caixa fechada tem um prazo de validade de 3 anos à temperatura ambiente (inferior a 37°C). Devido à adição de um meio de proteção e de um conservante, é distribuída uma caixa de salvamento de dentes nas escolas de partes da Alemanha e da Suíça e em todas as escolas da Áustria. (Pohl et al2005) [197]

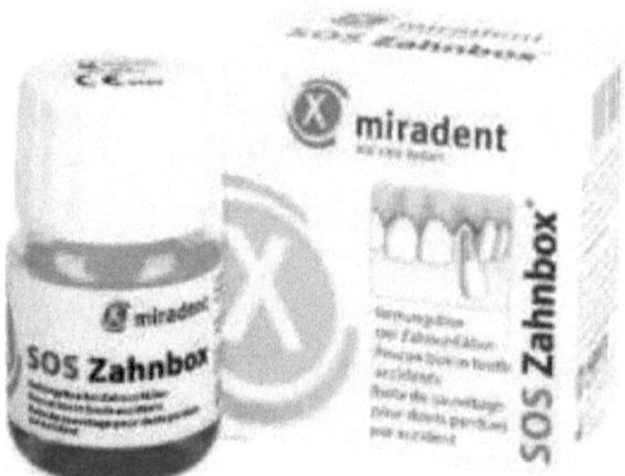

*Figura 12.20: Caixa de resgate de dentes*

## Substituição protética

Um dente anterior permanente perdido devido aos efeitos directos de um episódio traumático ou porque não respondeu à terapia requer uma substituição protética. A substituição deve ser estética, funcional na fala e na mastigação e evitar a inclinação dos dentes adjacentes.

No paciente jovem, um aparelho provisório removível é construído e usado até que todos os dentes anteriores permanentes tenham erupcionado, as alterações ósseas alveolares tenham diminuído e as câmaras pulpares tenham recuado para permitir a preparação de substitutos fixos.

Ao construir o aparelho provisório, devem ser consideradas as áreas onde os dentes irão erupcionar em breve, e devem ser tomadas medidas para deixar as áreas de erupção fora da área da dentadura ou para facilitar a remoção da parte da dentadura na erupção dos dentes. Se for permitida a erupção dos dentes por baixo de uma dentadura, pode ocorrer uma rápida descalcificação, especialmente se os dentes não forem escovados frequentemente.

O aparelho removível pode ser construído em acrílico, ou em acrílico e metal. A escolha do material dependerá da permanência desejada, da função pretendida e do desenho do aparelho.

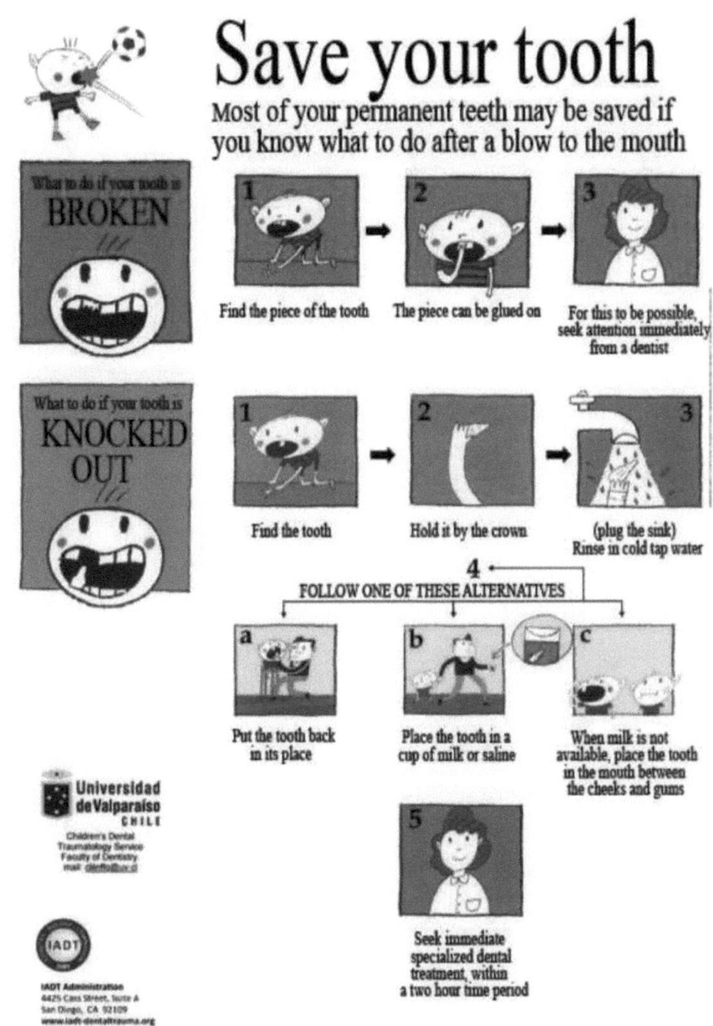



*Figura 12.21: Cartaz destinado a crianças e adolescentes com instruções simples sobre o tratamento de emergência de ferimentos dentários. (Cortesia da Associação Internacional de Traumatologia Dentária [IADT][90].)*

## AVULSÃO EM DENTES DECÍDUOS

Um dente decíduo avulsionado não deve ser reimplantado, devido aos potenciais danos que pode causar ao germe dentário em desenvolvimento **Harding e Camp (1995)**[150] , **Andreasen e Andreasen (1994)**[8] , **Garcia-Godoy e Pulver (2000)**[242] , **Kinoshita et al (2000)**[205] , **Kenny (2001)**[243] . Relatórios sobre a reimplantação de dentes decíduos avulsionados afirmam que a maioria deles foi extraída 2-24 meses depois devido a complicações como abcesso, mobilidade e reabsorção radicular avançada.

**Kinoshita et al (2000)**[205] , **Kenny (2001)**[243] . Em alguns casos, o reimplante foi realizado de acordo com os pedidos dos pais, para evitar a desordem estética associada à ausência de um incisivo superior numa idade precoce. E constatou que, se o dente for mantido seco durante o tempo extra-oral, a anquilose pode ser antecipada devido à necrose da fibra periodontal após a reimplantação tardia dos dentes decíduos.

**Weiger e Heuchert (1999)**[244] observaram que a hipoplasia e as dilacerações internas e externas do esmalte e a paragem do crescimento radicular eram achados raros.

É importante ter em conta que a intensidade da lesão pode causar perturbações no desenvolvimento do germe dentário, bem como o impacto mecânico do dente lesionado (dependendo da idade da criança no momento da lesão).

**Andreasen e Andreasen (1994)**[8] observaram que, quando os incisivos permanentes irrompem, são afectados por hipoplasia e por opacidade branca ou castanho-amarelada do esmalte, o que levou à base da recomendação de que os dentes decíduos não sejam reimplantados.

De acordo com **Harding e Camp (1995)**[150] avulsão que ocorre mais de 2 anos antes da data de esfoliação natural resultará num atraso de até 2 anos na erupção do dente permanente. Eisenberg reimplantou com sucesso incisivos decíduos avulsionados imediatamente após o tratamento extra-oral do canal radicular, embora o dente não tenha sido esplintado e tenha permanecido funcional por 3 anos até a esfoliação fisiológica.

**Ravn (1968)**[138] relata quatro casos de dentes decíduos avulsionados, que foram reimplantados e permaneceram imobilizados por 4-6 semanas, mas o tratamento de canal não foi realizado e constatou que dois dos dentes observados apresentaram mobilidade aumentada e reabsorção radicular avançada no primeiro ano de reimplante, um terceiro dente foi perdido prematuramente e o quarto funcionou por 2 anos e 3 meses. **Mueller et al (1978)**[245] conseguiram preservar um dente decíduo avulsionado que tinha sido reimplantado pelo pai 1 minuto após o traumatismo, o dente foi esplintado durante 2 semanas mas não foi tratado endodonticamente.

**Weiger e Heuchert (1999)**[244] descreveram o tratamento de um incisivo central primário superior avulsionado de uma rapariga de 31 anos e meio. O dente ficou retido na cavidade oral durante 30 minutos, foi reimplantado e esplintado durante 17 dias e verificou-se que no dia 11 o canal radicular estava completamente instrumentado e obturado com uma pasta de hidróxido de cálcio. O acompanhamento de um ano não documentou quaisquer achados patológicos ou radiográficos. Um ano e meio após o traumatismo, o dente foi extraído devido ao desenvolvimento de uma fístula e de uma extensa reabsorção inflamatória externa. Os incisivos permanentes erupcionaram juntamente com o incisivo central vizinho sem quaisquer complicações 6 meses mais tarde e sugeriram que as abordagens convencionais para o tratamento de dentes permanentes avulsionados também poderiam ser aplicadas a incisivos primários avulsionados para os preservar durante um determinado período sem o risco adicional de danificar os seus sucessores permanentes em desenvolvimento.

A replantação não é considerada em caso de

- Um perigo de aspiração
- Um problema de retenção
- Reabsorção inflamatória e      formação de abcessos.

De acordo com **Brin et al (1988)**[246] , quando os dentes decíduos são extraídos em resultado de uma lesão, pode ser construída uma substituição protética para os incisivos decíduos em falta, por razões estéticas, se os pais insistirem. Um "Pedi parcial" também pode ser indicado se a criança apresentar dificuldades de fala como resultado de não ter um travão de língua anterior suficiente. Se a criança começar a ter o hábito de usar os dedos ou a língua, pode ser indicada uma prótese ou um aparelho de hábito. A perda precoce dos incisivos primários, quer por avulsão quer por extração, só raramente causa perda de espaço. Qualquer um ou uma combinação da dentição primária e das posições justifica a colocação de um mantenedor de espaço anterior:

(1) perda de um dente anterior numa criança muito pequena (4 anos ou menos)

(2) perda de um dente anterior num doente com dentição primária tipo II de Baume (coroada), (3) perda de múltiplos dentes anteriores adjacentes. O mantenedor de espaço pode ser fixo, caso em que os segundos molares primários são ligados e os dentes artificiais são fixados a um fio de arco lingual (0-10 polegadas) com resina acrílica, ou pode ser construído um mantenedor de espaço acrílico amovível. A construção de uma ponte anterior de porcelana fundida com ouro para substituir um incisivo primário em falta também pode ser considerada. Tanto a porcelana como o ouro serão tolerados pelos tecidos gengivais; no entanto, o custo deste aparelho essencialmente temporário pode torná-lo proibitivo para muitos pacientes dentários. Os autores preferem um mantenedor de espaço removível em acrílico. Um aparelho acrílico que restaura o dente perdido tem boa aparência, restaura a função, mantém o espaço e é geralmente aceite pelo paciente. A principal desvantagem deste tipo de mantenedor é a sua suscetibilidade de perda ou quebra pelo paciente jovem.

O tratamento e a gestão a longo prazo de avulsões múltiplas graves de dentes decíduos em crianças de 19 meses de idade foi estudado por **Kupietzky (2001)**[247] As quedas e o embate dos dentes contra objectos duros são as causas mais comuns. Sete a 13% de todos os traumas na dentição decídua envolvem avulsão (resiliência do osso alveolar, comprimento curto da raiz). A incidência aumenta a partir de um ano de idade e atinge um pico de 10% aos três anos de idade. Mais de 70% envolve os incisivos centrais superiores. Cinquenta por cento de todas as avulsões conduzem a vários graus de defeitos de desenvolvimento do sucessor permanente.

O efeito num dente sucessor, se existir, é normalmente uma ligeira descoloração branca ou amarela/castanha - hipoplasia ou hipo mineralização. Raramente estão presentes defeitos mais graves, como dilacerações. Regra geral, não se deve reimplantar dentes decíduos avulsionados (o que pode resultar em anquilose, infeção, danos iatrogénicos subsequentes durante a reimplantação e fraca cooperação do paciente). A manutenção do espaço geralmente não é necessária se os incisivos forem avulsionados. A perda de caninos e/ou molares pode resultar numa futura perda de espaço. Os pais devem ser informados de que geralmente ocorre um atraso na erupção de um ano se a perda tiver ocorrido numa fase precoce do desenvolvimento.

## PROGNÓSTICO [8]

Estudos experimentais revelaram várias respostas pulpo-dentinárias distintas que podem ocorrer após o reimplante imediato e foram classificadas da seguinte forma:

(1) Dentina reparadora tubular regular
(2) Dentina reparadora irregular com estruturas tubulares diminuídas
(3) Dentina reparadora irregular com células encapsuladas (osteodentina)
(4) Osso imaturo irregular
(5) Osso lamelar regular ou cemento
(6) Reabsorção interna
(7) Necrose da polpa

Como sequela, ocorre qualquer um destes eventos:

*1)* **Cicatrização com um ligamento periodontal normal**

Histologicamente, é caracterizada pela regeneração completa do ligamento periodontal, que normalmente demora cerca de 4 semanas a completar-se, incluindo o fornecimento de nervos. Este tipo de cicatrização só ocorrerá se as camadas celulares mais internas ao longo da superfície da raiz forem vitais.

Radiograficamente, existe um espaço normal do ligamento periodontal sem sinais de reabsorção radicular. Clinicamente, o dente está numa posição normal, com mobilidade normal, e é possível obter um tom de percussão normal. Este tipo de cicatrização provavelmente nunca ocorrerá em condições clínicas (ou seja, após avulsão dentária), uma vez que o trauma resultará em pelo menos uma lesão mínima na camada mais interna do ligamento periodontal, levando à reabsorção da superfície

*2)* **Cicatrização com reabsorção da superfície (reabsorção relacionada com a reparação)**

Histologicamente, este tipo de cicatrização é caracterizado por áreas localizadas ao longo da superfície da raiz que apresentam lacunas de reabsorção superficial reparadas por novo cemento. Em contraste com outros tipos de reabsorção, a reabsorção superficial não é progressiva e autolimitada e apresenta reparação com novo cemento. A maioria das lacunas de reabsorção são superficiais e confinadas ao cemento. Nos casos de cavidades de reabsorção mais profundas, no entanto, ocorre cicatrização, mas sem restauração do contorno original da raiz. Deve-se notar que lacunas de reabsorção com morfologia e localização semelhantes foram relatadas em superfícies radiculares não traumatizadas com uma frequência de até 90% de todos os dentes examinados. Devido ao seu pequeno tamanho, as reabsorções superficiais geralmente não são reveladas radiograficamente. Clinicamente, o dente está numa posição normal e é possível obter um tom de percussão normal.

*3)* **Cicatrização com anquilose (reabsorção de substituição)**

Histologicamente, a anquilose representa uma fusão entre o osso alveolar e a superfície da raiz e pode ser demonstrada 2 semanas após a reimplantação. A etiologia da reabsorção de substituição parece estar relacionada com a ausência de uma cobertura vital do ligamento periodontal na superfície da raiz.

A reabsorção de substituição desenvolve-se em duas direcções diferentes, dependendo da extensão do dano à cobertura do ligamento periodontal da raiz: ou progressiva reabsorção de substituição, que reabsorve gradualmente toda a raiz, ou reabsorção de substituição transitória, em que uma anquilose estabelecida desaparece mais tarde.

*A reabsorção progressiva de substituição* é sempre provocada quando todo o ligamento periodontal é removido antes da reimplantação ou após secagem extensiva do dente antes da reimplantação.

*A reabsorção transitória de substituição* está possivelmente relacionada com áreas de pequenos danos na superfície da raiz. Nestes casos, a anquilose é formada inicialmente e posteriormente reabsorvida por áreas adjacentes do ligamento periodontal vital.

Radiograficamente, a anquilose é caracterizada pelo desaparecimento do espaço periodontal normal e pela substituição contínua da substância radicular. A reabsorção de substituição pode ser reconhecida radiograficamente pela primeira vez 2 meses após a reimplantação; no entanto, na maioria dos casos, decorre um período de 6 meses ou 1 ano. Clinicamente, o dente anquilosado está imóvel e, em crianças, frequentemente em infraposição. O tom de percussão é alto, diferindo claramente dos dentes adjacentes não lesionados. O teste de percussão pode frequentemente revelar reabsorção de substituição nas suas fases iniciais antes de poder ser diagnosticada radiograficamente.

*4)* ***Cicatrização com reabsorção inflamatória (reabsorção relacionada com infeção)***

Histologicamente, a reabsorção inflamatória é caracterizada por cavidades de reabsorção em forma de taça no cemento e na dentina, associadas a alterações inflamatórias no tecido periodontal adjacente. A reação inflamatória no periodonto consiste em tecido de granulação com numerosos linfócitos, células plasmáticas e leucócitos polimorfonucleares. Adjacente a estas áreas, a superfície radicular sofre uma intensa reabsorção com numerosas lacunas de How ship e osteoclastos.

A reabsorção inflamatória é especialmente frequente e agressiva após o reimplante em doentes dos 6 aos 10 anos de idade.

Radiograficamente, a reabsorção inflamatória é caracterizada por cavitação radiolúcida em forma de taça ao longo da superfície da raiz com escavações correspondentes no osso adjacente. O primeiro sinal radiográfico de reabsorção inflamatória pode ser demonstrado a partir de 2 semanas após o reimplante e é geralmente reconhecido pela primeira vez no terço cervical da raiz.

Clinicamente, o dente reimplantado está solto e extruído. Para além disso, o dente é sensível à percussão e o som da percussão é monótono (em comparação com a anquilose).

# CAPÍTULO 11

**Esparadrapo**

***Definição:*** *Uma* tala foi definida como "um aparelho utilizado para apoiar, proteger ou imobilizar dentes que foram soltos, replantados, fracturados ou sujeitos a determinados procedimentos cirúrgicos endodônticos.[8]

Quando um dente é solto ou reposicionado após uma deslocação, surge a questão de saber se uma tala ajudará a cicatrização periodontal ou pulpar. No entanto, tanto os dados experimentais como os clínicos indicam que a eficácia da tala é duvidosa. Uma tala é necessária para imobilizar os dentes soltos. Para manter os dentes reposicionados em alinhamento. Para proteger os tecidos danificados das forças oclusais, particularmente durante a alimentação. Atualmente, estão disponíveis vários tipos de talas que são simples e podem ser fabricadas durante a cirurgia

***História:***

Os dentes foram os primeiros órgãos humanos a serem reimplantados, o que aconteceu já no período greco-romano na Europa e na época pré-colombiana na América.

A descrição mais antiga do transplante de dentes data do século IX d.C. 238 O transplante de dentes dos pobres para os ricos foi utilizado com sucessos variáveis até ser proibido.

Albucasis, um médico espanhol que viveu nos séculos X e XI, utilizava ligaduras de ouro, prata ou seda para a fixação de dentes soltos. A primeira descrição de uma tala de barra de arco, um arco de metal dobrado ligado aos dentes, foi fornecida por um dentista londrino, Hamtnond, em 1871.

***Requisitos para uma tala aceitável*** [5]

Antes de iniciar o tratamento, devem ser considerados vários factores que afectam a cicatrização do dente ferido. Estes factores podem ser divididos em três grupos:

1.   Factores associados ao paciente: idade, estádio de desenvolvimento da raiz e diâmetro do forame apical.

2.   Factores associados ao traumatismo: tipo e extensão do traumatismo, contaminação da superfície radicular e do tempo extra-alveolar (em caso de avulsão), compressão do ligamento periodontal, lesão pulpar e/ou óssea.

3.   Factores associados ao tratamento: reposicionamento ótimo, utilização de talas flexíveis ou rígidas, antibióticos e atraso no tratamento.

> ***Uma tala deve*** [5]

(1)   Permitir a reinserção do ligamento periodontal e evitar o risco de mais traumatismos ou de deglutição de um dente solto.

(2)   Ser facilmente aplicado e removido sem trauma ou danos adicionais para os dentes e tecidos moles circundantes.

(3)   Estabilizar o(s) dente(s) lesionado(s) na sua posição correcta e manter a estabilização adequada durante todo o período de imobilização.

(4)   Permitir a mobilidade fisiológica dos dentes para ajudar na cicatrização do ligamento periodontal.

(5)   Não irritar os tecidos moles.

(6)   Permitir o teste de sensibilidade pulpar e o acesso endodôntico.

(7)   Permitir uma higiene oral adequada.

(8)   Não interfere com os movimentos oclusais.

(9)   De preferência, cumprir o aspeto estético.

(10) Proporcionar conforto ao doente

***Objectivos da tala :***[8]

(1)  Para proporcionar descanso.

(2)  Para redirecionar as forças: As forças de oclusão são redireccionadas numa direção mais axial em toda a tala. O centro de rotação de cada dente é alterado de modo a proporcionar maior resistência às forças mesiodistais. Resistência se a tala se estende ao redor da arcada.

(3)  Para a redistribuição das forças: A redistribuição de forças garante que as forças não excedam a capacidade de adaptação.

(4)  Preservar a integridade do arco

(5)  Restauração da estabilidade funcional

(6)  Bem-estar psicológico do doente

(7)  Prevenção de erupção de dente sem oposição

(8)  Para estabilizar os dentes móveis durante a cirurgia, especialmente a terapia regenerativa e a estabilização de dentes deslocados e traumatizados.

***Tipos de talas atualmente utilizadas***

As talas são classificadas como:

* Talas rígidas
* Talas não rígidas/semi rígidas/flexíveis

Esta categorização das talas baseia-se na possibilidade de mobilidade fisiológica do dente. Assim, uma tala rígida não permite qualquer mobilidade fisiológica do dente, criando assim condições para complicações no sentido de anquilose ou reabsorção externa. No caso de uma tala não-rígida ou semi-rígida, a mobilidade funcional fisiológica do dente traumatizado é possível, o que é mais favorável para a cicatrização do ligamento periodontal (PDL), e assim o risco de anquilose ou reabsorção externa da raiz do dente é reduzido. [248-250]

**> *Talas rígidas:***

* Talas de sutura
* Talas de arco
* Talas acrílicas
* Talas compostas

**> *Talas semirrígidas:***

* Braquetes e arcos ortodônticos
* Talas de arame e compósito
* Talas de fibra
* Talas de traumatismo em titânio (TTS)

## PICOS RÍGIDOS

**> *Talas de sutura:***

O fio macio e o fio cirúrgico podem ser utilizados como materiais para este tipo de tala. O uso de fio macio é indicado para dentição mista. O fio é enrolado ao redor do dente traumatizado e dos dentes vizinhos. A imobilização deste tipo deve ser breve - apenas alguns dias. Os pontos fracos desse tipo de imobilização são que o metal afina e quebra com a mastigação, além de impedir uma boa higiene bucal, o que leva à gengivite. Quando não há dentes vizinhos aos quais a tala possa ser fixada, é indicado o uso de uma sutura cirúrgica para a imobilização. [248-250]

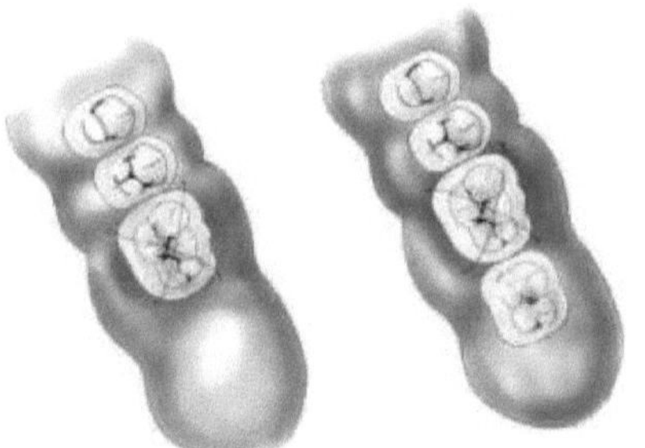

***Figura 13.1: Uma sutura cirúrgica utilizada como tala de sutura*** [245]

> *Talas de arco:*

As talas de arco foram inicialmente adoptadas para fracturas maxilares e mandibulares na década de 1870 e adaptadas para traumatismos dentoalveolares. Uma barra metálica é dobrada na forma da arcada e fixada com fios de ligadura. As desvantagens desta técnica são o facto de este tipo de tala ser rígido e as barras da arcada poderem soltar-se e causar irritação. Os fios de ligadura podem também provocar danos físicos nos tecidos gengivais e na integridade da junção cemento-esmalte. [251,252]

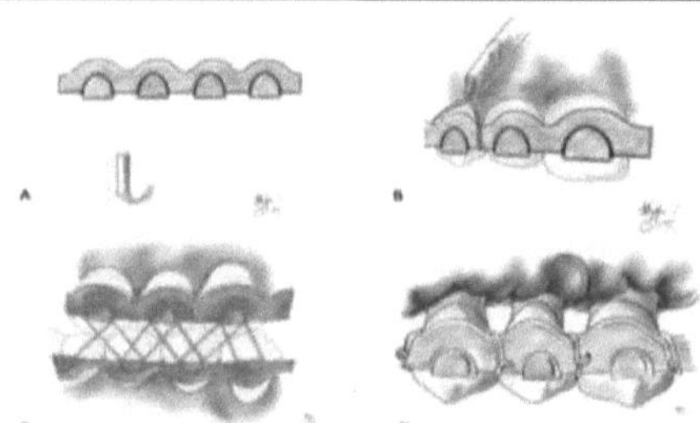

***Figura 13.2: (A) Arco metálico pronto a usar, (B) arco metálico fixado com arame aos dentes superiores, (C) fixação intermaxilar, e (D) o aspeto das gengivas depois de terem sido irritadas pelo uso de uma tala pronta a usar.*** [251]

> *Talas acrílicas*

Tal como o nome indica, estas talas são feitas de material acrílico. Não são utilizadas para traumatismos dentários isolados. São indicadas em casos de luxação de um dente em combinação com uma fratura do osso alveolar. A tala mais conhecida deste tipo é a tala de Pfeiffer. [253,254]

Esta tala pode ser feita de duas maneiras:
- O método direto
- O método indireto

> *Talas de resina composta*

São compostos apenas por compósito que é aplicado interdentalmente na superfície vestibular dos dentes. Embora estejam facilmente disponíveis em todos os consultórios dentários, não são recomendados.

A vantagem deste tipo de estabilização é a possibilidade de aplicar o material por fases, o que é útil no caso de dentes com várias lesões. Estas talas requerem que as coroas estejam

144

completamente erupcionadas com contactos interproximais adequados; não são adequadas no caso de dentes ausentes.

A tala é rígida e, por isso, viola as exigências de esplintagem na maioria dos casos. Além disso, devido à combinação de cores e à força de ligação ao esmalte gravado, é difícil de remover sem danificar a estrutura dentária subjacente. Se uma tala deste material tiver de ser usada, é aconselhável fazer a tala do dente luxado apenas num dente adjacente.tooth [253]

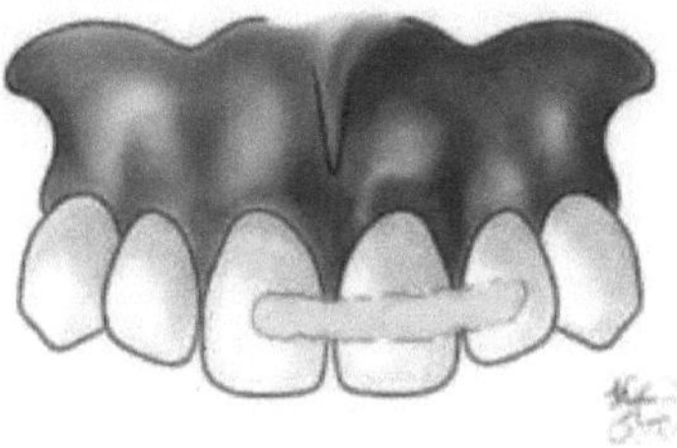

*Figura 13.3: Uma tala feita exclusivamente de material compósito* [253]

## TALAS SEMI-RÍGIDAS

> *Talas de compósito e de arame*

Uma vez que as talas de compósito se partem facilmente nas áreas interdentárias, é praticável utilizar um fio metálico para unir as partes compostas das talas. Este tipo de splint foi introduzido em 1982 por O'Riordan et al., que utilizaram a técnica de condicionamento ácido e colocaram materiais compósitos apenas nas superfícies vestibulares dos dentes, fixando-os com um fio dobrado ao longo da arcada dentária [255]

No entanto, este tipo de esplintagem foi originalmente desenvolvido por Neaverth e Goerig em 1980[254] , que utilizaram um fio retangular, e foi adaptado por Oikarinen em 1987[256] , que utilizou um fio fino e flexível e um compósito fotopolimerizável, apertando o fio através de uma ansa palatina durante a polimerização.

Esta tala de fio-compósito é construída com um fio de aço inoxidável fino e flexível com um diâmetro de 0,3 ou 0,4 mm. O esmalte nas superfícies vestibulares (no terço médio do comprimento da coroa) é gravado durante 30 s, lavado e preenchido com resina e compósito, ambos polimerizados separadamente por luz ultravioleta.

A polimerização do compósito é iniciada a partir dos dentes não lesionados e terminada com os dentes deslocados, que podem ser mantidos em posição através de pressão digital.

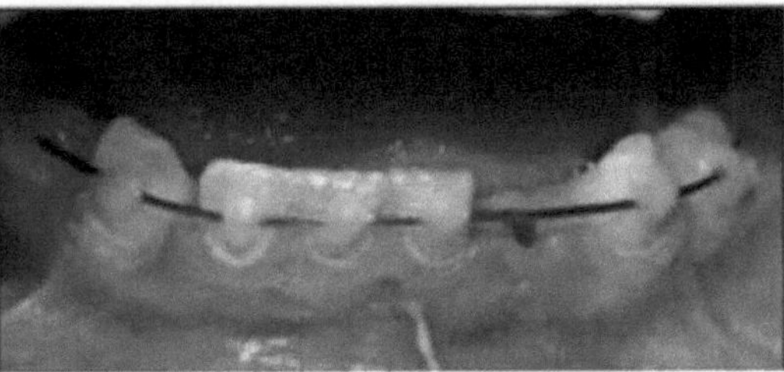

*Figura 13.4: A tala de arame-compósito. Foi utilizado compósito fluido colorido para facilitar a remoção do material residual do esmalte* [256]

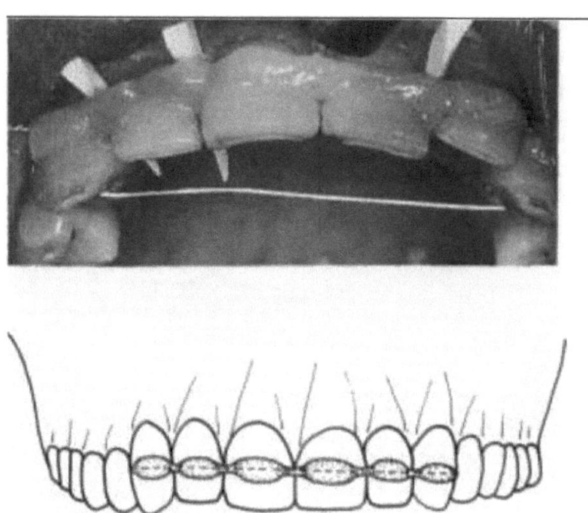

*Figura 13.5: Uma tala de arame-compósito pode ser transformada numa tala rígida através da colocação de material compósito nos espaços interdentários. Vista clínica (a) e ilustração esquemática (b)* [255]

Desvantagem: O ponto fraco de uma tala de compósito é a sua tendência para se partir devido à ação das forças oclusais interdentais. Também pode irritar as gengivas circundantes se for colocada muito perto delas. A chamada tala de compósito interproximal é um subtipo desta tala. A caraterística específica desta tala é que o material compósito também é colocado na superfície aproximada dos dentes traumatizados e vizinhos. Este tipo de tala é bastante inseguro e só pode ser usado em casos em que não tenha havido danos maiores causados por avulsão e quando os dentes vizinhos estão intactos.[256]

> *Talas compósitas reforçadas com fibras*

São outro dispositivo utilizado para estabilizar os dentes após um traumatismo. Para este tipo de talas, estão disponíveis comercialmente diferentes materiais:

- polietileno
- fibras de vidro sob a forma de fita, corda, tecido ou fibra unidirecional
- Fibras Kevlar®, feitas de poliamida aromática

Estes tipos de talas incluem [256,257,258,259]

- Linha de pesca
- Fibra de ionómero de vidro
- Tala de ribbond
- Fibra Kevlar

A linha de pesca e a fibra de ionómero de vidro são utilizadas da mesma forma que numa tala composta de arame. Andreasen et al., as talas de fibra foram associadas à maior frequência de resultados de cicatrização favoráveis [254]

É possível aplicar o material por fases, uma vantagem no caso de múltiplos dentes deslocados e reposicionados. Estes materiais não exercem forças sobre os dentes durante a aplicação e são estética e higienicamente aceitáveis. Além disso, demonstrou-se que

146

permitem uma esplintagem semi-rígida num caso de dentes em falta ou numa dentição mista, em que os dentes vizinhos não estão completamente erupcionados, sendo necessário abranger a área edêntula. Nestes casos, é necessário um reforço. Este reforço pode ser efectuado com barras metálicas, fios ortodônticos, linhas de nylon, fibras de vidro ou fibras sintéticas ou fitas que se encontram atualmente no mercado.
(por exemplo, Kevlar®, Dupont Corp., Fiber-splint®, Polydent Corp., Mezzovico, Suíça) e que podem fundir-se com a resina. Se estes não estiverem disponíveis, até os clipes de papel podem ser endireitados para o efeito. O material permite alguma flexibilidade e a tala é aplicada diretamente nas superfícies das coroas gravadas.[8]

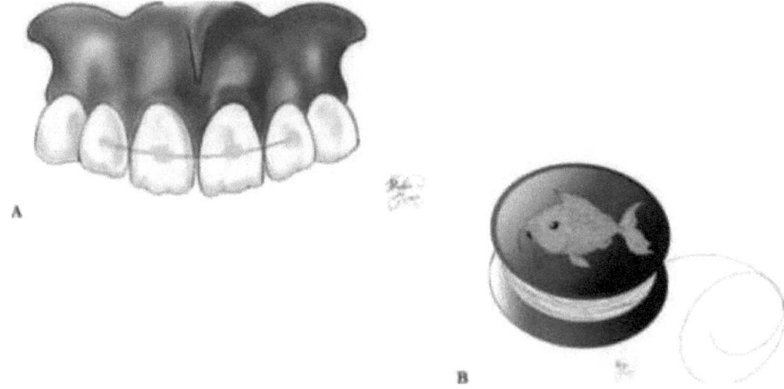


*Figura 13.6: (A) Linha de pesca utilizada como tala e (B) linha de pesca[257]*

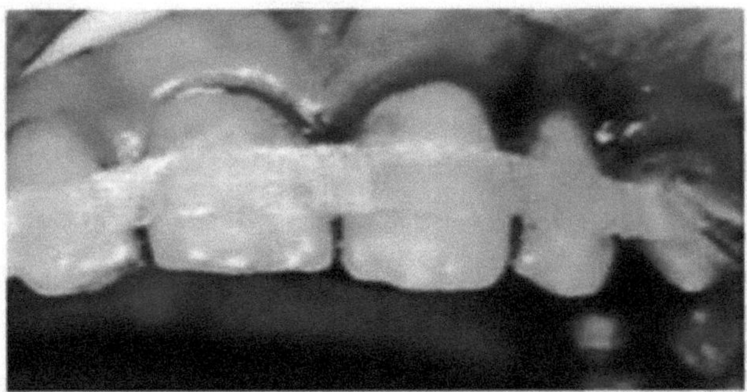

*Figura 13.7: Aplicação de uma tala de fibra colada com a resina não preenchida Opti Bond para fazer a tala de um incisivo central e lateral esquerdo do maxilar avulsionado (cortesia do Dr. Dan Farmer). [259]*

> *Fios ortodônticos e talas de brackets*

Esta tala, muito utilizada pelos pedodontistas na Austrália, consiste em brackets ortodônticos colados aos dentes com um cimento ortodôntico à base de resina e ligados com um fio flexível leve de NiTi 0,014. Estes são ligados por um fio ortodôntico de 0,016 mm de diâmetro, que é adaptado passivamente.[8]
A vantagem da imobilização com uma tala ortodôntica é a possibilidade de sincronizar o

movimento dos dentes, o que é particularmente importante em casos de intrusão. O ponto fraco é a irritação dos lábios, que pode ser evitada com a aplicação de cera. Os splints de brackets ortodônticos permitem que os dentes que foram intruídos ou não reposicionados corretamente possam ter as relações oclusais modificadas mais tarde. No entanto, é preciso ter cuidado para que as forças ortodônticas não desenvolvam tensões que perturbem a fase de cicatrização de um dente lesionado. Embora esse tipo de splint tenha sido considerado irritante para os lábios quando comparado aos splints de compósito e fio e aos splints de titânio para traumas16, isso geralmente não é considerado um problema. um problema clínico, uma vez que qualquer irritação labial pode ser evitada com a aplicação de cera. [260,8]

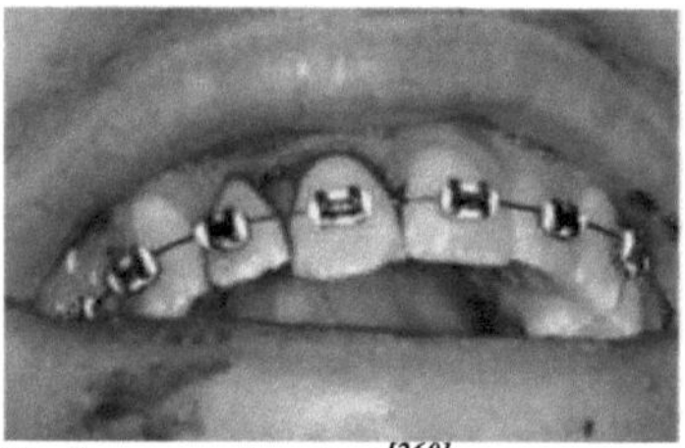

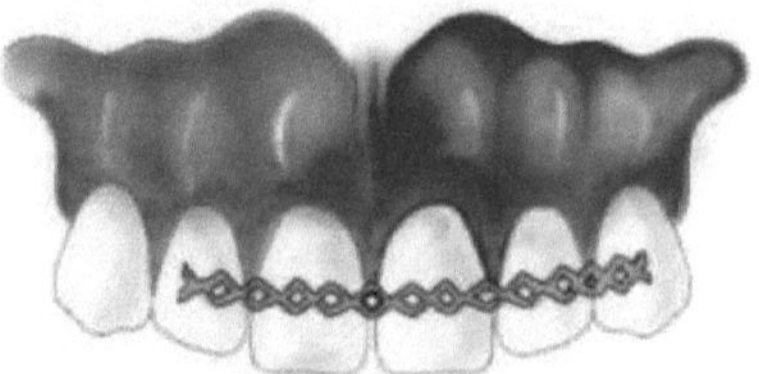

*Figura 13.8: Um fio ortodôntico e um bracket [260]*

> *Talas de traumatismo em titânio*

A tala de titânio para trauma desenvolvida por von Arx[261] é uma tala flexível feita de titânio, com 0,2 mm de espessura e 2,8 mm de largura (Medartis AG, Basileia, Suíça). Tem uma estrutura de malha romboide que é fixada ao dente com resina composta fluida. Uma desvantagem deste tipo de tala é o seu custo relativamente elevado. Está disponível em comprimentos de 52 e 100 mm. O tamanho da abertura romboide, 1,8 x 2,8 mm, reduz a quantidade de material compósito utilizado para a fixar à superfície do dente, facilitando a remoção da tala. É fixada ao dente da mesma forma que uma tala de compósito de fio.

*Figura 13.9: Tala de traumatismo em titânio (TTS).[261]*

> *Cadeia de alimentação*

A corrente de força, material elástico utilizado em ortodontia para fechar espaços, foi proposta para a esplintagem de dentes. A power chain necessita de mais investigação como material para a estabilização de dentes lesionados, especialmente em situações clínicas. No entanto, a avaliação dos seus parâmetros efectuada até ao momento tem apresentado resultados promissores.[8]

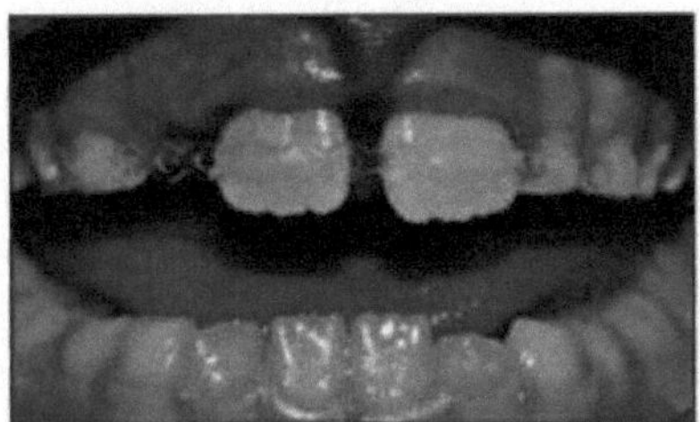

*Figura 13.10: A tala de cadeia de força em paciente com dentição mista* [8]

> *Talas amovíveis.*

A estabilização dos dentes lesionados de uma criança com talas retidas com ácido pode ser um desafio devido à falta de dentes durante o período de dentição de transição, dentes decíduos móveis devido a reabsorção radicular fisiológica, sucessores permanentes não totalmente erupcionados ou má oclusão. Uma boa alternativa nestes casos são os splints amovíveis feitos de policarboxilato, poliacrílico ou copolímero de etileno-acetato de vinilo (EVA). Estas talas são eficazes na eliminação do contacto precoce na área dos dentes anteriores. Pode suspeitar-se que uma tala amovível, ao permitir um ligeiro movimento do dente, encoraja uma reorganização periodontal mais rápida e a reinserção.[262]

*Desenvolvimento de talas:*

| AUTOR | CONCLUSÕES |
|---|---|
| *Andreasen. (1971)*<br>*[260]]* | **- A tala ortodôntica acrílica de banda** consiste em bandas ortodônticas cimentadas com cimento de carboxilato nos dentes replantados e nos dentes vizinhos.<br>- Acrílico de cura a frio foi adicionado às bandas para unir os dentes com bandas e deixou-se endurecer. Quando o acrílico endurece, forma-se um tipo de tala rígida. |
| *Hovland E.J. e*<br>*Gutmann J.L. (1976)*<br>*[263]* | - Descreveu uma técnica de estabilização utilizando colagem de brackets e fios ortodônticos. A tala consistia em braquetes ortodônticos de aço inoxidável com suporte de malha (0,022 "x0,028") ligados por ligaduras elásticas a um pedaço de fio de aço inoxidável (0,0215mm x 0,0275mm).<br>- Os dentes traumatizados foram reposicionados, e os braquetes foram posicionados de forma a encaixar centralmente na superfície vestibular dos dentes reposicionados e de suporte. O fio de aço inoxidável foi contornado de acordo com a forma da arcada e cortado 2 mm distalmente à extremidade dos braquetes. |
|  | - Após o condicionamento dos dentes, o adesivo de ligação direta foi misturado e o adesivo foi aplicado na malha de suporte dos brackets. |
| **Skyberg R.L. (1978)** [264] | • Descreveu uma técnica rápida e simples para o fabrico de uma tala removível que pode proporcionar estabilidade a dentes anteriores permanentes avulsionados ou deslocados. Foi feita |

| | |
|---|---|
| | uma impressão com alginato dos dentes do paciente após o reposicionamento dos dentes deslocados.<br>• Após o corte adequado do protetor bucal, o doente e os pais são instruídos sobre como utilizar a tala e manter uma higiene oral adequada. A tala tem a vantagem de os procedimentos poderem ser efectuados por via extra-oral, evitando assim lesões indesejadas nos tecidos moles já inchados, dolorosos e lacerados. |
| **Neaverth E.J. e Goerig A.c. (1980)** [254] | • Descreveu **o sistema de esplintagem** por condicionamento **ácido** com esplintagem reforçada com fio que pode ser usado para estabilizar dentes avulsionados, luxados ou fracturados. o sistema descrito foi um procedimento simples e satisfaz a maioria dos dentes necessários. Um fio retangular (0,018" x 0,025") deve ser contornado de acordo com a forma da arcada. O fio deve ser suficientemente longo para permitir que as extremidades se dobrem inter proximalmente distal ao último dente incluído na tala.<br>• O fio ortodôntico retangular, que foi adaptado individualmente às superfícies vestibulares dos dentes envolvidos, foi então colocado no terço médio do dente e mantido no lugar por um adesivo. |
| | - O adesivo de ligação direta deve ser misturado e pintado sobre o dente e o fio com uma espátula sem aplicar pressão. Depois de o material assentar e os contactos oclusais serem verificados. O sistema de talas de condicionamento ácido pode ser utilizado tanto na dentição decídua como na permanente. |
| **Antrium D.d. e Ostrowski J.S. (1982)** [265] | • Utilizou uma **linha de nylon de monofilamento** para esplintar dentes luxados ou avulsionados por trauma. Áreas rectangulares com 3x5mm de tamanho são gravadas nas superfícies vestibulares dos dentes reimplantados e dos dentes pilares. Uma fina camada de resina não preenchida foi aplicada nas áreas gravadas.<br>• A linha de nylon foi posicionada nos dentes utilizando uma pinça hemostática. Colocou-se uma gota de resina cremosa auto-instalável na linha de nylon e no dente gravado e deixou-se assentar. Desta forma, os outros dentes do pilar e os dentes replantados são esplintados. A flexibilidade da tala de nylon monofilamentar permite o movimento fisiológico normal. |
| **O'riordon M.W., Ralstrom C.S. e Doerr S.E. (1982)** [255] | • Descreveu os procedimentos de tratamento para dentes permanentes avulsionados e relata que a **tala acrílica de condicionamento ácido** facilita a cicatrização dos tecidos duros e moles.<br>• A tala acrílica de condicionamento ácido causa menos traumatismo gengival durante a aplicação e remoção e proporciona mais estímulos funcionais aos dentes esplintados. |

| | |
|---|---|
| **Finn (1988)** [110] | - Sugeriu que **as barras da arcada cirúrgica** podem ser utilizadas para estabilização quando um ou vários dentes estão fracturados. A barra é ligada aos dentes de suporte e, em seguida, o fio é enrolado em torno dos dentes individuais fracturados e ligado à barra de arco horizontal. |
| | - Embora este método possa ser utilizado para raízes fracturadas, tem uma aplicação mais vasta na imobilização de dentes avulsionados ou parcialmente deslocados. |
| **Finn (1988)** [110] | • Sugere-se que o dente a ser esplintado e os dentes adjacentes em ambos os lados sejam equipados com bandas. **Um fio ortodôntico de 0,030 polegadas ou 0,036 polegadas é adaptado à face vestibular das bandas.** As bandas são removidas e o fio é soldado, ou soldado por pontos, às bandas. Se o dente fracturado for demasiado sensível para a colocação de bandas, os dentes adjacentes são colocados com bandas e duas barras, uma na face vestibular e outra na face lingual, são soldadas ou soldadas por pontos às bandas à volta dos dentes adjacentes.<br>• Pode ser feita uma tala **em acrílico** para cobrir os dentes necessários, sugerida por **Finn (1988)**[8] , tirando uma impressão e depois, através da técnica de aspersão ou escovagem, construindo o acrílico no modelo. A tala deve cobrir os dois terços incisais das superfícies vestibulares dos dentes, estender-se sobre os bordos incisais e continuar por 3 ou 4 milímetros cervicalmente ao longo das superfícies linguais. Após o corte e o polimento, a tala é cimentada no local. |
| **Oikarinen K. (1988)** [257] | - fez uma comparação da flexibilidade de vários métodos de esplintagem para fixação de dentes. As férulas testadas foram as férulas compostas de arame com diâmetros de 0,3 mm, 0,4 mm e 0,5 mm, **as férulas schurdart**, que consistem numa barra de liga de latão e alumínio meio redonda de 2 mm de diâmetro |
| | A barra de arco foi contornada à arcada dentária e ligada aos dentes com fio de aço inoxidável macio de 0,4 mm de diâmetro. A barra de arco e o fio de ligadura foram cobertos com acrílico. A outra tala testada foi a **tala de barra de arco** normal. T<br>- O estudo demonstrou que uma tala de arame composto de 0,3 mm pode ser considerada uma fixação funcional que permite um ligeiro movimento vertical dos dentes durante a imobilização e pode ser recomendada para a fixação dos dentes sempre que possível. |
| **OikarinenK ., Andreasen J.O. e AndreasenF .M. (1992)** [266] | Comparou-se a rigidez de talas dentárias comummente utilizadas aplicadas a incisivos de ovinos. As talas comparadas foram: Fermit, tala flexível composta de arame, Kevlar, tala de fibra, Protemp, tala rígida composta de arame e talas de gel Triad. |

| | |
|---|---|
| | • **Fermit splint** construído para compósito fotopolimerizável (Vivadent) onde todos os quatro dentes esplintados foram condicionados com ácido durante 30 segundos antes da aplicação da resina e do compósito.<br>• **Talas de Kevlar** construídas com dois fios de Kevlar (B-W dental Fredericksburg) humedecidas com resina (Dan Bond) e fixadas por condicionamento ácido em quatro incisivos.<br>• **Tala de fibra** construída com malha sintética flexível humedecida com resina (Dan Bond) e fixada em quatro incisivos. |
| | • **A tala Protemp foi** construída em quatro incisivos com um material composto por um sistema de três componentes baseado em múltiplos ésteres funcionais de ácido metacrílico (Protemp II, ESPE, Alemanha). O Protemp foi curado quimicamente e retido por condicionamento ácido.<br>• **A tala de gel Triad foi** construída a partir de acrílico em forma de gel fotopolimerizável (Dentsply, EUA) e colocada na superfície labial condicionada sem resina. O estudo mostrou que as talas compostas de fio Protemp e Flexible mantiveram um suporte lateral adequado para os dentes fixos e permitiram a flexibilidade vertical, o que se sabe experimentalmente que melhora a cicatrização periodontal dos dentes luxados. |
| **Duggal M.S. et al (1994)** [267] | - Descrevemos num relato de caso a utilização de um fio redondo rígido (0,9 mm) com resina composta condicionada por ácido para imobilizar dentes permanentes avulsionados com ligamentos periodontais avulsionados num paciente epilético de 15 anos de idade, onde uma prótese de substituição seria arriscada. Assim, para conseguir a anquilose, foi utilizado um fio redondo rígido como tala. |
| **Andresen JO e AndersenF .M 1995** [268] | - **Tala de condicionamento ácido simples:** As superfícies dentárias são limpas, utilizando rolos de algodão e água morna para remover sangue, placa bacteriana e quaisquer resíduos alimentares, antes do condicionamento ácido. Deve ser utilizada uma escova limpa e seca ou uma cúspide de borracha para limpar o esmalte. O terço incisal da superfície vestibular ou lingual de cada dente a ser incluído na tala é agora gravado, tendo o cuidado de não |
| | para condicionar o esmalte interproximal - o compósito colocado nesta área pode ser difícil de remover. O esmalte gravado é lavado e seco e, em seguida, o material de esplintagem é colocado para unir os dentes. Quando a cura estiver completa, a tala deve ser alisada com discos para assegurar que não existem áreas ásperas.<br>A oclusão é verificada. O doente é aconselhado a adotar apenas uma dieta macia e a tentar não morder os dentes com a tala. |

| | Deve ser salientada a importância de uma boa higiene oral. Deve ser prescrito aos doentes com lesões dos tecidos moles um elixir bucal de clorexidina para ajudar a controlar a placa bacteriana e prevenir infecções secundárias. |
|---|---|
| | Quando chega a altura de remover a tala, a maior parte pode ser cortada com brocas de diamante num rotor de ar, tendo cuidado nas fases finais para não danificar o esmalte. Podem ser utilizados instrumentos manuais para remover qualquer material deixado no esmalte |
| | **- Resina Acid Etch com tala de arame:** a resina e a tala de arame são fáceis de colocar. É esteticamente aceitável porque se assemelha a um aparelho. Um comprimento de fio ortodôntico (aço inoxidável macio de 0,7 mm) é dobrado para se ajustar à superfície vestibular dos dentes a serem incluídos na tala. É gravado um círculo na superfície vestibular dos dentes e o metacrilato de metilo é colocado na superfície gravada. |
| | O fio é embutido e coberto com metacrilato de metilo (Trim), que é deixado a curar e depois alisado. Se o Trim não estiver disponível |
| | Pode ser utilizado um compósito, mas é muito mais difícil de remover. Um par de removedores de brackets ortodônticos ou um alicate universal podem ser usados para "torcer" o Trim na superfície do dente; isto quebra a ligação e permite que a tala seja removida numa só peça. |
| **Ebelseder K.A. et al (1995)** [269] | • Realizou uma investigação in vivo da mobilidade lateral do dente de talas dentárias feitas de resina composta de arame usando um dispositivo altamente sensível chamado Periotest. As talas foram feitas de resina composta e um fio retangular de 0,017" x 0,025".<br>• A conclusão do estudo foi que este tipo de tala dentária não reduziu a mobilidade lateral do dente para um nível abaixo da mobilidade do dente mais firme dentro da tala. O seu efeito foi, portanto, reduzir o aumento da mobilidade do dente para dentro dos limites normais e que o dispositivo Periotest era uma ferramenta útil para monitorizar a mobilidade dos dentes com tala. |
| **Von Arx T., Filippi a. e Buser D. (2001)** [261] | **- Tala de traumatismo em titânio.** A tala feita de titânio proporciona uma fixação adequada durante todo o período de estabilização, não permitindo qualquer trauma adicional ao dente esplintado. Esta tala é feita de titânio puro e tem apenas 0,22 mm de espessura. Está disponível em dois comprimentos (52mm e 100mm) e tem uma estrutura de malha romboidal, que era altamente flexível. As aberturas romboidais (1,8mm x 2,8mm) definem claramente apenas uma pequena área de |

| | |
|---|---|
| | ligação, |
| | reduz assim a quantidade de compósito a utilizar. Permite a mobilidade fisiológica normal e não interfere com a oclusão. |
| **Von Arx T., Filippi a. e lussi A. (2001)** [270] | - Comparámos a nova **tala de titânio para traumatismos** com três técnicas de esplintagem habitualmente utilizadas, como **a tala de compósito de arame (fio retangular de 0,16" x 0,22"), a tala de resina (Protemp** II, ESPE) e um fio macio redondo de 0,3 mm (Remanium, Dentaurum) que foi entrançado de botão a botão dos brackets para ligar os quatro incisivos. De seguida, os fios foram fixados a cada botão com compósito. Foram avaliados os seguintes parâmetros: mobilidade dentária antes e depois da remoção da tala, profundidades de sondagem, placa bacteriana, hemorragia à sondagem e tempo de cadeira necessário para a aplicação e remoção da tala. Todas as férulas testadas pareceram manter a mobilidade vertical e horizontal fisiológica dos dentes (a mobilidade horizontal dos dentes para as férulas de resina foi significativamente reduzida). O tempo de cadeira foi consideravelmente menor para a tala de traumatismo de titânio. O estado periodontal permaneceu inalterado para todos os tipos de talas. |
| **Horie N et al (2005)** [262] | - **Tala formada a vácuo** feita num modelo de gesso para reposicionar um dente luxado. Uma placa de acrílico, Erkodur, com 0,8 mm de espessura (Erkodent Erich Kopp GmbH, Alemanha) foi aquecida e comprimida contra o modelo de gesso sob pressão de vácuo numa Erkopress (Erkodent Erich Kopp GmbH, Alemanha). A vantagem de utilizar esta tala é que o dente luxado é posicionado corretamente. A construção do modelo de gesso é relativamente fácil e garante a reprodução da posição pré-lesão do dente luxado. |
| | dente. A tala em forma de vácuo proporciona ao dente luxado um estímulo fisiológico que é benéfico para o desenvolvimento de uma inserção periodontal funcional.4,5 Além disso, a espessura de 0,8 mm da placa de acrílico não interfere na articulação. A desvantagem deste método é o facto de consumir muito tempo, embora isso se restrinja, na maior parte dos casos, ao laboratório |
| **Tafeeq BA (2019)** [271] | • Realizou-se um estudo em (46) pacientes afectados por traumatismos em dentes permanentes, quer luxados quer avulsionados. O material utilizado para o fabrico da tala consiste em resina acrílica curada a frio (pó e líquido).<br>• A aplicação direta de uma tala no segmento dentário ou dento-alveolar traumatizado com CCAR oferece uma série de vantagens, especialmente em situações de falta de equipamento. Proporciona cobertura, proteção, isolamento e imobilização em |

| | menos de 5 minutos em qualquer situação de emergência, mesmo sem utilizar uma cadeira ou equipamento dentário. <br> • A principal vantagem desta técnica é o facto de proporcionar uma imobilização sem imobilização dos dentes cobertos, o que cria a melhor situação para o processo de cicatrização sem causar qualquer efeito nocivo no periodonto dos dentes sólidos envolvidos. |
| --- | --- |

*__Duração da tala de acordo com a IADT e a AAE [234]__*

| Tipo de lesão | Tempo de imobilização/flexibilidade | |
| --- | --- | --- |
| | IADT | AAE |
| Subluxação | 2semanas (se necessário)/flexível | 2semanas (se necessário)/flexível |
| Extrusão/ luxação extrusiva | 2 semanas/flexível | 2 semanas/flexível |
| Luxação lateral | 4 semanas/flexível | 2 semanas (se a deslocação for extensa 4 semanas)/flexível |
| Avulsão | 2 semanas/flexível | |
| Ápice fechado: | | |
| -   dente reimplantado antes da chegada do paciente ao dentista | | 1-2 semanas/flexível |
| -   dente conservado num suporte de armazenamento adequado | | |
| -   dente mantido seco durante menos de 60 minutos | | |
| Ápice fechado: | | |
| - dente armazenado seco durante mais de 60 minutos | 2 semanas/flexível | 1-2 semanas/flexível |
| Ápice aberto: | 2 semanas/flexível | 2 semanas/flexível |
| -   dente reimplantado antes da chegada do paciente ao dentista | | |
| -   dente conservado num suporte de armazenamento adequado | | |
| -   dente mantido seco durante menos de 60 minutos | | |
| Ápice aberto: | | |
| - dente armazenado seco durante mais de 60 minutos | 4 semanas/flexível | 4 semanas/flexível |
| Fratura da raiz (terço médio) | 4 semanas/flexível | 4 semanas/flexível |
| Fratura da raiz (terço cervical) | | |
| Fratura alveolar | 4 meses/flexível | 4 meses/flexível |
| | 4 semanas/indefinido | 4 semanas/flexível |

*__Rigidez da tala:__*

Um dos requisitos necessários para uma esplintagem óptima é que o dispositivo utilizado para a fixação dos dentes deve ser versátil, alcançando vários níveis de rigidez (rígida, semi-rígida ou flexível). De acordo com as directrizes existentes, recomenda-se que os dentes traumatizados sejam estabilizados com talas flexíveis. Permitir o movimento

controlado e ligeiro do dente durante a cicatrização é considerado uma condição indispensável para o sucesso do tratamento. A imobilização completa e rígida, pelo contrário, tem um efeito negativo não só na cicatrização pulpar e periodontal, mas também no desenvolvimento radicular em dentes imaturos, especialmente nos que se encontram em fases iniciais de desenvolvimento. O défice nutricional da bainha epitelial radicular de Hartwig (HERS) causado pela imobilização rígida pode resultar numa restrição adicional do
crescimento potencial da raiz. Está também provado que a fixação rígida prolongada pode prejudicar a revascularização$_L$

Diferentes factores, como a extensão da tala, a posição do dente pilar ou a dimensão do ponto adesivo, foram investigados quanto ao seu efeito na rigidez da tala. No que diz respeito aos pontos adesivos compostos, os estudos mostraram que o aumento das suas dimensões não influencia previsivelmente a rigidez das talas, especificamente quando se trata de materiais de reforço flexíveis. No entanto, no caso de materiais mais rígidos, a rigidez aumenta com o aumento da dimensão do ponto adesivo.

O comprimento do fio influencia a rigidez. Ao utilizar um material elástico, a extensão da tala influencia a rigidez da tala do dente lesionado apenas na dimensão horizontal. Isso significa que a dimensão vertical não é afetada, e a transmissão de forças funcionais é preservada. Para garantir a estabilização adequada do dente lesionado, permitindo simultaneamente os seus movimentos fisiológicos, a tala deve incluir apenas um dente não lesionado bilateralmente.

Em crianças com dentição mista, quando alguns dentes estão ausentes ou ainda não estão totalmente erupcionados, a aplicação da tala pode ser um desafio. Além dos problemas com o desenho da tala, a outra consideração é se a falta de um dente vizinho e a necessidade de aplicar o material no dente, proximal à fenda, irá alterar os parâmetros da tala. Quanto à rigidez da tala, verifica-se que ela não depende significativamente da posição do pilar e, se faltarem dentes adjacentes, é possível fixar a tala nos dentes adjacentes próximos à fenda.

### *Aspectos biomecânicos das talas*

O objetivo da tala é estabilizar os dentes lesionados e criar um ambiente seguro que promova a cicatrização das estruturas danificadas.

Existem dois factores biomecânicos que são necessários para uma cicatrização óptima dos tecidos:

1) indução de tensões de baixa intensidade nos tecidos em cicatrização e

2) um micro movimento controlado do dente no alvéolo traumatizado (aproximadamente 50 g).

**Cengiz et al (2006)**[252] avaliaram o efeito biomecânico das talas sobre o dente traumatizado, revelando que a tala que apresentava maior rigidez intrínseca protegia melhor o dente das tensões. Portanto, segundo os autores, pode-se supor que quanto mais rígida for a tala, menor será a tensão exercida e, consequentemente, melhor será a cicatrização das estruturas periodontais de suporte lesadas.

### *Colocação e remoção da tala:*

Um dos requisitos para uma esplintagem óptima pressupõe que o dispositivo deve ser facilmente fixado e removido sem danificar o esmalte. A facilidade de aplicação e remoção da tala é determinada pelo tempo necessário para efetuar estes procedimentos. De acordo com **von Arx T (2001)**[261] , os tempos de trabalho mais curtos foram registados para o TTS. O tempo mais longo foi necessário para a aplicação do splint de braquete e para a remoção do splint de compósito de fio.

São utilizadas diferentes técnicas para remover os adesivos remanescentes da superfície do esmalte, no caso de o material de esplintagem ser fixado com resina composta. Estas técnicas incluem instrumentos manuais, como alicates e raspadores, várias brocas, discos abrasivos ou rodas de borracha e cúspides.

A maior preocupação sobre a remoção mecânica da tala é que pode causar danos iatrogénicos e irreversíveis ao esmalte. Com base nos resultados obtidos no estudo experimental, que investigou a rugosidade da superfície do esmalte após diferentes métodos de remoção da tala, os discos Soflex e uma broca de carboneto de tungsténio de 16 lâminas são recomendados como os instrumentos que causam menos danos ao esmalte.[261]

### *Talas de acordo com o tipo de luxação Lesão:*

#### *1)  Concussão e subluxação*

As directrizes da IADT recomendam uma tala flexível durante 2 semanas para lesões por subluxação. No entanto, a tala geralmente não é necessária para lesões de concussão ou subluxação. [5.88]

É importante salientar que, nos casos em que vários dentes tenham sofrido lesões mais graves, os dentes adjacentes com lesões de subluxação ou concussão podem ser esplintados sem danificar o ligamento periodontal.

#### *2)  Extrusão*

A luxação extrusiva implica a rutura das fibras do ligamento periodontal. Foi demonstrado que o ligamento periodontal atinge aproximadamente 70% da sua força original 2-3 semanas após a lesão. As directrizes da IADT recomendam uma tala flexível durante 2 semanas para lesões de luxação extrusiva.[88]

O dente reposicionado foi esplintado com resina composta, o que provavelmente terá permitido o movimento fisiológico, uma vez que estava apenas ligado ao incisivo central adjacente. No entanto, como o dente tinha um ápice aberto, a maturação contínua da raiz e a calcificação intracanal tinham ocorrido numa revisão de 12 meses.[88]

#### *3)  Luxação lateral*

A luxação traumática numa direção lateral causa frequentemente danos no PDL e no osso. Por conseguinte, o tempo de imobilização deve ser mais longo, pelo que as directrizes da IADT recomendam uma tala flexível durante 4 semanas para lesões de luxação lateral. Antes de retirar a tala, deve ser efectuada uma radiografia. Se existirem sinais radiográficos de rutura periodontal, é necessário um período de imobilização adicional (normalmente 3-4 semanas). [8,88]

#### *4)  Intrusão*

A luxação intrusiva causa sérios danos ao alvéolo alveolar. Se o dente for reposicionado cirurgicamente, o tempo de imobilização deve ser suficientemente longo para suportar o dente durante a remodelação do alvéolo ósseo.[8]

As directrizes da IADT recomendam uma tala flexível durante 4 semanas para lesões de luxação intrusiva em que o(s) dente(s) intrusivo(s) tenha(m) sido reposicionado(s) [88]

#### *5)  Avulsão*

A duração da tala depende da extensão e da natureza dos danos adicionais no alvéolo (fratura). A reimplantação num alvéolo alveolar intacto requer um período de imobilização não superior a 7-10 dias para evitar a anquilose.[8]

A diretriz da IADT recomenda uma tala flexível durante 2 semanas para lesões por avulsão. Para dentes que foram avulsionados e o tempo seco extra-oral é maior que 60 minutos, a recomendação é uma tala flexível por 4 semanas. O paradoxo da recomendação para esta última lesão foi discutido anteriormente.[90]

# CAPÍTULO 12

## Sequela de lesões dentárias traumáticas no germe do dente permanente

### *Splinting na dentição decídua:*

De acordo com as directrizes da IADT, a ferulização de dentes decíduos lesionados é recomendada apenas para fracturas do osso alveolar e, possivelmente, para fracturas da raiz intra-alveolar. [89]

Lesões por luxação, mesmo após o reposicionamento, não necessitam de talas. Entretanto, um dos estudos mostrou que a taxa de sucesso no tratamento de dentes decíduos luxados com talas foi de 58,9%. 40 A maior taxa de sucesso foi observada em dentes com subluxação, enquanto o reposicionamento e a esplintagem da luxação lateral tiveram a menor taxa de sucesso. [89]

Por outro lado, outro estudo demonstrou que não houve diferença estatisticamente significativa no prognóstico entre dentes decíduos com luxação lateral e extrusiva tratados com splints semirrígidos e dentes não tratados com splints. [89]. Entretanto, observou-se melhor prognóstico no grupo de fratura radicular em que os dentes decíduos foram estabilizados com splint.

Os traumatismos que afetam a dentição decídua devem ser acompanhados clínica e radiograficamente para detetar prováveis alterações no dente traumatizado e nas estruturas de suporte. Uma das principais sequelas é a necrose pulpar, que muitas vezes culmina com a extração do dente. A relação anatómica entre o dente primário traumatizado e o seu sucessor permanente é um fator de risco para o desencadeamento de danos no dente em desenvolvimento.

Assim, o tratamento do dente decíduo traumatizado visa minimizar os danos ao dente e os fatores que podem causar alterações no germe do dente permanente, sendo que o sucesso do tratamento depende da idade da criança no momento do trauma, do tipo e da gravidade da lesão e do período entre o trauma dentário e o atendimento.

## FREQUÊNCIA E ETIOLOGIA

As lesões traumáticas nos dentes em desenvolvimento podem influenciar o seu crescimento e maturação posteriores, deixando normalmente a criança com uma deformidade permanente e muitas vezes facilmente visível. Especialmente quando a lesão ocorre durante os estágios iniciais de desenvolvimento, a formação do esmalte pode ser seriamente perturbada devido à interferência durante qualquer um dos estágios do desenvolvimento ameloblástico, ou seja, os estágios morfogenético, de organização, de formação e de maturação.

A estreita relação entre os ápices dos dentes decíduos e os sucessores permanentes em desenvolvimento explica por que as lesões nos dentes decíduos são facilmente transmitidas para a dentição permanente. A relação entre o aumento da massa do incisivo permanente e a diminuição da raiz do dente decíduo é contínua (Smith e Rapp, 1980). A distância entre os dois não se altera durante a esfoliação; é de cerca de 3 mm aos 3 anos de idade e de cerca de 2 mm aos 6 anos de idade. [272]

Da mesma forma, as fracturas ósseas localizadas em áreas que contêm germes dentários em desenvolvimento podem interferir com a odontogénese futura.

A prevalência de tais distúrbios, secundários a lesões dentárias na dentição decídua, varia de 12 a 69% (Andreasen). Considerando a frequência de lesões traumáticas nos dentes decíduos, é evidente que a hipoplasia do esmalte de origem traumática deve ser bastante comum. Num estudo clínico realizado por Andreasen e Ravn em 1974[46] , estimou-se que 10% de todas as hipoplasias do esmalte que afectam os dentes anteriores em crianças em idade escolar em Copenhaga estavam relacionadas com traumatismos na dentição decídua. O tipo de trauma sofrido aparentemente determina o tipo e o grau de distúrbio de desenvolvimento. A avulsão e a luxação intrusiva representam lesões com frequências muito elevadas de perturbação do desenvolvimento, enquanto a subluxação e a extrusão representam grupos de baixo risco. Para além disso, a idade na altura da lesão é de grande importância. Assim, observam-se menos complicações em indivíduos com mais de 4 anos de idade do que em indivíduos dos grupos etários mais jovens.

No estudo de acompanhamento clínico sobre lesões traumáticas na dentição decídua e os seus efeitos nos sucessores permanentes realizado por Sennhenn-Kirchner e Jacobs em (2006)[273] 30 a 40 por cento das crianças sofrem pelo menos uma lesão nos dentes decíduos e a incidência não está relacionada com o género. Além disso, os dentes mais afectados, tanto na dentição decídua como na permanente, foram os incisivos centrais superiores, devido à sua posição exposta na arcada dentária. O mesmo estudo relacionou o tipo de trauma com os danos secundários subsequentes e revelou que as malformações dos dentes permanentes ocorreram principalmente após lesões por intrusão e, secundariamente, após avulsão completa dos dentes decíduos. O osso alveolar das crianças é caracterizado por um alto grau de flexibilidade devido à mineralização incompleta (Euler, 1939)[274] e espaços medulares alargados (Ravn, 1976)[149] . Isto resulta numa baixa intensidade de força de lesão em lesões de luxação incompleta e fracturas de dentes primários, pelo que é menos provável que ocorra uma odontogénese prejudicada da dentição secundária.

No caso de uma lesão de separação, como na luxação extrusiva, ocorre uma clivagem na estrutura intercelular que leva a danos celulares limitados, o que não impede o processo de cicatrização. Se a lesão for de natureza esmagadora, como na luxação intrusiva, a destruição extensiva dos tecidos celulares e intercelulares leva a um afluxo maciço de neutrófilos, macrófagos e osteoclastos. Este facto pode atrasar a cicatrização e deixar um defeito residual. Também pode resultar na perda da camada protetora de cementoblastos e da bainha epitelial radicular de Hertwig, permitindo o acesso de macrófagos e osteoclastos à dentina exposta, resultando na reabsorção da raiz. O dano por esmagamento também leva à isquemia e à estimulação osteoclástica, que também resulta em reabsorção radicular Bassiouny et al. (2003) [171]

De acordo com estudos, a frequência de perturbações do desenvolvimento devido a fracturas da mandíbula varia entre 19 e 68% (Andreasen). Além disso, verificou-se que a frequência dos distúrbios de desenvolvimento está relacionada com a deslocação do fragmento no momento da lesão. O tratamento de fracturas da mandíbula por osteossíntese também demonstrou aumentar os danos nos dentes em desenvolvimento.[8]

Os procedimentos cirúrgicos orais também podem induzir malformações dentárias. Assim, os pacientes operados por fenda palatina apresentam uma frequência muito elevada de defeitos de esmalte nas dentições decídua e permanente. Os achados histológicos nestes casos indicam que o trauma cirúrgico pode ser um fator contribuinte. A exodontia também foi registada entre os factores etiológicos cirúrgicos. Devido à estreita relação entre as coroas em desenvolvimento dos pré-molares permanentes e as raízes dos seus antecessores primários, os pré-molares em desenvolvimento são especialmente propensos a perturbações na formação do esmalte e da dentina resultantes da extração dos molares primários.

A avaliação da extensão total das complicações decorrentes de lesões sofridas na primeira infância deve aguardar a erupção completa de todos os dentes permanentes envolvidos, um problema que deve ser considerado no caso de ações judiciais ou pedidos de seguro. No entanto, as sequelas mais graves (ou seja, distúrbios na morfologia dentária) podem ser diagnosticadas radiograficamente no primeiro ano após o trauma.

As lesões, que ocorrem muito cedo, também podem interferir no desenvolvimento da dentição primária. Assim, o exame de bebés prematuros entubados revelou hipoplasias do esmalte que afectam a dentição primária em 18-80% das crianças, geralmente no lado esquerdo do maxilar correspondente à colocação habitual do tubo (Angelos et al. 1989)[275] . Estudos de autópsia apoiaram a teoria de que a compressão do processo alveolar durante a intubação endotraqueal em recém-nascidos é o fator causal que pode provocar estes distúrbios no desenvolvimento dos dentes primários [Boice et al. (1976), Wetzel, (1980)] [276,277]

Finalmente, deve ter-se em conta que várias outras condições patológicas podem resultar em hipoplasia do esmalte (por exemplo, flúor, raquitismo, hipoparatiroidismo, febres exantemáticas, infecções graves e distúrbios metabólicos como a doença celíaca e a acidose). No entanto, infelizmente, estes não são totalmente patognomónicos, mas muitas vezes sobrepõem-se na sua expressão. Foi desenvolvido um sistema de classificação para defeitos de desenvolvimento do esmalte (índice DDE) que, até certo ponto, incorpora algumas das características patológicas de vários distúrbios de desenvolvimento e foi recentemente utilizado na análise multifatorial de defeitos do esmalte.

## ACHADOS CLÍNICOS, RADIOGRÁFICOS E PATOLÓGICOS

Diab e El Badrawy (2000)[168] classificaram os efeitos nos sucessores permanentes devido a lesões por intrusão de incisivos primários como

1. Sequelas que afectam as porções coronais dos sucessores permanentes

(Descoloração branca ou amarelo-castanha, descoloração branca ou amarelo-castanha associada a hipoplasia do esmalte, dilaceração da coroa)

2. Sequelas que afectam as porções radiculares dos sucessores permanentes (duplicação da raiz, dilacerações da raiz, cessação parcial ou total da formação da raiz)

3. Sequelas que afectam todo o dente sucessor

(Odontoma como malformação do dente permanente, sequestro do germe do dente permanente, distúrbios da erupção do sucessor permanente)

As alterações patológicas nos germes dos dentes permanentes foram estudadas experimentalmente em intrusões de dentes decíduos em macacos (Andreasen, 1994). As alterações imediatas consistiram na contusão e deslocação do epitélio reduzido do esmalte e numa ligeira deslocação do tecido dentário duro em relação à bainha epitelial radicular de Hertwig. Após 6 semanas, ocorreu a metaplasia do epitélio reduzido do esmalte num epitélio escamoso estratificado fino. Na maioria dos casos, foram observadas alterações na morfologia das matrizes de dentina e/ou esmalte.[8]

Um germe de dente permanente lesionado sofre frequentemente uma inflamação pós-traumática da polpa e do tecido circundante. Se isto ocorrer após a maturação da coroa e durante a formação da raiz, a perturbação da atividade odontoblástica induz a aceleração dos depósitos de tecido duro na câmara pulpar, que é normalmente encontrada durante o processo de cicatrização. Isto resulta numa obliteração quase completa do canal pulpar

(PCO) em poucos anos Bassiouny et al, (2003)[171] .

Um estudo histopatológico. Taniguchi et al, 1999[278] sobre o efeito do trauma mecânico nos germes dentários de molares de ratos mostrou que a matriz de esmalte de espessamento rápido que ainda não tinha começado a calcificar sofreu as lesões mais intensas e extensas.

**Os distúrbios do desenvolvimento dos dentes humanos causados por traumatismos podem ser divididos nos seguintes tipos:**

A natureza destas lesões tem sido estudada clinicamente em humanos e experimentalmente em animais. Assim, os desvios anatómicos e histológicos devidos a lesões nos dentes em desenvolvimento podem ser classificados da seguinte forma.[8] :

1. Descoloração branca ou amarela-castanha do esmalte.
2. Descoloração branca ou amarelo-acastanhada do esmalte com hipoplasia circular do esmalte.
3. Dilacerações da coroa.
4. Malformação tipo odontoma.
5. Duplicação da raiz.
6. Angulação da raiz vestibular.
7. Angulação lateral da raiz ou dilacerações.
8. Paragem parcial ou total da formação de raízes.
9. Sequestro de germes de dentes permanentes.
10. Perturbação na erupção.

### A. *Descolorações brancas ou amarelo-acastanhadas do esmalte*

Estas lesões aparecem como opacidades de esmalte manchadas, nitidamente demarcadas, mais frequentemente localizadas na superfície facial da coroa; a sua extensão varia de pequenas manchas a grandes campos. Estas alterações de cor não estão normalmente associadas a alterações clínicas.

defeitos detectáveis na superfície do esmalte. No entanto, alguns casos podem apresentar tais defeitos. Neste contexto, deve ser mencionado que as descolorações brancas do esmalte com um diâmetro inferior a 0,5 mm são frequentes em dentes sem história de trauma.

A frequência destas lesões foi relatada como sendo de 23% após lesões na dentição primária, afectando normalmente os incisivos superiores, com a idade dos pacientes na altura da lesão a variar entre os 2 e os 7 anos. O estágio de desenvolvimento do germe do dente permanente no momento da lesão pode variar. Nenhum tipo específico de lesão está especialmente relacionado com este grupo de lesões.

Distúrbios semelhantes na formação do esmalte podem ser observados em dentes em desenvolvimento envolvidos em fracturas da mandíbula. Por uma questão de exaustividade, deve ser mencionado que as alterações de cor com ou sem um defeito na superfície do esmalte podem ocorrer como uma sequela da inflamação periapical dos dentes primários, dando origem aos chamados **dentes de Turner.**

A natureza das descolorações brancas do esmalte foi estudada por meio de microradiografia e microscopia de luz polarizada, bem como por microscopia eletrónica de transmissão e de varrimento. Os resultados destas investigações indicam que o trauma interfere com a mineralização do esmalte, enquanto a formação da matriz aparentemente não está envolvida. Um estudo experimental em macacos indica que estas áreas se desenvolvem correspondendo a áreas onde o trauma alterou o epitélio reduzido do esmalte para um epitélio escamoso estratificado achatado.[8]

O exame radiográfico antes da erupção dentária geralmente não revela uma mineralização defeituosa. Consequentemente, estes distúrbios só podem ser diagnosticados clinicamente após a erupção completa.

Imediatamente após um traumatismo alveolar dentário na dentição decídua, não é possível fazer uma afirmação definitiva relativamente a possíveis danos secundários, pelo que se recomenda um acompanhamento radiográfico regular, especialmente no caso de lesões por intrusão diagnosticadas em crianças com menos de três anos de idade.[8]

***B. Descoloração branca ou amarelo-castanha do esmalte com hipoplasia circular do esmalte***

Essas lesões são uma manifestação mais severa de trauma sofrido durante os estágios de formação do germe do dente permanente. O achado típico neste grupo, que distingue estas lesões das do primeiro grupo, é um sulco horizontal estreito, que circunda a coroa cervicalmente às áreas descoloridas. Em alguns casos, um defeito externo é encontrado centralmente nas lesões brancas ou amarelo-acastanhadas colocadas coronalmente.

A frequência deste tipo de alteração foi registada como sendo de 12% após lesões na dentição primária. Os incisivos centrais superiores estão normalmente envolvidos; a idade na altura da lesão é normalmente de 2 anos. O estágio de desenvolvimento do germe do dente permanente varia de metade até a formação completa da coroa no momento da lesão. Regra geral, a lesão do dente primário é por avulsão, luxação extrusiva ou intrusiva.

O exame radiográfico destes dentes revela uma linha radiolúcida transversal ao nível da indentação e, normalmente, uma área radiolúcida correspondente ao defeito de esmalte colocado coronalmente. Este tipo de perturbação do desenvolvimento pode normalmente ser diagnosticado antes da erupção.

Deve-se notar que as alterações do esmalte estão confinadas ao local de mineralização coronal no momento da lesão. Embora a patogénese das alterações de cor no esmalte ainda não tenha sido completamente esclarecida, presume-se que o dente decíduo deslocado traumatiza o tecido adjacente ao germe do dente permanente e, possivelmente, o epitélio odontogénico, interferindo assim com a mineralização final do esmalte. A configuração da área hipomineralizada resultante coincide de perto com o contorno da mineralização "secundária" progressiva normal. As lesões são normalmente brancas; no entanto, os produtos de degradação do sangue na área traumatizada podem infiltrar-se nas áreas de mineralização durante a formação posterior do esmalte. Isto pode explicar porque é que as áreas amarelo-acastanhadas se localizam exclusivamente apicalmente às lesões brancas. Os defeitos superficiais no esmalte reflectem muito provavelmente uma lesão direta na matriz do esmalte antes de a mineralização estar completa.

Experiências em macacos mostraram que a hipoplasia circular do esmalte representa danos localizados nos ameloblastos nas suas fases de formação devido à deslocação traumática do tecido duro já formado em relação aos tecidos moles em desenvolvimento. [8]

***C. Dilaceração da coroa***

Estas malformações devem-se a uma deslocação traumática não axial do tecido duro já formado em relação aos tecidos moles em desenvolvimento. Três por cento das lesões em dentes decíduos resultam neste tipo de malformação. [8]

Devido ao seu contacto próximo com os incisivos primários, os dentes dilacerados pela coroa são geralmente incisivos centrais maxilares ou mandibulares. Aproximadamente metade destes dentes tornam-se impactados, enquanto os restantes erupcionam normalmente em versão facio ou linguo. A lesão na dentição decídua geralmente ocorre aos 2 anos de idade, com uma variação de menos de 1 ano a 5 anos. Na maioria das vezes, a lesão ocorre numa altura em que até metade da coroa já está formada, um achado possivelmente relacionado com a anatomia do germe dentário em desenvolvimento, que permite a inclinação do germe dentário dentro do seu alvéolo. O trauma na dentição primária que pode resultar em dilacerações da coroa é geralmente avulsão ou intrusão.

A patologia dos dentes dilacerados pela coroa apoia a teoria da deslocação do epitélio do esmalte e da porção mineralizada do dente em relação à papila dentária e às alças cervicais. Isto resulta na perda de esmalte numa parte da superfície facial da coroa. No aspeto lingual, forma-se um cone de tecido duro que se projecta para dentro do canal radicular, enquanto a alça cervical lingual forma uma cúspide coberta de esmalte. Uma patogénese de deslocamento da porção não mineralizada do dente no alvéolo é apoiada por achados radiográficos imediatamente após a lesão, onde se pode observar uma inclinação do germe dentário.

O desvio da porção coronal varia de acordo com a localização do dente. Radiograficamente, os dentes dilacerados por coroas não irrompidas são vistos como encurtados coronalmente.

### D. Malformações do tipo odontoma

Estas malformações são sequelas raras de lesões na dentição decídua. Os casos relatados estão confinados principalmente aos incisivos superiores. A idade no momento da lesão varia de menos de 1 ano a 3 anos. O tipo de lesão que afecta a dentição primária parece ser a luxação intrusiva ou a avulsão. A histologia e a radiologia destes casos mostram um conglomerado de tecido duro, com a morfologia de um odontoma complexo ou de elementos dentários separados.

A evidência experimental apoia a teoria de que estas malformações ocorrem durante as fases iniciais da odontogénese e afectam os estádios morfogenéticos do desenvolvimento ameloblástico. A origem traumática destas malformações é ainda apoiada pela observação de que foram relatadas alterações semelhantes após extracções rituais de caninos primários em povos africanos, bem como sequelas de extracções de molares primários devido a complicações pulpares. [8]

Radiograficamente, existe uma massa radiopaca com pouca semelhança com um germe dentário. Por vezes, no entanto, pode ser vista uma raiz relativamente normal.

### E. Duplicação da raiz

Trata-se de uma ocorrência rara, observada após luxação intrusiva de dentes decíduos. Esta complicação é geralmente o resultado de uma lesão na altura em que metade ou menos de metade da coroa está formada. A patologia desses casos indica que ocorre uma divisão traumática da alça cervical no momento da lesão, resultando na formação de duas raízes separadas.

Radiograficamente, pode ser demonstrada uma raiz mesial e distal que se estende a partir de uma coroa parcialmente formada.

### F. Angulação da raiz vestibular (incisivo "em foice")

Este distúrbio de desenvolvimento aparece como uma curvatura acentuada confinada à raiz devido a uma lesão sofrida na idade de 2 a 5 anos. O dente malformado é geralmente impactado e a coroa é palpável no sulco labial. Os únicos dentes que demonstram esta malformação são os incisivos centrais superiores. As lesões na dentição decídua consistem em luxação intrusiva e avulsão.

Os achados histopatológicos nesses casos consistem em espessamento do cemento em angulação, mas sem sinais de alterações traumáticas agudas no tecido duro formado. A perda de um incisivo primário pode representar um obstáculo na erupção do dente em desenvolvimento, forçando-o a mudar seu caminho de erupção na direção labial. Presumivelmente, a bainha epitelial radicular de Hertwig permanece em posição apesar do impacto, criando assim uma curvatura da raiz. Deve ser mencionado, no entanto, que a origem traumática dessa malformação tem sido questionada; num estudo de 29 dentes, Stewart (1978)[279] não encontrou história de trauma. Além disso, esse tipo de malformação foi 6 vezes mais frequente em meninas do que em meninos. Segundo Stewart, a explicação mais provável para a angulação da raiz facial é o desenvolvimento ectópico do germe dentário. O desenvolvimento ectópico pode ocorrer devido a: 1. Posição anómala do germe

2. Traumatismo intrusivo que determina o deslocamento da coroa permanente e o consequente desenvolvimento anómalo

Avulsão decídua com consequente formação de tecido cicatricial que pode constituir um obstáculo à erupção normal. [279]

Radiograficamente, um dente com angulação radicular aparece encurtado. As projecções laterais podem localizar com maior precisão a posição do dente no maxilar.

### G. Angulação ou dilaceração da raiz lateral

Estas alterações aparecem como uma curvatura mesial ou distal confinada à raiz do dente. São observadas em 1% dos casos com lesões na dentição decídua, geralmente avulsão. A lesão ocorre geralmente entre os 2 e os 7 anos de idade e afecta normalmente os incisivos superiores. Ao contrário das angulações vestibulares, a maioria dos dentes com angulações ou dilacerações radiculares laterais irrompe espontaneamente. Malformações semelhantes têm sido observadas em dentes em desenvolvimento envolvidos em fraturas de mandíbula. A patogénese destas lesões não é totalmente compreendida, mas estudos histológicos demonstraram que aparentemente ocorre um deslocamento entre a porção mineralizada da raiz e os tecidos moles em desenvolvimento.

### H. Paragem parcial ou total da formação de raízes

Esta é uma complicação rara entre as lesões na dentição decídua, afectando 2% dos dentes permanentes envolvidos. A lesão na dentição decídua ocorre geralmente entre os 5 e os 7 anos de idade e afecta normalmente os incisivos superiores. A lesão sofrida é geralmente a avulsão dos incisivos decíduos. Vários dentes com este tipo de malformação radicular permanecem impactados, enquanto outros irrompem precocemente e são frequentemente esfoliados devido a um suporte periodontal inadequado. Anomalias radiculares semelhantes foram encontradas em dentes em desenvolvimento envolvidos em fraturas de mandíbula.

A histopatologia da malformação radicular varia. Alguns casos mostram um desenvolvimento radicular diminuto sem evidência de um episódio traumático agudo anterior durante a deposição de tecido duro. Acredita-se que o tecido cicatricial que se desenvolve após a perda prematura do predecessor primário impede a erupção normal e interfere na formação da raiz. Noutros casos, observa-se uma linha calciotraumática típica, separando o tecido duro formado antes e depois da lesão. Nestes casos, o trauma aparentemente lesará diretamente a bainha epitelial radicular de Hertwig, comprometendo assim o desenvolvimento normal da raiz.

O exame radiográfico revela o típico encurtamento da raiz. A reabsorção radicular também pode ser observada com este tipo de anomalia radicular.[8]

### I. Sequestro de germes de dentes permanentes

Isto é extremamente raro após lesões na dentição primária. A infeção pode complicar a cicatrização de fracturas dos maxilares. Nestes casos, o inchaço, a supuração e a formação de fístulas são características clínicas típicas, levando por vezes ao sequestro espontâneo dos germes dentários envolvidos.

O exame radiográfico revela alterações osteolíticas à volta do germe dentário, incluindo o desaparecimento do contorno da cripta dentária.[8]

### J. Perturbações na erupção

Podem ocorrer perturbações na erupção dos dentes permanentes após traumatismos na dentição decídua e sugere-se que tal esteja relacionado com alterações anormais no tecido conjuntivo que cobre o germe dentário. A erupção dos incisivos permanentes seguintes é geralmente atrasada cerca de 1 ano após a perda prematura dos incisivos primários, enquanto a erupção prematura dos sucessores permanentes é rara. A perda prematura dos incisivos primários (avulsão ou extração) leva à perda de espaço apenas em casos raros. No entanto, a erupção ectópica de sucessores permanentes tem sido observada, possivelmente devido à falta de orientação de erupção oferecida pela dentição primária. Esses dentes frequentemente erupcionam labialmente. A impactação é muito comum entre dentes com malformações confinadas à coroa ou à raiz. Quando o dente permanente erupciona, é frequentemente em facio- ou linguo-versão.[8]

## TRATAMENTO

As pequenas descolorações brancas ou amarelo-acastanhadas do esmalte raramente requerem tratamento. No entanto, se as alterações do esmalte forem esteticamente perturbadoras, foram sugeridas técnicas recentemente desenvolvidas para a microabrasão do esmalte. Isto implica a aplicação de uma pasta de pedra-pomes com ácido clorídrico a 18% nas superfícies isoladas do esmalte durante uma série de, por exemplo, 6-8 aplicações sequenciais de fricção de 5 segundos com um enxaguamento intercalar de 10 segundos com água. Este tratamento é seguido de uma aplicação de 4 minutos de gel de fluoreto de sódio a 2% e de um polimento com abrasivos, quando necessário.

Verificou-se experimentalmente em dentes extraídos com superfícies de esmalte intactas, que este procedimento remove 12 micrómetros de esmalte inicialmente e 26 micrómetros com aplicações sucessivas, mas que a quantidade de esmalte que foi perdida era clinicamente indetetável. Infelizmente, a maioria das descolorações do esmalte devidas a traumatismos penetram em toda a espessura do esmalte. Este facto explica porque é que esta técnica não funciona satisfatoriamente na descoloração do esmalte relacionada com o trauma e pode, por vezes, até acentuar estas descolorações.

O tratamento da descoloração branca ou amarelo-acastanhada do esmalte com hiperplasia circular do esmalte implica a remoção do esmalte descolorido com uma broca, o condicionamento com um condicionador ácido e a restauração com uma resina composta.

Quando a descoloração e os defeitos do esmalte ocupam a maior parte da superfície labial, pode ser indicada uma coroa de porcelana ou uma faceta laminada.

Os dentes com dilaceração da coroa frequentemente erupcionam espontaneamente para a posição normal. A terapia do canal radicular é muitas vezes necessária para evitar a sua necrose espontânea. [8] Em alguns casos, é necessária a exposição cirúrgica da coroa. Devido à gravidade do mau posicionamento, a exposição cirúrgica tem por vezes de ser complementada com realinhamento ortodôntico.

Quando o dente tiver erupcionado a um nível tal que a área dilacerada esteja livre da gengiva, a terapia restauradora deve ser instituída, pois o lúmen central da "raiz interna" constitui um caminho para as bactérias entrarem na polpa. Assim, alguns desses dentes desenvolveram necrose pulpar e inflamação periapical após a erupção, sem qualquer evidência de cárie. Por isso, é importante remover a parte dilacerada da coroa o mais rapidamente possível. Uma coroa provisória pode então ser colocada até que a erupção esteja completa, altura em que pode ser feita uma restauração de resina composta/contra-ataque ácido, uma faceta ou uma restauração de gesso.

Os parâmetros a serem avaliados no tratamento de dentes dilacerados incluem a gravidade das dilacerações, outros problemas ortodônticos e o nível de cooperação. Por vezes, a raiz dilacerada está tão danificada que é necessária uma contenção permanente, ou apenas a raiz pode ser recuperada e restaurada com uma coroa após o tratamento de canal. O alinhamento ortodôntico pode resultar em ápices expostos de angulações radiculares agudas, o que justificaria a apicectomia seguida de tratamento endodôntico retrógrado. As "fatias" radiográficas de tomografia computadorizada tiradas em profundidades graduadas na região de interesse podem ser úteis para fornecer informações específicas sobre a morfologia da raiz dilacerada, permitindo assim o planeamento do tratamento. [8]

Os dentes impactados malformados, por exemplo, malformações semelhantes a odontomas, dentes com duplicação da raiz, dilacerações da raiz ou angulação, geralmente devem ser removidos. No entanto, as necessidades de tratamento futuro (ou seja, implantes dentários) podem indicar a sua preservação para manter o rebordo alveolar a uma altura aceitável. Uma possível exceção é a angulação da raiz vestibular. Desde que haja espaço adequado, esses dentes podem ser realinhados por exposição cirúrgica seguida de intervenção ortodôntica.

**Nelson-Filho et al (2005)**[161] descreveram um caso de malformação semelhante a um odontoma e sugeriram uma abordagem de tratamento multidisciplinar precoce envolvendo cirurgia, ortodontia e odontologia restauradora.

A infeção dos germes dentários conduz normalmente ao sequestro espontâneo dos germes dentários, caso contrário, estes devem ser removidos cirurgicamente.

Em alguns casos, a perda prematura dos dentes decíduos pode levar a perturbações na erupção. Aparentemente, o germe dentário não é capaz de penetrar na mucosa que cobre o processo alveolar. Nesses casos, a excisão do tecido que recobre a borda incisal resultará numa rápida erupção do dente impactado. Se os dentes estiverem impactados com as coroas inclinadas para a face e acima da junção mucogengival, é importante saber que uma incisão ampla da mucosa não funcional pode dar origem à retração da gengiva. Além disso, a gengiva não é queratinizada e é propensa à doença periodontal. Embora este achado tenha sido questionado num relatório de caso Lundberg e Wennstrom, (1988)[280] , recomenda-se que seja feita uma incisão mais pequena, de preferência apenas nas gengivas funcionais.

# CAPÍTULO 13

**Prevenção de lesões por luxação**

Com o aumento da participação em desportos de contacto, como o hóquei, o futebol, o râguebi, o lacrosse, a luta livre e o boxe, a incidência de lesões orais está a aumentar **(Wood, 1966)**[281] Muitos desportos sem contacto, como o basquetebol, o futebol, o squash e o basebol, o futebol, o squash e o basebol, não prevêem o contacto intencional entre adversários, mas, na intensidade do jogo, surgem por vezes situações que tornam inevitável o encontro pessoal.

Verificou-se uma redução nítida do número de concussões e lesões no pescoço depois de todos os membros das equipas terem sido equipados com os protectores fabricados por medida. Este facto foi cientificamente apoiado por uma investigação realizada por **Hickey et al (1967)**[282] que investigou a deformação dos ossos do crânio em cadáveres, bem como as alterações de tensão intracraniana após um golpe no maxilar. Quando a mandíbula é protegida por um dispositivo de proteção gengival, nota-se uma menor deformação do crânio e uma menor tensão intracraniana

**Needleman, em 1986**[283] , sugeriu o tipo de proteção bucal disponível: Extra-oral: Existem vários tipos de protectores bucais extra-orais disponíveis. Cada tipo de protetor extra-oral é um pouco específico do desporto e, em alguns desportos, varia consoante a posição do jogador que usa a proteção

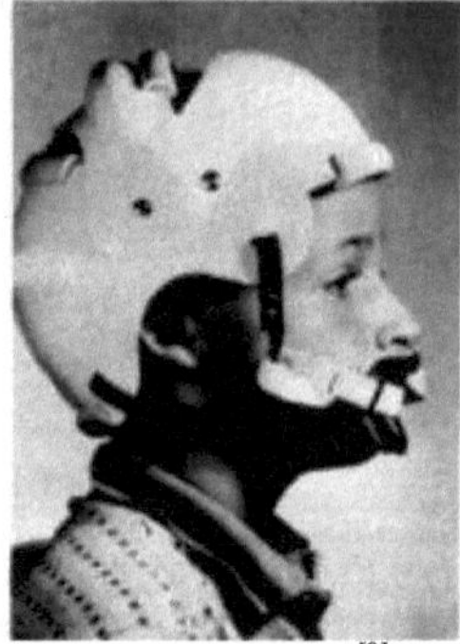

***Figura 15.1: Protetor externo da boca e dos lábios*** [8]

Há duas razões principais para a recente popularidade dos protectores bucais intra-orais. Em primeiro lugar, a rejeição do protetor externo altamente visível e do capacete do qual está suspenso pelas estrelas profissionais do hóquei e por muitos amadores em idade madura. Em segundo lugar, este tipo de proteção bucal é adequado para todos os desportos e é muito eficaz. O protetor bucal intra-oral tem todas as características exigidas num protetor bucal ideal, nomeadamente o conforto, a liberdade de expressão, a respiração sem restrições e a retenção máxima.

**Wijn et al (1982)**[284] nas suas investigações sugeriram que a espessura total de um dispositivo de proteção gengival é considerada como o fator decisivo tanto para amortecer as forças aplicadas como para a dissipação da força. Os escudos Play safe Heavy e Medium apresentaram quase os mesmos valores quando sujeitos a impactos no bordo incisal, mas diferiram quando sujeitos ao impacto de um projétil ao nível da gengiva marginal.

**Mc Nutt (1989)**[285] estudou 2470 jogadores de futebol americano e descobriu que, enquanto 53 atletas se lesionaram sem usar um protetor bucal, outros 53 lesionaram-se quando supostamente estavam protegidos por um protetor bucal. Uma taxa de lesões tão elevada põe em causa a eficácia de muitos protectores bucais. E afirmou que o copolímero de polivinilacetato-polietileno (EVA) é o material mais utilizado para o fabrico de protectores bucais, tanto de protectores "ferver e morder" como de protectores "feitos à medida".

**Maeda et al (1990)**[286] mostraram um aumento na dissipação de força quando os dentes foram protegidos com protecções gengivais, em oposição aos dentes não protegidos. Os resultados deste estudo mostraram que, após a integração de um dispositivo de proteção gengival, houve um claro aumento nos valores de deflexão para os molares finais. Também foram observadas diferenças nos valores de deflexão entre os vários tipos.

**Newman L. Cranford (1991)**[287] efectuou um estudo sobre Um total de 66 professores de educação física da área telefónica de Southampton responderam a um questionário postal relativo aos seus conhecimentos sobre o tratamento de primeiros socorros de lesões dentárias. Em

num estudo de caso que investigava a fratura de um dente, 64% deram uma resposta adequada. Num segundo estudo de caso relacionado com a avulsão (perda) de um dente permanente, 43% deram uma resposta adequada. Não é clara a relação entre o momento da carreira em que os professores receberam formação em primeiros socorros e a exatidão das suas respostas. É necessário obter mais informações neste domínio.

**Johnson (1993)**[288] afirmou que, de um modo geral, a utilização de um protetor bucal pode ser contra-indicada para jogadores que usem aparelhos ortodônticos. Os aparelhos podem ferir os lábios e as bochechas e um protetor bucal pode evitar a laceração e a contusão dos lábios e das bochechas durante o impacto. Naturalmente, um protetor bucal amortecerá e distribuirá o impacto durante um golpe frontal direto que, de outra forma, poderia causar fratura ou deslocação dos dentes anteriores devido à sua mobilidade.

**Paditla (1993)**[289] sugeriu que, nos últimos anos, se tem assistido a um aumento significativo do número de lesões dentárias traumáticas devido, entre outras coisas, ao aumento do interesse pela prática de desportos recreativos. O amplo espetro de actividades desportivas disponíveis - muitas das quais podem ser classificadas como sendo potencialmente levanta a questão da proteção adequada. Os desportistas que estão potencialmente em risco demonstraram um maior interesse em medidas preventivas, também influenciadas por um aumento da consciência estética

**Park (1994)**[290] concluiu que é importante assegurar que o grau de proteção oferecido é maximizado através do fabrico de protecções bucais com uma espessura mínima de 4 mm, tal como recomendado por Park et al.

**Andersen em 1995**[268] sugeriram o tipo de proteção bucal disponível: Extra-oral. Havia vários tipos de protectores bucais extra-orais disponíveis. Cada tipo de protetor bucal é um pouco específico do desporto e, em alguns desportos, varia consoante a posição do jogador que usa a proteção. E o tipo intra-oral é o dispositivo mais importante para proteger os dentes e a boca, bem como para reduzir a probabilidade de fracturas do maxilar, lesões no pescoço, concussões ou danos cerebrais durante actividades desportivas é a utilização de um protetor bucal intra-oral

## BENEFÍCIOS DO PROTECTOR BUCAL: [8]

- Mantém-se em posição de forma segura e protegida durante o funcionamento.
- Favorece a fala e não limita a respiração.

- É durável, resiliente, resistente ao rasgamento, confortável, inodoro e insípido.
- Ajuda a proteger os dentes, os ligamentos periodontais, os tecidos moles, a estrutura óssea, as articulações, etc.
- Reduz a ocorrência de concussões e fracturas no pescoço.
- Apresenta propriedades protectoras que envolvem uma elevada absorção, distribuição e expansão da eletricidade
- Proporciona à arcada maxilar um elevado grau de conforto e ajuste.

***Intra-orais:*** A Sociedade Americana de Ensaios e Materiais (**ASTM, 100 Barr Harbor Drive**) utiliza a seguinte classificação para as categorias de protectores bucais:[44]

### > Protectores bucais de stock tipo I:

Os protectores bucais de reserva podem ser feitos de borracha ou de um dos materiais plásticos. Estão geralmente disponíveis em 2 ou 3 tamanhos e são supostos ter um ajuste universal, por vezes auxiliado por flanges na área molar. A modificação limita-se a aparar as margens para aliviar a frénula e a zona do segundo molar. O ajuste frouxo significa que o utilizador deve ocluir para evitar que a proteção seja deslocada.

A principal vantagem deste tipo de protetor bucal é que são baratos e podem ser comprados pelo público em lojas de desporto. Além disso, uma vez que não requerem qualquer preparação, a substituição está disponível em qualquer altura. São baratos e estão facilmente disponíveis em lojas de artigos desportivos. São pré-formadas e usadas diretamente como fabricadas. São menos retentivas, mais volumosas e interferem mais com a respiração e a fala. Têm de ser mantidas no lugar através do cerrar dos dentes. Uma vez que oferecem o mínimo de proteção, não se recomenda o uso de protectores bucais de reserva.

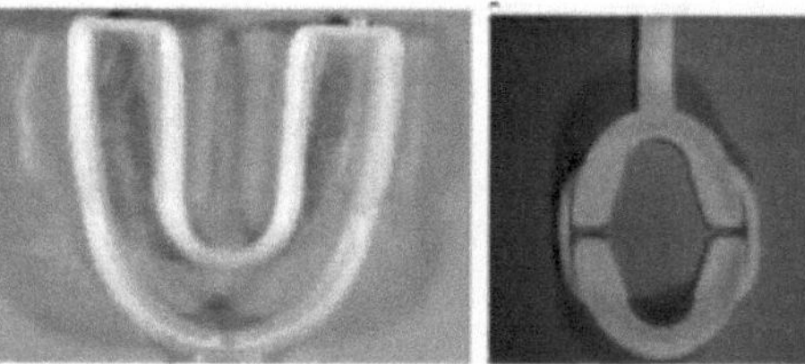

***Figura 13.2: Protectores bucais de reserva de tipo I.***[44]

*Vantagens:*
- São facilmente acessíveis.
- Não são económicos, mas o doente pode pagá-los.
- Existem inúmeras variedades com uma grande variedade de formas, tamanhos e agentes aromatizantes.

*Desvantagens:*
- Problemas respiratórios
- Volumoso
- Ajuste incorreto
- Não ajustável
- O desequilíbrio da oclusão cria e contribui para um problema orofacial.
- Conduz a uma mordida incorrecta e pode causar má oclusão.
- Assistência e retenção inadequadas

- Distorce-se facilmente com o tempo
- Desconfortável
- Conduz à má oclusão
- Segurança insuficiente.

> **Protectores bucais de tipo II:**

São de dois tipos. O primeiro consiste num invólucro exterior duro e rígido que proporciona uma superfície lisa e durável e um revestimento macio e resiliente que se adapta aos dentes. O revestimento exterior de cloreto de vinilo é depois revestido com uma camada de metacrilato de metilo autopolimerizável ou de borracha de silicone.

O invólucro exterior é ajustado e aparado, se necessário, à volta dos sulcos e das ligações frenais. É preenchido com o revestimento macio e colocado na boca. Este tipo de protetor bucal tende a ser volumoso e as margens da concha exterior podem ser afiadas, a menos que sejam protegidas por uma espessura adequada do material de revestimento. O tipo mais utilizado de protetor moldado na boca é construído a partir de um invólucro termoplástico pré-formado de copolímero de polivinil acetato e polietileno ou cloreto de polivinil que é amolecido em água quente e depois moldado na boca pelo utilizador.

Estes protectores bucais têm várias vantagens distintas em relação ao protetor bucal de fábrica. Se forem cuidadosamente adaptados, proporcionam um ajuste mais apertado e são mais facilmente retidos do que os protectores de fábrica. É necessário ter cuidado durante o processo de moldagem para que o protetor bucal se ajuste com precisão. A temperatura necessária para permitir uma adaptação adequada aos dentes é elevada, pelo que devem ser tomados cuidados adicionais para evitar queimar a gengiva. Tal como o protetor bucal de reserva, este tipo de protetor bucal é relativamente barato e

---

estão facilmente disponíveis ao público e podem ser transformados num aparelho decente com alguns. Estão disponíveis protectores bucais:

o **Variedade termoplástica:** É colocado em água a ferver até amolecer. Após a inserção na boca, molda-se às estruturas orais e dentárias. A temperatura deve ser inferior a 132°F quando inserido húmido para evitar a queimadura dos tecidos moles ou possíveis danos na polpa dentária do dente permanente imaturo. O procedimento é conhecido como técnica **BOIL AND BITE.**

Park et al, no Primeiro Simpósio Internacional sobre Biomateriais, em agosto de 1993, referiram que os protectores bucais contra furúnculos e mordeduras proporcionam uma falsa sensação de proteção devido à diminuição drástica da espessura oclusal durante o processo de moldagem e fabrico. Park afirmou ainda que "a menos que sejam feitas melhorias drásticas, eles (protetores bucais para furúnculos e mordidas) não devem ser promovidos aos pacientes como são agora". Ele relatou que os protetores bucais boil and bite diminuem a espessura oclusal em 70% a 99% durante a moldagem.

o **Variedade com forro macio** Este protetor bucal mais rígido é forrado com material de forro macio de metacrilato de etilo. Para obter melhores resultados, as linhas devem ser mudadas antes de cada jogo, embora alguns atletas não gostem do sabor do material de metacrilato de etilo acabado de misturar

Vantagens:

- Melhor estabilidade
- Cobertura adequada
- A respiração e a fala são melhores em comparação com o protetor bucal de reserva

- Descartável
- Baixo custo.

Desvantagens:

- Mordedura incorrecta
- Oclusão incorrecta
- Redução da retenção ao longo do tempo
- Amortecedor baixo
- Não fabricado pelo dentista, pelo que a cobertura é incorrecta

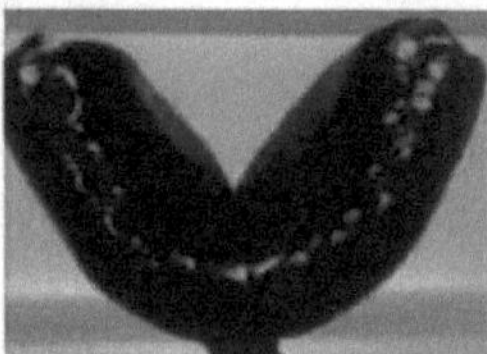
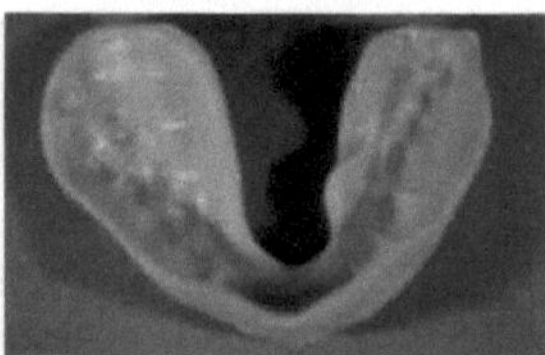
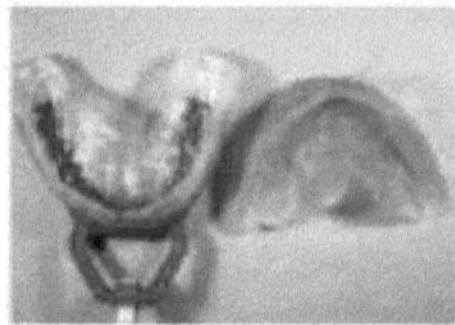

***Figura 15.3: Protectores bucais tipo II para ferver e morder*** [44]

> **Tipo III: fabrico por medida (sobre um modelo)**

O protetor bucal deve cobrir todos os dentes restantes na arcada maxilar, exceto em atletas com prognatismo mandibular.

A impressão do arco oposto não é recomendada porque a posição correcta é difícil de conseguir e só acrescenta volume e desconforto.

**Tipos:**

**A. *Protetor bucal termoformado a vácuo***

O protetor bucal termoformado a vácuo é feito a partir de um molde de pedra da boca, normalmente da arcada maxilar, utilizando uma impressão e um molde de gesso fabricados pelo dentista. O material termoplástico do protetor bucal é adaptado sobre o molde com uma máquina de vácuo especial de termoformagem.

O material mais comum para esta utilização é um copolímero de poli (etileno acetato de vinilo [EVA]). Após a formação do protetor bucal em vácuo, este é cortado e polido para permitir uma adaptação adequada dos dentes e da gengiva. Todos os dentes primeiros molares devem ser cobertos, as ligações musculares devem estar desimpedidas e deve ser obtida uma cobertura vestibular completa para uma retenção máxima. As máquinas de vácuo são adequadas para protectores bucais de camada única. Estes protetores bucais personalizados a vácuo continuam a ser superiores aos protetores bucais de estoque e de ferver e morder comprados em lojas, porque têm um melhor ajuste, são feitos a partir de um molde da boca de uma pessoa e são concebidos por um dentista.

Podem ser solicitadas correias de fixação para capacetes, que são facilmente adaptadas ao protetor bucal feito por medida, embora não sejam necessárias devido ao bom ajuste do protetor bucal. Os protectores bucais feitos à medida podem ser fabricados através do consultório dentário ou de um laboratório comercial por uma taxa nominal.

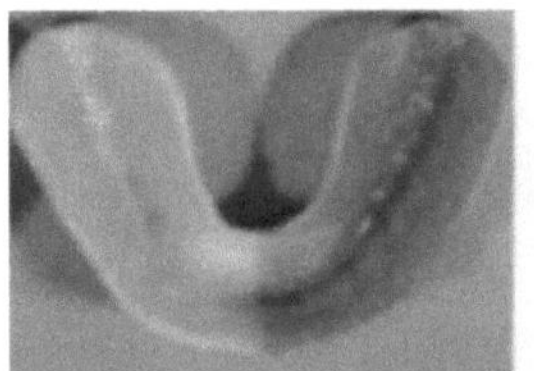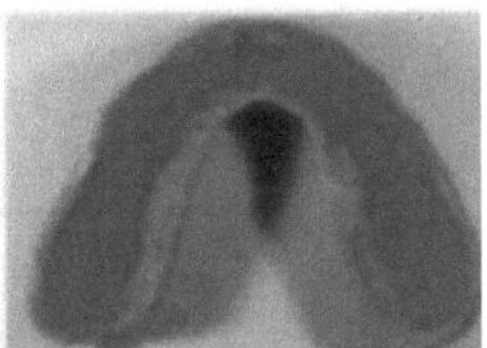

*Figura 15.4: a) Vácuo de tipo III feito por medida com sistemas convencionais desactualizados. Note-se a má adaptação interna. b) Vácuo de tipo III feito por medida com sistemas de vácuo modernos. Note-se uma melhor adaptação interna.[44]*

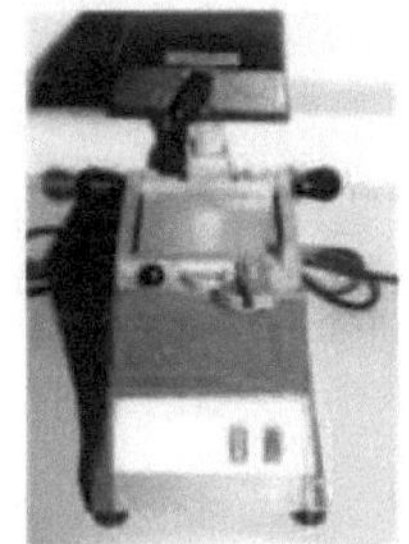

*Figura 15.5: Vácuo convencional*

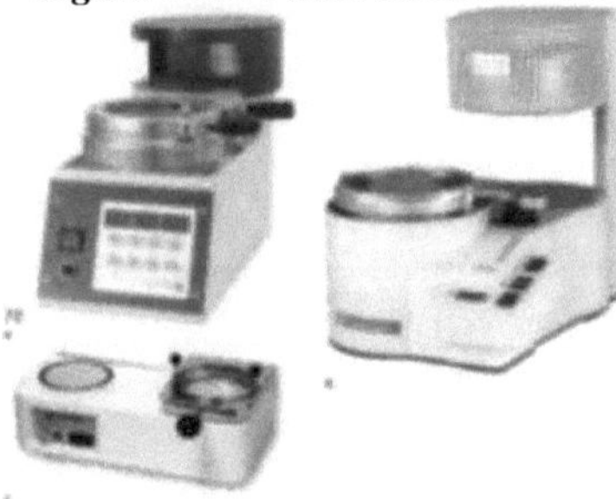

**Figura 15.6: Aspiradores modernos. A, Vacfomat 2000. B, Erkoform-RVE. C, Vacfomat U. (A e C, cortesia da Dreve-Dentamid GmbH, Alemanha; B, cortesia da Erkodent,**

Vantagens:
- Resistência oclusal máxima
- Nunca contribuir para a má oclusão
- Sem impacto na respiração ou na fala
- Melhor absorção dos choques.
- Defesa máxima dos dentes e da estrutura circundante
- Confortável para o paciente, uma vez que é adaptado à sua oclusão.
- Retenção total
- Menor distorção e perda de retenção limitada ao longo do tempo.

Desvantagens:

Caro

***B. Protetor bucal laminado sob pressão térmica***

É possível fabricar um protetor bucal laminado por pressão de várias camadas para desportos de contacto total em laboratório personalizado, laminando duas ou três camadas de material EVA para obter a espessura necessária. A laminação é definida como a colocação de camadas de material de proteção bucal para obter um resultado final e uma espessura definidos num ambiente de calor e pressão elevados. Não é possível obter uma laminação eficiente e completa utilizando dispositivos de baixo calor e vácuo. As camadas não se fundem corretamente com a maioria das máquinas de vácuo, mas fundem-se quimicamente sob calor e pressão elevados com máquinas de pressão

**Flanders e Bhat (1995)**[291] descobriram que o uso de um protetor gengival durante as actividades desportivas reduz significativamente o número de comoções cerebrais, bem como a sua gravidade.

**Diab (1997)**[292] afirmou que, atualmente, as investigações se centram na adequação dos dispositivos de teste e nas propriedades dos materiais para a construção de protectores bucais. Novos materiais e legislação para aumentar a conformidade conduzirão provavelmente a uma maior utilização de protectores bucais personalizados em desportos amadores durante a próxima década. Inquéritos sobre as atitudes dos pais e dos dentistas em relação aos protectores bucais mostraram que os pais têm a perceção de uma responsabilidade partilhada com os treinadores para garantir o cumprimento da utilização dos protectores bucais.

**Yamada (1997)**[293] relatou o caso de um jogador de basquetebol que necessitava de um protetor bucal e tinha aparelhos ortodônticos complicados na boca. Os aparelhos ortodônticos foram cobertos com um material de borracha de silicone para os proteger e para obter espaço entre os aparelhos e um protetor bucal, antes de ser feita uma impressão. Foi fabricado um molde em cera no modelo e aplicado. Após a remoção da cera, foi aquecido e prensado um material de proteção bucal maleável ao calor feito de poliolefina (Molteno, Molten Medical, Tóquio, Japão). Depois de arrefecer, o material foi aparado com uma faca quente ou uma broca de carboneto e polido com uma broca de acabamento.

**Maestrello (1999)**[294] realizou um estudo que demonstrou que aproximadamente 60% dos dentistas preferiam um protetor bucal personalizado, mas os restantes 40% preferiam um protetor bucal de stock ou "ferver e morder", apesar de se ter demonstrado que são inferiores. Os dentistas que apoiavam protectores bucais não personalizados eram aqueles que questionavam o seu papel profissional na construção e distribuição de protectores bucais

O protetor bucal foi colocado na boca e verificado quanto a frênulo e impacto tecidual. De seguida, o espaço livre à volta dos aparelhos foi preenchido com um condicionador de tecidos. Após a substituição e remoção do protetor bucal, foi aplicado um material de revestimento

A fim de melhorar a qualidade, foi pintada na superfície do protetor bucal uma tinta constituída por fluoropolímero em acetato de etilo a 8%.

**Hoffman J. (1999)**[295] testou, por um lado, os protectores bucais contra a fervura e a mordedura das marcas Top Ten (Top Ten, Berlim, Alemanha), Macho (Macho, Sebastian, CA, EUA), que se destinam a ser ajustados à medida do utilizador, bem como os modelos produzidos em laboratório Play safe Light / Medium / Heavy / Heavy Pro (Erkodent, Pfalzg-grafenweiler, Alemanha)

**Hoffmann (1999)**[295] afirmou que o uso de um dispositivo de proteção das gengivas reduzirá consideravelmente a deflexão dos dentes sob tensão no modelo, em comparação com um conjunto de dentes desprotegidos, especialmente em níveis de impacto elevados. Os chamados dispositivos de proteção das gengivas "boil-and-bite" consistiam em acetato de etileno vinil termoplástico modificado. Para a montagem, o material foi colocado em água quente durante 7 s e, depois de arrefecer, colocado na boca para ser moldado nos dentes. O protetor gengival **Play safe consistia** num laminado de folhas Erkoflex (acetato de etileno vinilo modificado).

A **Play safe** Light é constituída por uma camada dupla de Erkoflex (2x2 mm). Este tipo de proteção gengival foi concebido para desportos como o judo, motocross, equitação militar, luta livre e punchball, em que não são comuns golpes directos e fortes na região do maxilar. Para o Play safe Medium, é utilizado um laminado de 2 mm e 4 mm de Erkoflex. Foi concebido para desportos em que podem ocorrer golpes planos na região do maxilar, como andebol, water ball, cross-biting e roller blading. À medida que a força exercida sobre o incisivo médio ao nível da gengiva marginal aumentava (250-500N), todos os tipos de protecções bucais mostravam efeitos de amortecimento decrescentes

**Tran D (2001)**[2956] testou o material EVA relativamente à resistência à tração, ao alongamento, à dureza e à absorção de água. Com o aumento da espessura do material, tanto a resistência à tração final como o alongamento diminuíram. A dureza e a absorção de água não foram afectadas. O material EVA mais espesso, de 5 mm, foi recomendado para protecções bucais, uma vez que apresentou a menor deformação à carga.

**Warnet (2001)**[297] concluiu que o valor dos protectores bucais é largamente desconhecido de um ponto de vista científico e está atualmente a ser alvo de uma atenção considerável. Os investigadores estão a tentar identificar parâmetros importantes para a proteção através da normalização dos dispositivos de teste (impacto) e dos modelos dente-mandíbula. Têm sido utilizados dispositivos de projétil de braço oscilante e de gravidade para gerar forças reproduzíveis. Independentemente do método de teste, os protectores bucais produzidos em laboratório de espessura semelhante proporcionam um melhor amortecimento e dissipação de forças do que os protectores bucais de ferver e morder montados pelo utilizador, mas mesmo os protectores bucais produzidos em laboratório apresentam uma variação considerável

**Grewal et al (2015)**[298] compararam a capacidade de absorção de choque dos protectores bucais de laminado EVA com protectores bucais de material de poliolefina auto-adaptável em três alinhamentos diferentes dos dentes anteriores. A análise de elementos finitos (FEA) foi realizada para simular a distribuição de tensão devido ao impacto nos respectivos protetores bucais. Foi utilizado um dispositivo de pêndulo personalizado com três objectos de impacto intercambiáveis de tamanho padrão. Os protectores bucais em EVA mostraram capacidade de absorção de choque para a bola de críquete 10-66,67%, a bola de hóquei 14,28-75% e a bola de aço 10-75% com uma variação de 10-75% com diferentes forças de objeto de impacto. O protetor bucal de poliolefina auto-adaptável mostrou capacidade de absorção de choque para
.bola de críquete 38-90%, bola de hóquei 33-82%, e bola de aço 40-92% com uma capacidade de absorção de choque de 33-92%.

**Silva et al (2018)**[299] testaram experimentalmente um Dispositivo de Desempenho Desportivo de Estabilidade Oclusal (OSSPD), que foi implementado num atleta de canoagem. O OSSPD é um dispositivo intraoral mandibular individualizado, fabricado a partir da termoformagem de folhas de etileno vinil acetato (EVA). O dispositivo mede cerca de 1 mm, e na zona posterior onde a espessura era de cerca de 2-2,5 mm. Este dispositivo revelou-se eficaz pois foi possível obter uma estabilidade oclusal no atleta durante a sua prática desportiva. A análise dos termogramas mostrou que a utilização do OSSPD permitiu um maior equilíbrio da articulação temporomandibular, do músculo temporal anterior e do músculo masséter, podendo ser significativo na prevenção de traumatismos dentários também em crianças.

## Capacetes

São concebidos para proteger a pele do couro cabeludo e das orelhas de abrasões, contusões e lacerações. Protegem os ossos do crânio contra fracturas e o cérebro e o sistema nervoso central contra concussões directas, inconsciência, hemorragia cerebral, lesões cerebrais, paralisia e morte. Durante as décadas entre 1920 e o início dos anos 50, a principal forma de proteção da cabeça no futebol era o capacete de couro resistente. Este tipo de capacete era construído com várias camadas de couro cosidas entre si para proteção do crânio, dos aspectos laterais da face e das orelhas do atleta. Uma modificação posterior foi a colocação de uma almofada de borracha protetora na linha média da região da testa do capacete de plástico para evitar lacerações da pirâmide nasal causadas pelo impacto do capacete nos tecidos moles da testa durante o contacto ou a colisão. Outra grande vantagem dos capacetes de plástico rígido permitia a eventual colocação de máscaras faciais para proteger ainda mais a boca e outras estruturas faciais.[13]

## Máscaras faciais

São concebidas para proteger os olhos, o nariz, a pirâmide nasal, os arcos zigomáticos e a boca de forças traumáticas como um punho, uma bola, um disco ou um stick dirigidos para a cara. Quando utilizadas corretamente, as máscaras faciais aumentam a segurança dos jogadores e reduzem a morbilidade. As máscaras faciais são fabricadas a partir de tubos de plástico ou de borracha ou de aço ou alumínio soldados de diferentes diâmetros e são cobertas com um revestimento de plastisol de vinil. O estilo mais antigo de máscara facial introduzido no futebol na década de 1950 consistia numa barra única com contornos. Todos os estilos de máscaras faciais proporcionam diferentes graus de proteção do maxilar superior, horizontalmente, contra um dedo estendido, um punho cerrado, um antebraço ou um capacete dirigido, respetivamente, para a região zigomática da pirâmide nasal do olho ou para o arco mandibular.[8]

A máscara facial de gaiola completa proporciona o maior grau de proteção facial global e é geralmente preferida pelos jogadores defensivos para evitar lesões associadas ao jogo de linha e ao desarme. Os jogadores ofensivos, como os quarterbacks, os running backs e os wide receivers, seleccionam frequentemente um estilo intermédio entre a barra simples e a gaiola completa para proporcionar uma proteção facial adequada, minimizando a restrição da visão periférica e permitindo, assim, uma visão mais ampla do campo de jogo. [8]

# Conclusão

O traumatismo dentário não é uma doença, mas sim uma infeliz lesão por impacto nos dentes e na boca que pode resultar de qualquer atividade da vida quotidiana. Entre todas as lesões orofaciais, as lesões dentárias traumáticas (TDI) são uma das mais prevalentes. Os traumatismos dentários (TDI) foram projectados como a quinta doença mais prevalente em todo o mundo.

A elevada prevalência dos TDIs e o seu impacto negativo na qualidade de vida têm motivado a investigação de possíveis factores etiológicos. É consensual que a etiologia do traumatismo dentário é multifatorial e complexa. Em 2009, Glendor sugeriu que os três principais factores etiológicos dos TDIs podem ser agrupados nos domínios do "comportamento humano", que geralmente inclui comportamentos de risco, condições como a perturbação de défice de atenção/hiperatividade, e outros; "determinantes ambientais", onde se incluem parâmetros mais contextuais, como a privação material, ou um ambiente "inseguro"; e "factores orais", incluindo o aumento da sobressaliência com protrusão, incompetência labial, e outros factores intra-orais e extra-orais **(Glendor, 2009)**[300] . Outros factores de risco que não se enquadram necessariamente numa destas três categorias, mas que também podem aumentar o risco de TDIs, são o índice de massa corporal (IMC), o sexo, a presença de doença, dificuldades de aprendizagem, limitações físicas, uso inadequado dos dentes e piercings orais.

Representando 18% de todas as lesões em crianças dos 0 aos 6 anos de idade. Os dentes decíduos são altamente susceptíveis a lesões por luxação (deslocamento), constituindo 21%-81% de todos os TDI. Estas lesões podem apresentar-se com sintomas mínimos, como na concussão, ou graves, como na intrusão. As lesões por luxação podem ser classificadas em vários tipos, de acordo com o grau de deslocação: concussão, subluxação, luxação lateral, extrusão, intrusão e avulsão.

A estratégia de tratamento após a lesão de um dente permanente é ditada pela preocupação com a vitalidade da polpa e do ligamento periodontal. Para determinar eficazmente a extensão da lesão e diagnosticar corretamente as lesões dos dentes, do ligamento periodontal e das estruturas associadas, é essencial uma abordagem sistemática da criança traumatizada. Após o tratamento inicial da lesão dentária, é indicada uma monitorização periódica contínua para determinar a evidência clínica e radiográfica de uma intervenção bem sucedida. Em casos de dor espontânea, resposta anormal aos testes pulpares, ausência de formação contínua de raízes ou apexogénese ou rutura do tecido de suporte perirradicular, está indicado o início do tratamento endodôntico. Para estabilizar um dente após uma lesão traumática, pode ser necessária uma tala.

As consequências clínicas dos TDIs para a dentição decídua são óbvias e mensuráveis; no entanto, existem também sequelas potenciais para os dentes sucessores em desenvolvimento, incluindo defeitos hipoplásicos, dilacerações radiculares e outras perturbações do esmalte ou do desenvolvimento que não são observadas até meses ou anos após a lesão, quando os sucessores permanentes irrompem.

BIBLIOGRAFIA

1.   Lee JY, Divaris K. Consequências ocultas do traumatismo dentário: os efeitos sociais e psicológicos. Odontopediatria. 2009 Abr 15;31(2):96-101.
2.   Golai S, Nimbeni B, Patil SD, Baali P, Kumar H. Impacto das lesões traumáticas não tratadas dos dentes anteriores na qualidade de vida relacionada com a saúde oral, avaliada por padrões de sorriso baseados em vídeo em crianças. J Clin Diagn Res. 2015; 9(6):ZC16-9.
3.   Cardoso M, de Carvalho Rocha MJ. Dentes decíduos traumatizados em crianças atendidas na Universidade Federal de Santa Catarina, Brasil. Traumatologia Dentária. 2002 Jun;18(3):129-33.
4.   Andreasen JO, Andreasen FM, Mejare I, Cvek M. Cicatrização de 400 fracturas radiculares intra-alveolares. 2. Efeito de factores de tratamento tais como atraso no tratamento, reposicionamento, tipo e período de imobilização e antibióticos. Traumatologia dentária. 2004 Aug;20(4):203-11.
5.   Andreasen JO. O efeito da esplintagem na cicatrização periodontal após reimplantação de incisivos permanentes em macacos. Ata Odontologica Scandinavica. 1975 Jan 1;33(6):313- 23.
6.   Associação Americana de Endodontistas. Glossário de termos endodônticos. 8ª ed.
7.   Kehoe JC. Splinting e reimplante após avulsão traumática. Journal of the American Dental Association (1939). 1986 Feb 1;112(2):224-30.
8.   Andreasen, JO; Andreasen, FM: Textbook and Color Atlas Of Traumatic Injuries to the Teeth: 3ª edição: Copenhaga Munksgaard, 1994.
9.   Sweet CA. Uma classificação e tratamento para dentes anteriores traumatizados. J Dent Child. 1955 Mar;22(2):144-9.
10. Rabinowitch BZ. O incisivo fracturado. Clínicas Pediátricas da América do Norte. 1956 Nov 1;3(4):979-94.
11. Ellis RG, Davey KW. The classification and treatment of injuries to the teeth of children: a reference manual for the dental student and the general practitioner. Year Book Medical Publishers; 1960 Abr; 10(1): 115-7
12. Ellis RG, Davey KW. The classification and treatment of injuries to the teeth of children: a reference manual for the dental student and the general practitioner. Year Book Medical Publishers; 1961 Out; 15(7): 101-5.
13. Bennett DT. Dentes anteriores traumatizados. I. Avaliação da lesão e princípios de tratamento. Br Dent J. 1963;115:309-11.
14. Ulfohn. Fracturas dos dentes. 4ª edição, Lea & Febiger, Elsivier, Mosby, 1969.
15. Hargreaves A, Craig W, Needleman L. The management of traumatized anterior teeth of children; 2ª edição, Churchill Livingstone, 1970.
16. Zadik D. Um levantamento dos dentes anteriores primários traumatizados em crianças pré-escolares de Jerusalém. Odontologia comunitária e epidemiologia oral. 1976 Aug;4(4):149-51.
17. Organização Mundial de Saúde, Equipa da Organização Mundial de Saúde. Aplicação da Classificação Internacional de Doenças à Medicina Dentária e Estomatologia: CID-DA. Organização Mundial de Saúde; 1978.
18. Gard-Godoy FM. Prevalência e distribuição de lesões traumáticas nos dentes

permanentes de crianças dominicanas de escolas particulares. Odontologia Comunitária e Epidemiologia Oral. 1981 Abr;12(2):136-9.

19. Mc Donald "Dentistry of child and adolescent". 5th edition, Mosby, Harwurt Asia, 1983.

20. Galea H. An investigation of dental injuries treated in an acute care general hospital. Journal of the American Dental Association, 1984 Sep 1;109(3):434-8.

21. Burton J, Pryke L, Rob M, Lawson JS. Dentes anteriores traumatizados entre estudantes do ensino médio no norte de Sydney. Australian dental journal. 1985 Oct;30(5):346-8.

22. Stockwell AJ. Incidência de traumatismo dentário no serviço dentário escolar da Austrália Ocidental. Odontologia comunitária e epidemiologia oral. 1988 Oct;16(5):294-8.

23. Davis GT, Knott SC. Traumatismo dentário na Austrália. Australian dental journal. 1988 Aug;29(4):217-21.

24. Yagot KH, Nazhat NY, Kuder SA. Lesões dentárias traumáticas em crianças do infantário de Bagdade, Iraque. Odontologia Comunitária e Epidemiologia Oral. 1988 Oct;16(5):292- 393.

25. Lee-Knight CT, Harrison EL, Price CJ. Lesões dentárias nos jogos do Canadá de 1989: um estudo epidemiológico. Jornal (Associação Dentária Canadiana). 1989 Oct 1;58(10):810-5.

26. Forsberg CM, Tedestam G. Lesões traumáticas nos dentes em crianças suecas que vivem numa área urbana. Jornal dentário sueco. 1990 Jan 1;14(3):115-22.

27. Hunter ML, Hunter B, Kingdon A, Addy M, Dummer PM, Shaw WC. Lesão traumática nos dentes incisivos superiores num grupo de crianças em idade escolar do Sul do País de Gales. Dental Traumatology. 1990 Dec;6(6):260-4.

28. Bijella MF, Yared FN, Bijella VT, Lopes ES. Ocorrência de traumatismo de incisivos decíduos em crianças brasileiras: um levantamento casa a casa. asdc Journal of dentistry for children. 1990 Nov 1;57(6):424-7.

29. Perez R, Berkowitz R, Mcllveen L, Forrester D. Dental trauma in children survey. Endod Dent Traumatol., 1991 Dec; 17(1): 212-213.

30. Del Rosario ML, Alfaro VA, Garcia-Godoy F. Lesões traumáticas nos dentes decíduos em crianças da Cidade do México. Dental Traumatology. 1992 Oct;8(5):213-4.

31. Zerman N, Cavalleri G. Lesões traumáticas em incisivos permanentes. Dental Traumatology. 1993 Abr;9(2):61-4.

32. Onetto JE, Flores MT, Garbarino ML. Traumatismo dentário em crianças e adolescentes em Valparaiso, Chile. Dental Traumatology. 1994 Oct;10(5):223-7.

33. Burden DJ. Uma investigação da associação entre o tamanho do overjet, a cobertura labial e a lesão traumática dos incisivos superiores. The European Journal of Orthodontics. 1995 Dec 1;17(6):513-7.

34. Fried I, Erickson P. Traumatismo dentário anterior na dentição decídua: incidência, classificação, métodos de tratamento e sequelas: uma revisão da literatura. ASDC journal of dentistry for children. 1995 Jul 1;62(4):256-61.

35. Hamilton FA, Hill FJ, Holloway PJ. Uma investigação do traumatismo dento-alveolar e do seu tratamento numa população adolescente. Parte 1: A prevalência e incidência de lesões e a extensão e adequação do tratamento recebido. British dental journal. 1997 Feb;182(3):91-5.

36. Marcenes W, Beiruti NA, Tayfour D, Issa S. Epidemiologia das lesões traumáticas

nos incisivos permanentes de crianças de 9-12 anos de idade em Damasco, Síria. Dental Traumatology. 1999 Jun;15(3):117-23.

37. Hargreaves JA, Cleaton-Jones PE, Roberts GJ, Williams S, Matejka J. Traumatismo nos dentes decíduos de crianças sul-africanas em idade pré-escolar. Dental Traumatology. 1999 Abr;15(2):73-6.

38. Al-Majed I, Murray JJ, Maguire A. Prevalência de traumatismo dentário em rapazes de 5-6 e 12-14 anos de idade em Riade, Arábia Saudita. Dental Traumatology. 2001 Feb;17(4):153-8.

39. de Carvalho Rocha MJ, Cardoso M. Dentes permanentes traumatizados em crianças brasileiras atendidas na Universidade Federal de Santa Catarina, Brasil. Traumatologia dentária. 2001 Dec;17(6):245-9.

40. Nik-Hussein NN. Lesões traumáticas nos dentes anteriores em crianças em idade escolar na Malásia. Dental Traumatology. 2001 Feb;17(4):149-52.

41. Spinas E, Altana M. Uma nova classificação para as fracturas das coroas dos dentes. O Jornal de Odontopediatria Clínica. 2002 Jan 1;26(3):225-31.

42. McDonald RE, Avery DR. Dentistry for the child and adolescent. 8ª edição, Lea & Febiger, Elsivier, Mosby; 2004.

43. Johnson R. Causes of accidental injuries to the teeth and jaws (Causas de lesões acidentais nos dentes e maxilares). Journal of public health dentistry. 2005 Jan 1;35(2):123-31.

44. Berman LH, Blanco L, Cohen S. Um Guia Clínico de Traumatologia Dentária - E-Book. Elsevier Ciências da Saúde; 2006 Out 2.

45. Diangelis AJ, Andreasen JO, Ebeleseder KA, Kenny DJ, Trope M, Sigurdsson A, Andersson L, Bourguignon C, Flores MT, Hicks ML, Lenzi AR, Malmgren B, Moule AJ, Pohl Y, Tsukiboshi M; Associação Internacional de Traumatologia Dentária. Directrizes da Associação Internacional de Traumatologia Dentária para a gestão de lesões dentárias traumáticas: 1. Fracturas e luxações de dentes permanentes. Dent Traumatol. 2012 Feb;28(1):2-12

46. Ravn JJ. Lesões dentárias em crianças em idade escolar de Copenhaga, anos lectivos de 1967-1972. Odontologia comunitária e epidemiologia oral. 1974 Oct;2(4):231-45.

47. Garcia-Godoy F. Uma classificação para lesões traumáticas em dentes decíduos e permanentes. O Jornal de pedodontia. 1981;5(4):295-7.

48. Liew VP, Daly CG. Traumatismo dentário anterior tratado fora de horas em Newcastle, Austrália. Odontologia comunitária e epidemiologia oral. 1986 Dec;14(6):362-6.

49. Cali§kan MK, Turkun M. Clinical investigation of traumatic injuries of permanent incisors in Izmir, Turkiye. Dental Traumatology. 1995 Oct;11(5):210-3.

50. Rajab LD. Lesões dentárias traumáticas em crianças que se apresentam para tratamento no Departamento de Odontopediatria, Faculdade de Odontologia, Universidade da Jordânia, 19972000. Dental Traumatology. 2003 Feb;19(1):6-11.

51. Skaare AB, Jacobsen I. Lesões dentárias primárias em crianças norueguesas (1-8 anos). Dental traumatology. 2005 Dec;21(6):315-9.

52. Soriano EP, Caldas Jr AD, Carvalho MV, Amorim Filho HD. Prevalência e fatores de risco relacionados a traumatismos dentários em escolares brasileiros. Traumatologia dentária. 2007 Aug;23(4):232-40.

53. Lam R, Abbott P, Lloyd C, Lloyd C, Kruger E, Tennant M. Dental trauma in an

Australian rural centre. Dental traumatology. 2008 Dec;24(6):663-70.

54. Choi SC, Park JH, Pae A, Kim JR. Estudo retrospetivo sobre lesões dentárias traumáticas em crianças em idade pré-escolar no Kyung Hee Dental Hospital, Seul, Coreia do Sul. Dental traumatology. 2010 Feb;26(1):70-5

55. Bae JH, Kim YK, Choi YH. Características clínicas das emergências dentárias e prevalência de traumatismo dentário no centro de emergência de um hospital universitário na Coreia. Dental Traumatology. 2011 Oct;27(5):374-8.

56. Aldrigui JM, Jabbar NS, Bonecker M, Braga MM, Wanderley MT. Tendências e fatores associados na prevalência de traumatismo dentário na América Latina e Caribe: uma revisão sistemática e meta-análise. Community dentistry and oral epidemiology. 2013 Feb;42(1):30-42.

57. Chen Z, Si Y, Gong Y, Wang JG, Liu JX, He Y, He WP, Nan Z, Zhang Y. Lesões dentárias traumáticas entre crianças de 8 a 12 anos de idade em P inggu D istrict, B eying, C hina, durante 2012. Dental traumatology. 2014 Oct;30(5):385-90.

58. Sarkar S, Basu PK. Incidência de fratura de dentes anteriores em crianças. J Indian Dent Assoc. 1981;53:371.

59. Rai SB, Munshi AK. Lesões traumáticas nos dentes anteriores em crianças de escolas de South Kanara - um estudo de prevalência. Journal of the Indian Society of Pedodontics and Preventive Dentistry. 1998 Jun 1;16(2):44-51.

60. Gupta DP, Chowdary R, Sarkar S; Prevalência de cáries dentárias em crianças deficientes. J Ind Soc Pedo Prev Den, 2002; 20 : 76-89.

61. Baldava P, Anup N. Risk factors for traumatic dental injuries in an adolescent male population in India (Factores de risco para lesões dentárias traumáticas numa população adolescente masculina na Índia). J Contemp Dent Pract. 2007 Sep 1;8(6):35-42.

62. Ravishankar TL, Kumar MA, Ramesh N, Chaitra TR. Prevalência de lesões dentárias traumáticas em incisivos permanentes entre crianças de 12 anos em Davangere, no sul da Índia. Chin J Dent Res. 2010 Jan 1;13(1):57-60.

63. Kumar VN, Ramesh N, Reddy VV. Prevalence of Traumatic Dental Injuries to Permanent Incisors among 12 years Old School Children in Tandoor, Andhra Pradesh. Jornal da Associação Indiana de Odontologia de Saúde Pública. 2011 Jul 1;9(6):704.

64. Govindarajan M, Reddy VN, Ramalingam K, Durai KS, Rao PA, Prabhu A. Prevalência de lesões dentárias traumáticas nos dentes anteriores entre crianças de três a treze anos de idade de Tamilnadu. Contemp Clin Dent. 2012 Apr;3(2):164-7.

65. Patel MC, Sujan SG. A prevalência de lesões dentárias traumáticas nos dentes anteriores permanentes e a sua relação com factores de risco predisponentes entre crianças de 8-13 anos de idade da cidade de Vadodara: um estudo epidemiológico. J Indian Soc Pedod Prev Dent. 2012 Apr- Jun;30(2):151-7.

66. Murthy AK, Mallaiah P, Sanga R. Prevalência e factores associados de lesões dentárias traumáticas entre crianças de 5 a 16 anos de idade em idade escolar na cidade de Bangalore, Índia. Oral Health Prev Dent. 2014 Jan 1;12(1):37-43.

67. Singh N, Singh A, Jolly MS. Prevalência de lesões dentárias traumáticas em crianças em idade escolar de Lucknow, Índia. Jornal Internacional de Saúde Oral e Investigação Médica. 2015 Jul;2(2):39-42.

68. Ain TS, Lingesha Telgi R, Sultan S, Tangade P, Ravishankar Telgi C, Tirth A, Kumar Pal S, Gowhar O, Tandon V. Prevalência de lesões dentárias traumáticas em dentes anteriores de crianças em idade escolar de 12 anos em Caxemira, Índia. Arch Trauma Res.

2016 Jan 23;5(1):e24596.

69. Chalissery VP, Marwah N, Jafer M, Chalisserry EP, Bhatt T, Anil S. Prevalência de traumatismo dentário anterior e respectivos factores associados em crianças com idades compreendidas entre os 3 e os 5 anos na cidade de Jaipur, Índia - Um estudo transversal. J Int Soc Prev Community Dent. 2016 Apr;6(Suppl 1):S35-40.

70. Garg K, Kalra N, Tyagi R, Khatri A, Panwar G. An Appraisal of the Prevalence and Attributes of Traumatic Dental Injuries in the Permanent Anterior Teeth among 7-14-Year-Old School Children of North East Delhi (Uma avaliação da prevalência e dos atributos das lesões dentárias traumáticas nos dentes anteriores permanentes entre crianças de 7-14 anos de idade do Nordeste de Deli). Contemp Clin Dent. 2017 Apr- Jun;8(2):218-224.

71. Hegde R, Agrawal G. Prevalence ofTraumatic Dental Injuries to the Permanent Anterior Teeth among 9- to 14-year-old Schoolchildren of Navi Mumbai (Kharghar-Belapur Region), India. Int J Clin Pediatr Dent. 2017 Abr-Jun;10(2):177-182.

72. Sharva V, Reddy V, Bhambal A, Agrawal R, Gupta M. Traumatismos dentários nos dentes anteriores em alunos de 12 e 15 anos de idade de zonas urbanas e rurais do distrito de Bhopal, Índia Central: Um estudo de prevalência. CHRISMED Journal of Health and Research. 2017 Jan 1;4(1):38-45.

73. Saraswathi S, Kumar RP. Prevalência de traumatismo nos dentes anteriores permanentes em crianças entre os 8 e os 12 anos em distritos urbanos e rurais em rohtak, Haryana, Índia. Jornal Biomédico e de Farmacologia. 2018 Mar 25;11(1):469-75.

74. Dharmani CK, Pathak A, Sidhu HS. Prevalência de lesões dentárias traumáticas nos dentes anteriores em crianças de 8-12 anos de idade em idade escolar da cidade de Patiala, Punjab, Índia: An Epidemiological Study. Int J Clin Pediatr Dent. 2019 Jan-Fev;12(1):25-29.

75. Nguyen QV, Bezemer PD, Habets L, Prahl-Andersen B. Uma revisão sistemática da relação entre o tamanho do overjet e as lesões dentárias traumáticas. Eur J Orthod. 1999 Oct;21(5):503-15.

76. Dearing SG. Overbite, overjet, lip-drape e fratura de dentes incisivos em crianças. NZ Dent J. 1984;80:50-2.

77. Stokes AN, Loh T, Teo CS, Bagramian RA. Relação entre o overjet incisal e a lesão traumática: um estudo de caso-controlo. Dental Traumatology. 1995 Feb;11(1):2-5.

78. Kaur N, Hiremeth SS. Prevalência de lesões traumáticas em dentes anteriores permanentes entre crianças de 8-15 anos de idade de escolas públicas e privadas na cidade de Banglore. J Indian Assoc Public Health Dent. 2011 Dec; 17(1): 357-363

79. Kania MJ, Keeling SD, McGorray SP, Wheeler TT, King GJ. Factores de risco associados a lesões de incisivos em crianças do ensino básico. The Angle Orthodontist. 1996 Dec;66(6):423-32.

80. Jarvinen S. Incisal overjet e lesões traumáticas nos incisivos permanentes superiores: Um estudo retrospetivo. Ata Odontologica Scandinavica. 1980 Jan 1;36(5-6):359-62.

81. Wiens JP. Defeitos maxilofaciais adquiridos em acidentes com veículos motorizados: estatísticas e considerações protéticas. The Journal of Prosthetic Dentistry. 1990 Feb 1;63(2):172- 81.

82. Lie HR, Lucht U. Ridesportsulykker. I. Unders0gelse af en rytterpopulation med saerligt henblik pa ulykkesfrekvensen [Acidentes de equitação. I. Frequência dos acidentes numa população que pratica equitação]. Ugeskr Laeger. 1977 Jul

11;139(28):1687-9

83. Straith CL. Lesões de passageiros convidados. Journal of the American Medical Association. 1948 maio 22;137(4):348-51.

84. Lindahl L. Fracturas condilares da mandíbula. I. Classificação e relação com a idade, oclusão e lesões concomitantes dos dentes e estruturas de suporte dos dentes, e fracturas do corpo mandibular. Int J Oral Surg. 1977 Feb;6(1):12-21.

85. Andreasen JO, Borum MK, Jacobsen HL, Andreasen FM. Reimplantação de 400 incisivos permanentes avulsionados. 2. Factores relacionados com a cicatrização pulpar. Dental Traumatology. 1993 Abr;11(2):59-68.

86. Teerakanok S, Charoemratrote C, Chanmanee P. A Precisão do Cefalograma Lateral na Representação da Posição Dentoalveolar Maxilar Anterior. Diagnostics (Basileia). 2022 Jul 30;12(8):18-40.

87. White SC, Pharoah MJ. Radiologia Oral de White e Pharoah: Princípios e Interpretação. Elsevier Ciências da Saúde; 2018 Set 12.

88. Bourguignon C, Cohenca N, Lauridsen E, Flores MT, O'Connell AC, Day PF, Tsilingaridis G, Abbott PV, Fouad AF, Hicks L, Andreasen JO, Cehreli ZC, Harlamb S, Kahler B, Oginni A, Semper M, Levin L. International Association of Dental Traumatology guidelines for the management of traumatic dental injuries: 1. Fracturas e luxações. Dent Traumatol. 2020 Aug;36(4):314-330.

89. Day PF, Flores MT, O'Connell AC, Abbott PV, Tsilingaridis G, Fouad AF, Cohenca N, Lauridsen E, Bourguignon C, Hicks L, Andreasen JO, Cehreli ZC, Harlamb S, Kahler B, Oginni A, Semper M, Levin L. International Association of Dental Traumatology guidelines for the management of traumatic dental injuries: 3. Lesões na dentição primária. Dent Traumatol. 2020 Aug;36(4):343-359.

90. Fouad AF, Abbott PV, Tsilingaridis G, Cohenca N, Lauridsen E, Bourguignon C, O'Connell A, Flores MT, Day PF, Hicks L, Andreasen JO, Cehreli ZC, Harlamb S, Kahler B, Oginni A, Semper M, Levin L. International Association of Dental Traumatology guidelines for the management of traumatic dental injuries: 2. Avulsion of permanent teeth. Dent Traumatol. 2020 Aug;36(4):331-342

91. Kahler B, Hu JY, Marriot-Smith CS, Heithersay GS. Splinting de dentes após trauma: uma revisão e uma nova recomendação de splinting. Jornal dentário australiano. 2016 Mar;61:59-73.

92. Wilson "Lesões traumáticas em crianças". Pediatric Dent. 1995; 3: 212-215.

93. Flores MT, Andreasen JO, Bakland LK, Feiglin B, Gutmann JL, Oikarinen K, Ford TR, Sigurdsson A, Trope M, Vann WF Jr; Associação Internacional de Traumatologia Dentária. Directrizes para a avaliação e gestão de lesões dentárias traumáticas. Dent Traumatol. 2001 Abr;17(2):49-52.

94. Bakland "Guidelines for the evaluation and management of traumatic dental injuries". Dent. Traumatol, 2001 Jun; 17: 49-52.

95. Crona-Larsson G, Noren JG. Lesões por luxação em dentes permanentes - um estudo retrospetivo dos factores etiológicos. Dental Traumatology. 1989 Aug;5(4):176-9.

96. Dumsha TC. Lesões por luxação. Dent Clin North Am. 1995 Jan;39(1):79-91

97. Gutmann JL, Gutmann MS. Causa, incidência e prevenção de traumatismos dentários. Dental Clinics of North America. 1995 Jan 1;39(1):1-3.

98. Andreasen JO. Luxação de dentes permanentes devido a traumatismo Um estudo de acompanhamento clínico e radiográfico de 189 dentes lesionados. Jornal Europeu de

Ciências Orais. 1970 Aug;78(1- 4):273-86.

99. Andreasen FM, Pedersen BV. Prognóstico de dentes permanentes luxados - o desenvolvimento de necrose pulpar. Dental Traumatology. 1985 Dec;1(6):207-20.

100.Andreasen FM, Zhjie Y, Thomsen BL, Andersen PK. Ocorrência de obliteração do canal pulpar após lesões de luxação na dentição permanente. Dental Traumatology. 1987 Jun;3(3):103-15.

101.Oikarinen K, Gundlach KK, Pfeifer G. Complicações tardias das lesões por luxação dos dentes. Traumatologia dentária. 1987 Dec;3(6):296-303.

102.Crona-Larsson G, Bjarnason S, Noren JG. Efeito das lesões por luxação nos dentes permanentes. Dental Traumatology. 1991 Oct;7(5):199-206.

103.Al-Jundi SH. Tipo de tratamento, prognóstico e estimativa do tempo gasto para gerir o traumatismo dentário em casos de apresentação tardia num hospital universitário de medicina dentária: um estudo longitudinal e retrospetivo. Dental Traumatology. 2004 Feb;20(1):1-5.

104.Hecova H, Tzigkounakis V, Merglova V, Netolicky J. Um estudo retrospetivo de 889 dentes permanentes lesionados. Dental traumatology. 2010 Dec;26(6):466-75.

105.Hermann NV, Lauridsen E, Ahrensburg SS, Gerds TA, Andreasen JO. Complicações da cicatrização periodontal após lesões por concussão e subluxação na dentição permanente: um estudo de coorte longitudinal. Dental Traumatology. 2012 Oct;28(5):386-93.

106.Lauridsen E, Hermann NV, Gerds TA, Ahrensburg SS, Kreiborg S, Andreasen JO. Lesões combinadas 1. O risco de necrose pulpar em dentes permanentes com lesões por concussão e fracturas concomitantes da coroa. Dent Traumatol. 2012 Oct;28(5):364-70.

107.Yamashita FC, Previdelli IT, Pavan NN, Endo MS. Estudo retrospetivo sobre seqüelas em dentes permanentes traumatizados. Revista Europeia de Odontologia. 2017 Jul;11(03):275-80.

108.Pedrini D, Panzarini SR, Tiveron ARF, Abreu VM, Sonoda CK, Poi WR, Brandini DA. Avaliação de casos de concussão e subluxação na dentição permanente: um estudo retrospetivo. J Appl Oral Sci. 2018;26:e20170287.

109.J.O. "Textbook and atlas of traumatic injuries". Munksgaard publicado em 1981

110.Finn "Clinical pedodontics". Quarta edição, AITBS Publishers, 1988.

111.Tahmassebi JF, O'Sullivan EA. Diagnóstico e tratamento de traumatismos na dentição decídua. Dental update. 1999 maio 2;26(4):138-42.

112.Levine N. Lesões na dentição primária. Dental Clinics of North America. 1982 Jul 1;26(3):461-80.

113.Robertson A, Andreasen FM, Bergenholtz G, Andreasen JO, Noren JG. Incidência de necrose pulpar subsequente à obliteração do canal pulpar por trauma de incisivos permanentes. Journal of endodontics. 1996 Oct 1;22(10):557-60.

114.Andreasen JO, Andreasen FM, Skeie A, Hj0rting-Hansen E, Schwartz O. Effect of treatment delay upon pulp and periodontal healing of traumatic dental injuries - a review article. Dental traumatology. 2002 Jun;18(3):116-28.

115.Subay RK, Kavatas M, Caniklioglu C. Tratamento multidisciplinar tardio de um incisivo central maxilar luxado extrusivamente. Dental Traumatology. 2007 Apr;23(2):82-4.

116.Elbay U§, Baysal A, Elbay M, Sandag S. Abordagem multidisciplinar ao tratamento tardio de lesões dentárias traumáticas envolvendo luxação extrusiva, avulsão e fratura da coroa. Operative dentistry. 2014;39(6):566-71.

117.Nancy "Lesões por luxação dos dentes anteriores primários". Pediatr. Dent. 1999 Abr; 16: 96-101.

118.Barnett F. O papel da endodontia no tratamento de dentes permanentes luxados. Traumatologia Dentária. 2002 Mar;18(2):47-56.

119.Eklund G, Stalhane I, Hedegard B. Um estudo de dentes permanentes traumatizados em crianças dos 7 aos 15 anos de idade. Parte III. Uma análise multivariada das complicações pós-traumáticas de dentes subluxados e luxados. Svensk tandlakare tidskrift. Jornal dentário sueco. 1976;69(6):179-89.

120.Soporowski NJ, Allred EN, Needleman HL. Lesões por luxação dos dentes anteriores decíduos - prognóstico e correlações relacionadas. Pediatr Dent. 1994 Mar-Abr;16(2):96-101.

121.Lee R, Barrett EJ, Kenny DJ. Resultados clínicos das luxações de incisivos permanentes numa população pediátrica. II. Extrusões. Dent Traumatol. 2003 Oct;19(5):274-9.

122.Zaleckiene V, Peciuliene V, Brukiene V, Drukteinis S. Traumatic dental injuries: etiology, prevalence and possible outcomes. Stomatologija. 2014 Mar 21;16(1):7-14.

123.Lauridsen E, Blanche P, Yousaf N, Andreasen JO. O risco de complicações de cicatrização em dentes decíduos com luxação extrusiva ou lateral - um estudo de coorte retrospetivo. Dental Traumatology. 2017 Aug;33(4):307-16.

124.Clark D, Levin L. Prognóstico e complicações de dentes imaturos após luxação lateral: Uma revisão sistemática. Traumatologia Dentária. 2018 Aug;34(4):215-20.

125.Spinas E, Pipi L, Dettori C. Lesões de luxação extrusiva em pacientes jovens: Um estudo retrospetivo com acompanhamento de 5 anos. Revista de Odontologia. 2020 Dec 16;8(4):136-138.

126.Spinas E, Deias M, Mameli A, Giannetti L. Obliteração do canal pulpar após luxação extrusiva e lateral em dentes permanentes jovens: A scoping review. Revista europeia de odontologia pediátrica. 2021 Jan 1;22(1):55-60.

127.Andreasen JQ, Ravn JJ. Epidemiologia das lesões dentárias traumáticas em dentes decíduos e permanentes numa amostra da população dinamarquesa. Revista internacional de cirurgia oral. 1972 Jan 1;1(5):235-9.

128.Robertson A, Robertson S, Noren JG. Uma avaliação retrospetiva de dentes permanentes traumatizados. Int J Paediatr Dent. 1997 Dec;7(4):217-26.

129.Andreasen, JO; Andreasen, FM: Textbook and Color Atlas Of Traumatic Injuries to the Teeth: 4th edition: Blackwell Munksgaard, 2007.

130.Skiellkr V. The prognosis for young teeth loosened after mechanical injuries. Ata Odontologica Scandinavica. 1960 Jan 1;18(2):171-81.

131.Andreasen JO. Etiologia e patogénese das lesões dentárias traumáticas Um estudo clínico de 1.298 casos. Jornal Europeu de Ciências Orais. 1970(b) Ago;78(1-4):329-42.

132.Turley PK, Joiner MW, Hellstrom S. O efeito da extrusão ortodôntica em dentes traumaticamente intruídos. Revista Americana de Ortodontia. 1984 Jan 1;85(1):47-56.

133.Cunha RF, Pavarini A, Percinoto C, de Oliveira Lima JE. Reações pulpares e periodontais de dentes permanentes imaturos do cão ao trauma intrusivo. Traumatologia Dentária. 1995 Abr;11(2):100-4.

134.Schroeder HE the Periodontium (1ª Ed.) Springer Verlag, Berlim, pp 144-7, 163-7, 196-9, 124-4 1, 1986.

135.Tronstad L, Trope M, Bank M, Barnett F. Acesso cirúrgico para tratamento endodôntico de dentes intruídos. Dental Traumatology. 1986 Abr;2(2):75-8.

136.Moorrees CF, Fanning EA, Hunt Jr EE. Variação etária dos estágios de formação de dez dentes permanentes. Journal of dental research. 1963 Nov;42(6):1490-502.

137.Crespi PV. Lesões intrusivas na dentição. Jornal Dental do Estado de Nova Iorque. 1992 Feb 1;58(2):35-8.

138.Ravn JJ. Sequelas de trauma mecânico agudo na dentição decídua. J. Dent. Child. 1968;35:281-9.

139.Meadow D, Lindner G, Needleman H: Traumatismo oral em crianças. Ped Dent, 1984 Apr; 6(4):148-51.

140.Von Arx T. Developmental disturbances of permanent teeth following trauma to the primary dentition. Aust Dent J. 1993 Feb;38(1):1-10.

141.Holan G, Ram D. Sequelas e prognóstico de incisivos primários intruídos: um estudo retrospetivo. Pediatr Dent. 1999 Jul-Ago;21(4):242-7.

142.Andreasen JO. Um estudo relacionado com o tempo da cicatrização periodontal e da atividade de reabsorção radicular após a reimplantação de incisivos permanentes maduros em macacos. Jornal dentário sueco. 1980 Jan 1;4(3):101-10.

143.Shapira J, Regev L, Liebfeld H. Re-erupção de incisivos permanentes imaturos completamente intruídos. Dental Traumatology. 1986 Jun;2(3):113-6.

144.Josell SD. Avaliação, diagnóstico e tratamento do paciente traumatizado. Dental Clinics of North America. 1995 Jan;39(1):15-24

145.Fried I, Erickson P. Traumatismo dentário anterior na dentição decídua: incidência, classificação, métodos de tratamento e sequelas: uma revisão da literatura. ASDC journal of dentistry for children. 1995 Jul 1;62(4):256-61.

146.Flores MT, Malmgren B, Andersson L, Andreasen JO, Bakland LK, Barnett F, Bourguignon C, DiAngelis A, Hicks L, Sigurdsson A, Trope M, Tsukiboshi M, von Arx T; Associação Internacional de Traumatologia Dentária. Directrizes para a gestão de lesões dentárias traumáticas. III. Dentes primários. Dent Traumatol. 2007 Aug;23(4):196-202.

147.Flores MT. Lesões traumáticas na dentição decídua. Dent Traumatol. 2002 Dec;18(6):287-98.

148.Ravn JJ, Rossen I. Hyppighed og fordeling af traumatiske beskadigelser af taenderne hos k0benhavnske skoleb0rn 1967-68 [Prevalência e distribuição de lesões traumáticas nos dentes das crianças das escolas de Copenhaga 1967-68]. Tandlaegebladet. 1969 Jan;73(1):1- 9.

149.Ravn JJ. Distúrbios de desenvolvimento em dentes permanentes após a intrusão dos seus antecessores primários. Jornal Europeu de Ciências Orais. 1976 Jun;84(3):137-41.

150.Harding AM, Camp JH. Lesões traumáticas na criança em idade pré-escolar. Dent Clin North Am. 1995 Oct;39(4):817-35.

151.Boorum MK, Andreasen JO. Sequelas de trauma nos incisivos superiores primários. I. Complicações na dentição decídua. Dental Traumatology. 1998 Feb;14(1):31-44.

152.Taintor JF, Bonness BW, Biesterfeld RC. O dente intruído. Dental survey. 1979 Jun;55(6):30-4.

153.Kinirons MJ, Sutcliffe J. Traumatically intruded permanent incisors: a study of treatment and outcome. Br Dent J. 1991 Feb 23;170(4):144-6.

154.Hallonsten A-L, Veerkamp J, R0lling I. Dor, controlo da dor e sedação em crianças e adolescentes. In: Koch G, Poulsen S, editores. Odontopediatria. Uma abordagem clínica. Copenhaga: Munksgaard, 2001: 226-8.

155. Sapir S, Mamber E, Slutzky-Goldberg I, Fuks AB. Uma nova abordagem multidisciplinar para o tratamento de um incisivo permanente imaturo intruído. Odontopediatria. 2004 Sep 1;26(5):421-5.

156. Emerich-Poplatek K, Sawicki L, Bodal M, Adamowicz-Klepalska B. Erupção forçada após fratura coroa/raiz com um método simples e estético utilizando a coroa fracturada. Dental Traumatology. 2005 Jun;21(3):165-9.

157. Jacobs, SG: O tratamento de dentes anteriores permanentes traumatizados: relato de caso e revisão da literatura. Parte I - Tratamento de incisivos intruídos. Jour Aust Orthod J, 1995 Mar; 13(4): 213-8.

158. Andreasen JO, Bakland LK, Andreasen FM. Intrusão traumática de dentes permanentes. Parte 3. Um estudo clínico do efeito de variáveis de tratamento, tais como atraso no tratamento, método de reposicionamento, tipo de splint, duração do splint e antibióticos em 140 dentes. Dental Traumatology. 2006 Abr;22(2):99-111.

159. Avery B, Brown J.S, Carter. Tratamento de dentes incisivos permanentes traumaticamente intruídos em crianças. Directrizes recomendadas pelo Royal College of Surgeons of England. Londres. 1997 Abr; 20(1):30-38.

160. Kinirons MJ. Directrizes Clínicas Nacionais do Reino Unido em Odontopediatria. Tratamento de dentes incisivos permanentes intruídos traumaticamente em crianças. Int J Paediatr Dent. 1998;8:165-8.

161. Nelson-Filho P, Faria G, Assed S, Pardini LC. Reposicionamento cirúrgico de incisivo permanente intruído traumaticamente: relato de caso com acompanhamento de 10 anos. Traumatologia Dentária. 2006 Ago;22(4):221-5.

162. Qali§kan MK. Extrusão cirúrgica de um incisivo permanente completamente intruído. Jornal de endodontia. 1998 maio 1;24(5):381-4.

163. Ebeleseder KA, Santler G, Glockner K, Hulla H, Pertl C, Quehenberger F. Uma análise de 58 dentes permanentes traumaticamente intruídos e cirurgicamente extruídos. Dental Traumatology. 2000 Feb;16(1):34-9.

164. Kalwitzki M, Weiger R. Uma lesão por intrusão como exemplo de aspectos interdisciplinares em traumatologia dentária: um relato de caso. Quintessence Int. 2005 Mar;36(3):234-42.

165. Jacobsen I. Critérios para o diagnóstico de necrose pulpar em incisivos permanentes traumatizados. Jornal Europeu de Ciências Orais. 1980 Aug;88(4):306-12.

166. Andreasen FM, Zhijie Y, Thomsen BL. Relação entre as dimensões da polpa e o desenvolvimento de necrose pulpar após lesões de luxação na dentição permanente. Endod Dent Traumatol. 1986 Jun;2(3):90-8.

167. Lee R: Um estudo prospetivo longitudinal dos resultados das lesões de luxação extrusiva dos incisivos superiores de crianças. Tese de Mestrado, Universidade de Toronto, Toronto 1996

168. Diab M, elBadrawy HE. Lesões por intrusão dos incisivos primários. Parte I: Revisão e tratamento. Quintessence Int. 2000 maio;31(5):327-34.

169. Al-Badri S, Kinirons M, Cole B, Welbury R. Factores que afectam a reabsorção em incisivos permanentes intruídos traumaticamente em crianças. Dent Traumatol. 2002 Apr;18(2):73-6.

170. Humphrey JM, Kenny DJ, Barrett EJ. Resultados clínicos das luxações de incisivos

permanentes numa população pediátrica. I. Intrusões. Dent Traumatol. 2003 Oct;19(5):266- 73.

171.Bassiouny MA, Giannini P, Deem L. Incisivos permanentes traumatizados através de antecessores: sequelas e possível tratamento. The Journal of clinical pediatric dentistry. 2003 Jan 1;27(3):223-8.

172.Gondim JO, Moreira Neto JJ. Avaliação de incisivos decíduos intruídos. Dent Traumatol. 2005 Jun;21(3):131-3.

173.Wigen TI, Agnalt R, Jacobsen I. Luxação intrusiva de incisivos permanentes em noruegueses com idades compreendidas entre os 6 e os 17 anos: um estudo retrospetivo do tratamento e dos resultados. Dent Traumatol. 2008 Dec;24(6):612-8.

174.Altun C, Ozen B, Esenlik E, Guven G, Gurbuz T, Acikel C, Basak F, Akbulut E. Traumatic injuries to permanent teeth in Turkish children, Ankara. Dent Traumatol. 2009 Jun;25(3):309-13.

175.Stewart C, Kinirons M, Delaney P. Clinical audit of children with permanent tooth injuries treated at a dental hospital in Ireland. Eur Arch Paediatr Dent. 2011 Feb;12(1):41-5.

176.Caprioglio A, Salone GS, Mangano C, Caprioglio C, Caprioglio D. Luxação intrusiva dos incisivos superiores primários e sequelas nos sucessores permanentes: um estudo de acompanhamento clínico. Eur J Paediatr Dent. 2014 Jun;15(2):101-6.

177.Welbury RR, Whitworth JM, Duggal MS. Lesões traumáticas dos dentes. Paediatric Dentistry. 2012 Aug; 16(3):257-94.

178.Martins WD, Westphalen VP, Perin CP, Da Silva Neto UX, Westphalen FH. Tratamento da luxação extrusiva por reimplante intencional. Int J Paediatr Dent. 2005 Mar;17(2):134-8

179.Trope M. Gestão clínica do dente avulsionado: estratégias actuais e direcções futuras. Traumatologia Dentária. 2002 Feb;18(1):1-1.

180.Barrett EJ, Kenny DJ. Sobrevivência de incisivos maxilares permanentes avulsionados em crianças após reimplante tardio. Dental Traumatology. 1997 Dec;13(6):269-75.

181.Hiltz J, Trope M. Vitalidade dos fibroblastos labiais humanos em leite, solução salina equilibrada de Hanks e meios de armazenamento Viaspan. Dental Traumatology. 1991 Abr;7(2):69-72.

182.Trope M, Friedman S. Periodontal healing of replanted dog teeth stored in Viaspan, milk and Hank's balanced salt solution. Dental Traumatology. 1992 Oct;8(5):183-8.

183.Cvek M, Cleaton-Jones P, Austin J, Lownie J, Kling M, Fatti P. Efeito da aplicação tópica de doxiciclina na revascularização da polpa e na cicatrização periodontal em incisivos de macaco reimplantados. Dental Traumatology. 1990 Aug;6(4):170-6.

184.Yanpiset K, Trope M. Revascularização da polpa de dentes de cão imaturos replantados após diferentes métodos de tratamento. Dental Traumatology. 2000 Oct;16(5):211-7.

185.Ram D, Cohenca N. Protocolos terapêuticos para dentes permanentes avulsionados: revisão e atualização clínica. Pediatr Dent. 2004 maio-Jun;26(3):251-5.

186.Hammarstrom L, Blomlof L, Feiglin B, Andersson L, Lindskog S. Reimplantação de dentes e tratamento com antibióticos. Dental Traumatology. 1986 Abr;2(2):51-7.

187.Hammarstrom L, Pierce A, Blomlof L, Feiglin B, Lindskog S. Avulsão e reimplante dentário - uma revisão. Dental Traumatology. 1986 Feb;2(1):1-8.

188.Keller DC, Carano A. Efeito da tetraciclina na atividade osteoclástica e osteoblástica. General Dentistry. 1995 Jan 1;43(1):60-3.

189.Sae-Lim V, Wang CY, Choi GW, Trope M. O efeito da tetraciclina sistémica na reabsorção de dentes secos de cães reimplantados. Dental Traumatology. 1998 Jun;14(3):127-32.

190.Tronstad L. Reabsorção radicular - etiologia, terminologia e manifestações clínicas. Traumatologia Dentária. 1988 Dec;4(6):241-52.

191.Tronstad L, Andreasen JO, Hasselgren G, Kristerson L, Riis I. Alterações de pH nos tecidos dentários após a obturação do canal radicular com hidróxido de cálcio. Journal of endodontics. 1981 Jan 1;7(1):17-21.

192.Pierce A, Heithersay G, Lindskog S. Evidence for direct inhibition of dentinoclasts by a corticosteroid/antibiotic endodontic paste. Endod dent traumatol 1988 Oct; 4(2): 4445.

193.Abbott PV, Heithersay GS, Hume WR. Libertação e difusão através de raízes dentárias humanas in vitro de moléculas vestigiais de corticosteróides e tetraciclina da pasta Ledermix. Endod Dent Traumatol. 1988 Apr;4(2):55-62.

194.Skoglund A. Pulpal changes in replanted and autotransplanted apicoectomized mature teeth of dogs. Jornal Internacional de Cirurgia Oral. 1981 Abr 1;10(2):111-21.

195.Mesaros SV, Trope M. Revascularização de dentes traumatizados avaliada por fluxometria Doppler a laser: relato de caso. Traumatologia Dentária. 1997 Feb;13(1):24-30.

196.Trope M. Controlo clínico do dente avulsionado. Dent Clin North Am. 1995;39:93-112.

197.Pohl Y, Filippi A, Kirschner H. Resultados após reimplantação de dentes permanentes avulsionados. II. Cicatrização periodontal e o papel do armazenamento fisiológico e da terapia anti-reabsortiva-regenerativa. Dental Traumatology. 2005 Abr;21(2):93-101.

198.Kirschner H. Atlas der chirurgischen Zahnerhaltung: Grundlagen, Traumatologie, Wurzelspitzenresektion, Zystenoperationen. Hanser; 1996.

199.Andreasen JO, Hjorting-Hansen E. Reimplantação de dentes. I. Estudo radiográfico e clínico de 110 dentes humanos reimplantados após perda acidental. Ata Odontol Scand. 1966 Nov;24(3):263-86.

200.Filippi A, Pohl Y, von Arx T. Tratamento da reabsorção de substituição com Emdogain - um estudo clínico prospetivo. Dent Traumatol. 2002 Jun;18(3):138-43.

201.Cvek M. Prognosis of luxated non-vital maxillary incisors treated with calcium hydroxide and filled with gutta-percha. Um estudo clínico retrospetivo. Dental Traumatology. 1992 Abr;8(2):45-55.

202.Taylor GS. Substituição por auto-transplante de um incisivo geminado por um incisivo suplementar. British Journal of Orthodontics. 1979 Oct 1;6(4):195-8.

203.Northway WM, Konigsberg S. Transplante autogénico de dentes - o "estado da arte". Revista Americana de Ortodontia. 1980 Feb 1;77(2):146-62.

204.Slagsvold O, Bjercke BR. Aplicabilidade do autotransplante em casos de falta de dentes anteriores superiores. American Journal of Orthodontics. 1987 Oct 1;74(4):410-21.

205.Kinoshita S, Mitomi T, Taguchi Y, Noda T. Prognóstico de incisivos primários reimplantados após lesões. Traumatologia dentária: Case report. 2000 Aug;16(4):175-83.

206.Pohl Y. "Treatment of avulsed permanent maxillary incisors in children" Pediatr. Dent. 2001 Apr; 23(7): 522-527.

207.Blakytny C, Surbuts C, Thomas A, Hunter ML. Incisivos permanentes avulsionados:

conhecimentos e atitudes dos professores do ensino primário relativamente à gestão de emergências. Revista internacional de odontologia pediátrica. 2001 Sep;11(5):327-32.

208.Hammer H. Reimplantação e implantação de dentes. *Int Dent J.* 1955 Oct ;5:439- 57.

209.Cvek "Interim storage of avulsed tooth a review" (Armazenamento provisório de dentes avulsionados - uma revisão). Scand Dent. J. 1978; 14: 140-143.

210.Blomlof "O uso do leite como um dispositivo de armazenamento para o dente avulsionado". Scand. J. Dent. Res. 1980; 88: 432-437.

211.Blomlof e Otteskog "Viabilidade das células do ligamento periodontal humano após armazenamento em leite e saliva". Scand. J. Dent. Res. 1980; 88: 436-440.

212.Barbakow FH, Cleaton-Jones PE, Austin JC, Vieira E. Efeitos da tirocalcitonina, fluoreto de sódio acidulado e fluoreto de sódio neutro na mobilidade de dentes reimplantados experimentalmente. Journal of Endodontics. 1980 Nov 1;6(11):823-8.

213.Keasher e Personin "A influência das condições de armazenamento na reimplantação de dentes". Int. Endod J. 1984; 19: 120-125.

214.Hiltz e Troupe "Armazenamento do dente avulsionado: uma revisão da literatura". Int. Endod J. 1995; 28: 110-116.

215.Lekic P, Kenny D, Moe HK, Barrettt E, McCulloch CA. Relação entre a capacidade clonogénica e a eficiência de plaqueamento e coloração com corante vital das células do ligamento periodontal humano: implicações para o reimplante dentário. Journal of periodontal research. 1996 maio;31(4):294- 300.

216.Lekic PC, Kenny DJ, Barrett EJ. A influência das condições de armazenamento na capacidade clonogénica das células do ligamento periodontal: implicações para o reimplante dentário. Revista internacional de endodontia. 1998 Mar 1;31(2):137-40.

217.Khademi AA, Atbaee A, Razavi SM, Shabanian M. Periodontal healing of replanted dog teeth stored in milk and egg albumen (cicatrização periodontal de dentes de cão replantados armazenados em leite e albumina de ovo). Dental Traumatology. 2008 Oct;24(5):510-4.

218.De Sousa HA, De Alencar AH, Bruno KF, Batista AC, De Carvalho AC. Avaliação microscópica do efeito de diferentes meios de armazenamento no ligamento periodontal de dentes humanos extraídos cirurgicamente. Traumatologia Dentária. 2008 Dec;24(6):628- 32.

219.Gopikrishna V, Baweja PS, Venkateshbabu N, Thomas T, Kandaswamy D. Comparação da água de coco, própolis, HBSS e leite na sobrevivência das células PDL. J Endod. 2008;34:587-589.

220.Moreira-Neto JJ, Gondim JO, Raddi MS, Pansani CA. Viabilidade de fibroblastos humanos em água de côco como meio de armazenamento. International Endodontic Journal. 2009 Sep;42(9):827-30.

221.Cabrera C, Artacho R, Gimenez R. Efeitos benéficos do chá verde - uma revisão. Journal of the American College of Nutrition. 2006 Apr 1;25(2):79-99.

222.Matsumura K, Tsutsumi S, Hyon SH. Epigalocatequina-3-O-galato como um novo aditivo de preservação para transplante de dentes. Jornal de engenharia de tecidos orais. 2006;3(3):125-30.

223.Jung IH, Yun JH, Cho AR, Kim CS, Chung WG, Choi SH. Efeito da (-)-epigalocatequina-3-galato na manutenção da viabilidade celular do ligamento periodontal de dentes avulsionados: um estudo preliminar. Journal of Periodontal & Implant Science. 2011 Feb 1;41(1):10-6.

224.Chen H, Huang B. (-)-Epigalocatequina-3-galato: um novo meio de armazenamento para dentes avulsionados. Dental Traumatology. 2012 Apr;28(2):158-60.

225.Martin MP, Pileggi R. Uma análise quantitativa da própolis: um novo e promissor meio de armazenamento após avulsão. Traumatologia dentária. 2004 Abr;20(2):85-9.

226.Grange JM, Davey RW. Propriedades antibacterianas da própolis (cola de abelha). Journal of the Royal Society of Medicine. 1990 Mar;83(3):159-60.

227.Ozan F, Polat ZA, Er K, Ozan U, Deger O. Effect of propolis on survival of periodontal ligament cells: new storage media for avulsed teeth. Journal of Endodontics. 2007 May 1;33(5):570-3.

228.Wang YC, Yu RC, Chou CC. Crescimento e sobrevivência de bifidobactérias e bactérias lácticas durante a fermentação e armazenamento de bebidas à base de leite de soja com culturas. Food Microbiology. 2002 Oct 1;19(5):501-8.

229.Ozan F, Tepe B, Polat ZA, Er K. Avaliação do efeito in vitro da Morus rubra (amora vermelha) na sobrevivência das células do ligamento periodontal. Oral Surgery, Oral Medicine, Oral Pathology, Oral Radiology, and Endodontology. 2008 Feb 1;105(2):66-9.

230.BLOMLOF L, OTTESKOG P, HAMMARSTROM L. Effect of storage in media with different ion strengths and osmolalities on human periodontal ligament cells. Jornal Europeu de Ciências Orais. 1981 Abr;89(2):180-7.

231.Sigalas E, Regan JD, Kramer PR, Witherspoon DE, Opperman LA. Survival of human periodontal ligament cells in media proposed for transport of avulsed teeth (Sobrevivência de células do ligamento periodontal humano em meios propostos para o transporte de dentes avulsionados). Dental traumatology. 2004 Feb;20(1):21-8.

232.Udoye CI, Jafarzadeh H, Abbott PV. Meios de transporte para dentes avulsionados: uma revisão. Australian Endodontic Journal. 2012 Dec;38(3):129-36.

233.Sottovia AD, Sottovia Filho D, Poi WR, Panzarini SR, Luize DS, Sonoda CK. Reimplante dentário após o uso de solução de Euro-Collins ou leite bovino como meio de armazenamento: uma análise histomorfométrica em cães. J Oral Maxillofac Surg. 2010 Jan;68(1):111-9.

234.Tratamento do dente permanente avulsionado: Directrizes recomendadas pela Associação Americana de Endodontistas. Publicação da AAE; 1995.

235.Pohl Y, Tekin U, Boll M, Filippi A, Kirschner H. Investigações sobre um meio de cultura de células para armazenamento e transporte de dentes avulsionados. Australian Endodontic Journal. 1999 Aug;25(2):70-5.

236.Matsuda N, Lin WL, Kumar NM, Cho MI, Genco RJ. Mitogenic, chemotactic, and synthetic responses of rat periodontal ligament fibroblastic cells to polypeptide growth factors in vitro. Journal of periodontology. 1992 Jun;63(6):515-25.

237.Tekin U, Filippi A, Pohl Y, Kirschner H. Expressão do antigénio nuclear de proliferação celular em células da polpa de dentes imaturos extraídos e conservados em dois meios de armazenamento diferentes. Dental traumatology. 2008 Feb;24(1):38-42.

238.Al-Nazhan S, Al-Nasser A. Viabilidade dos fibroblastos do ligamento periodontal humano em cultura de tecidos após exposição a diferentes soluções de lentes de contacto. J Contemp Dent Pract. 2006 Sep 1;7(4):37-44.

239.Rajendran P, Varghese NO, Varughese JM, Murugaian E. Avaliação, utilizando dentes humanos extraídos, do Ricetral como meio de armazenamento de avulsões - um estudo in vitro. Dental Traumatology. 2011 Jun;27(3):217-20.

240.Barrett EJ, Kenny DJ, Tenenbaum HC, Sigal MJ, Johnston DH. Reimplantação de incisivos permanentes em crianças utilizando Emdogain®. Dental Traumatology. 2005 Oct;21(5):269-75.

241.Iqbal MK, Bamaas N. Efeito do derivado da matriz de esmalte (EMDOGAIN®) na cicatrização periodontal após reimplantação de incisivos permanentes em cães beagle. Dental Traumatology. 2001 Feb;17(1):36-45.

242.Garda-Godoy F, Pulver F. Treatment of trauma to the primary and young permanent dentitions (Tratamento de traumatismos nas dentições decídua e permanente jovem). Dental Clinics of North America. 2000 Jul 1;44(3):597-632.

243.Kenny DJ, Barrett EJ. Armazenamento pré-replante de dentes avulsionados: facto e ficção. Jornal da Associação Dentária da Califórnia. 2001 Abr 1;29(4):275-81.

244.Weiger R, Heuchert T. Tratamento de um incisivo primário avulsionado. Traumatologia Dentária. 1999 Jun;15(3):138-43.

245.Mueller BH, Whitsett BD. Tratamento de um incisivo decíduo avulsionado: relato de um caso. Cirurgia Oral, Medicina Oral, Patologia Oral. 1978 Sep 1;46(3):442-6.

246.Brin I, Ben-Bassat Y, Zilberman Y, Fuks A. Efeito do traumatismo dos incisivos primários no alinhamento dos seus sucessores permanentes em israelitas. Medicina dentária comunitária e epidemiologia oral. 1988 Abr;16(2):104-8.

247.Kupietzky A. O tratamento e a gestão a longo prazo de avulsões múltiplas graves de dentes decíduos numa criança de 19 meses de idade. Pediatr Dent. 2001 Nov 1;23(6):517-21.

248.Berthold C, Thaler A, Petschelt A. Rigidez das talas de traumatismo dentário comummente utilizadas. Dental Traumatology. 2009 Jun;25(3):248-55.

249.Gupta S, Sharma A, Dang N. Tala de sutura: uma alternativa para lesões de luxação dos dentes em pacientes pediátricos - um relato de caso. O Jornal de odontologia clínica pediátrica. 1997 Jan 1;22(1):19-21.

250.Ben Hassan MW, Andersson L, Lucas PW. Características de rigidez de splints para fixação de dentes traumatizados. Dental Traumatology. 2016 Apr;32(2):140-5.

251.Mazzoleni S, Meschia G, Cortesi R, Bressan E, Tomasi C, Ferro R, Stellini E. Comparação in vitro da flexibilidade de diferentes sistemas de talas utilizados em traumatologia dentária. Dental Traumatology. 2010 Feb;26(1):30-6.

252.Burcak Cengiz S, Stephan Atac A, Cehreli ZC. Efeitos biomecânicos de tipos de talas em dentes traumatizados: uma análise de tensão fotoelástica. Dental Traumatology. 2006 Jun;22(3):133-8.

253.Mittal S, Jain S. Tooth splinting: Uma atualização. Heal Talk. 2013;5(3):38-9.

254.Neaverth EJ, Georig AC. Técnica e fundamentação para a esplintagem. Journal of the American Dental Association (1939). 1980 Jan 1;100(1):56-63.

255.O'Riordan MW, Ralstrom CS, Doerr SE. Tratamento de dentes permanentes avulsionados: uma atualização. Journal of the American Dental Association (1939). 1982 Dez 1;105(6):1028-30

256.Oikarinen K. Fixação funcional para dentes luxados por trauma. Dental Traumatology. 1987 Oct;3(5):224-8.

257.Oikarinen K. Comparação da flexibilidade de vários métodos de imobilização para fixação de dentes. Revista internacional de cirurgia oral e maxilofacial. 1988 Abr 1;17(2):125-7.

258.Oikarinen K. Tooth splinting: uma revisão da literatura e consideração da versatilidade de uma tala de compósito de arame. Dental Traumatology. 1990

Dec;6(6):237-50.

259.Hadziabdic N. Os princípios básicos da férula em traumatologia dentoalveolar. Em Cirurgia Maxilofacial e Deformidade Craniofacial - Práticas e Atualizações, IntechOpen. Jan 2020.

260.Andreasen JO. Fixação com uma tala ortodôntica de banda-acrílica. Um novo método de fixação para dentes permanentes luxados. Tandlaegebladet. 1971 May 1;75(5):404-7.

261.Von Arx T, Filippi A, Buser D. Splinting de dentes traumatizados com um novo dispositivo: TTS (Titanium Trauma Splint). Traumatologia Dentária. 2001 Feb;17(4):180-4.

262.Horie N, Shimoyama T, Nama Y, Nasu D, Kaneko T. Uma tala formada a vácuo para dente luxado com um reposicionamento no modelo. O Jornal de Odontopediatria Clínica. 2005 Jan 1;29(2):123-5.

263.Hovland EJ, Gutmann JL. Estabilização atraumática para dentes traumatizados. Jornal de Endodontia. 1976 Dec 1;2(12):390-2.

264.Skyberg RL. Estabilização de dentes avulsionados em crianças com a tala de proteção bucal flexível. The Journal of the American Dental Association. 1978 maio 1;96(5):797-800.

265.Antrim DD, Ostrowski JS. Uma tala funcional para dentes traumatizados. Jornal de endodontia. 1982 Jan 1;8(7):328-31.

266.Oikarinen K, Andreasen JO, Andreasen FM. Rigidez de vários métodos de fixação utilizados como talas dentárias. Dental Traumatology. 1992 Jun;8(3):113-9.

267.Duggal MS, Toumba KJ, Russell JL, Paterson SA. Reimplante de dentes permanentes avulsionados com ligamentos periodontais avulsionados: relato de caso. Dental Traumatology. 1994 Dec;10(6):282-5.

268.Andreasen JO, Borum MK, Jacobsen HL, Andreasen FM. Reimplantação de 400 incisivos permanentes avulsionados. 4. Factores relacionados com a cicatrização do ligamento periodontal. Dental traumatology. 1995 Abr;11(2):76-89.

269.Ebeleseder KA, Glockner K, Pertl C, Stadtler P. Splints feitos de fio e compósito: uma investigação da mobilidade lateral do dente in vivo. Dental Traumatology. 1995 Dec;11(6):288-93.

270.Von Arx, Filippi A e Lussi A "Comparação de um novo dispositivo de tala para traumatismos dentários com três técnicas de tala habitualmente utilizadas". Dent. Traumatol, 2001; 17: 266-274

271.Tafeeq BA, Al-Rawee R, Sultan BM. Uma nova técnica para esplintar o segmento dentário anterior ou dento-alveolar traumatizado. Um estudo clínico. Jornal dentário de Al-Rafidain. 2019 Dec 1;19(1):80-9.

272.Smith RJ, Rapp R. Um estudo cefalométrico da relação de desenvolvimento entre os dentes incisivos centrais superiores primários e permanentes. ASDC Journal of Dentistry for Children. 1980 Jan 1;47(1):36-41.

273.Sennhenn-Kirchner S, Jacobs HG. Lesões traumáticas na dentição decídua e efeitos sobre os sucessores permanentes - um estudo de acompanhamento clínico. Dental Traumatology. 2006 Oct;22(5):237-41.

274.Euler H. Anomalias, malformações e mutilações dos dentes humanos. Mu'nchen: Lehmann Verlag. Endod Dent Traumatol. 1939 Dec; 20(3):251-253.

275.Angelos GM, Smith DR, Jorgenson R, Sweeney EA. Complicações orais associadas à intubação traqueal oral neonatal: uma revisão crítica. Pediatr Dent. 1989 Jun 1;11(2):133-

40.

276.Boice JB, Krous HF, Foley JM. Complicações gengivais e dentárias da intubação orotraqueal. JAMA. 1976 Aug 23;236(8):957-8.

277.Wetzel RC: Dentição defeituosa após ventilação mecânica. (carta) J Pediatr .1980 Oct 12;97(10):334-335.

278.Taniguchi K, Okamura K, Hayashi M, Funakoshi T, Motokawa W. O efeito do trauma mecânico no germe dentário de molares de ratos em várias fases de desenvolvimento: um estudo histopatológico. Endod Dent Traumatol. 1999 Feb;15(1):17-25.

279.Stewart DJ, Kernohan DC. Lesões gengivais auto-infligidas. Gengivite artefacta, gengivite factícia. The Dental practitioner and dental record. 1978 Jul 1;22(11):418-26.

280.Lundberg M, Wennstrom JL. Desenvolvimento da gengiva após exposição cirúrgica de um incisivo não irrompido posicionado facialmente. Journal of Periodontology. 1988 Oct;59(10):652-5.

281.Wood AW. Proteção da cabeça - craniana, facial e dentária nos desportos de contacto. Oral Health. 1966 Abr;62(4):23-33.

282.Hickey JC, Morris AL, Carlson LD, Seward TE. A relação dos protectores bucais com a pressão e deformação craniana. J Am Dent Assoc. 1967 Mar;74(4):735-40.

283.Needleman HL. Trauma orofacial em abuso infantil: tipos, prevalência, gestão e envolvimento da profissão dentária. Pediatr Dent. 1986 May 1;8(1):71-80.

284.De Wijn JR, Vrijhoef MM, Versteegh PA, Stassen HP, Linn EW. Uma investigação mecânica sobre o funcionamento dos protectores bucais. InBiomechanics: Princípios e Aplicações: Selected Proceedings of the 3rd General Meeting of the European Society of Biomechanics Nijmegen, The Netherlands, 1982 Jan;7(1); 451-458.

285.McNutt T, Shannon SW, Wright JT, Feinstein RA. Traumatismo oral em atletas adolescentes: um estudo sobre protectores bucais. Pediatr Dent. 1989 Sep 1;11(3):209-13.

286.Maeda Y, Emura I, Onoue Y, Maeda N, Okada M, Nokubi T, Okuno Y, Tsutsumi S, Makishima T. Protetor bucal e distribuição da força oclusal. J Osaka Univ Dent Sch. 1990 Dec;30:125-30.

287.Newman LJ, Crawford PJ. Traumatismos dentários: conhecimentos de "primeiros socorros" dos professores de educação física de Southampton. Dental Traumatology. 1991 Dec;7(6):255-8.

288.Johnsen DC, Winters JE. Prevenção de traumatismos intra-orais no desporto. Dental Clinics of North America. 1993 Oct 1;35(4):657-66.

289.Padilla R, Balikov S. Sports dentistry: coming of age in the'90s. Jornal da Associação Dentária da Califórnia. 1993 Abr 1;21(4):27-34.

290.Park "Melhorar os protectores bucais". J. Prosthetic Dent. 1994; 40: 389-91.

291.Flanders RA, Bhat M. The incidence of orofacial injuries in sports: a pilot study in Illinois (A incidência de lesões orofaciais no desporto: um estudo piloto no Illinois). O Jornal da Associação Dentária Americana. 1995 Apr 1;126(4):491-6.

292.Diab N, Mourino AP. Atitudes dos pais em relação aos protectores bucais. Odontopediatria. 1997 Nov 1;19(8):455-60.

293.Yamade T, Sawaki Y, Ueda M. Protetor bucal para atletas durante o tratamento ortodôntico. Dental Traumatology. 1997 Feb;13(1):40-1.

294.Maestrello CL, Mourino AP, Farrington FH. Atitudes dos dentistas em relação à proteção dos protectores bucais. Odontopediatria. 1999 Sep 1;21:340-6.

295.Hoffmann J, Alfter G, Rudolph NK, Goz G. Estudo experimental comparativo de vários protectores bucais. Dental Traumatology. 1999 Aug;15(4):157-63.

296.Tran D, Cooke MS, Newsome PR. Avaliação laboratorial do material dos protectores bucais. Dental Traumatology. 2001 Dec;17(6):260-5.

297.Warnet L, Greasley A. Forças transitórias geradas por projécteis em protecções bucais de qualidade variável monitorizadas por testes de impacto instrumentados. Jornal britânico de medicina desportiva. 2001 Aug 1;35(4):257-62.

298.Grewal N, Kumari F, Tiwari U. Comparative evaluation of shock absorption ability of custom-fit mouthguards with new-generation polyolefin self-adapting mouthguards in three different maxillary anterior teeth alignments using Fiber Bragg Grating (FBG) sensors. Dental traumatology. 2015 Aug;31(4):294-301.

299.Silva D, Mendes J, Castro JdAe, Ferreira D, Moreira A, Clemente MP, Vasconcelos M. Desenvolvimento e Implementação de um Dispositivo Intraoral para Estabilidade Oclusal durante o Desempenho Desportivo: Relato de Caso. *Revista de Odontologia*. 2018; 6(4):63-65.

300.Glendor U. Etiologia e factores de risco relacionados com lesões dentárias traumáticas - uma revisão da literatura. Dent Traumatol. 2009 Feb;25(1):19-31

polpa.

## 8) ZADIK (1976) [8 * * * * * * * 16] CLASSIFICOU OS DENTES TRAUMATIZADOS PELO TIPO DE

## TRAUMA:

A classificação de Zadik baseia-se no tipo de fratura que indica a etiologia e consideração terapêutica. Aplica-se sobretudo aos dentes decíduos.

a. Apenas esmalte.

b. Esmalte e dentina.

c. Com exposição da polpa.

d. Deslocação.

e. Descoloração.

g. Subluxação com extrusão

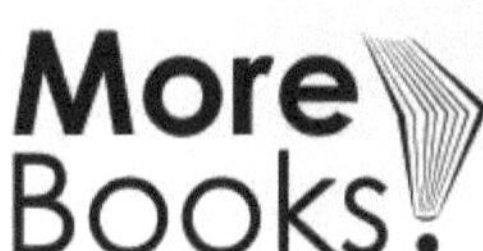


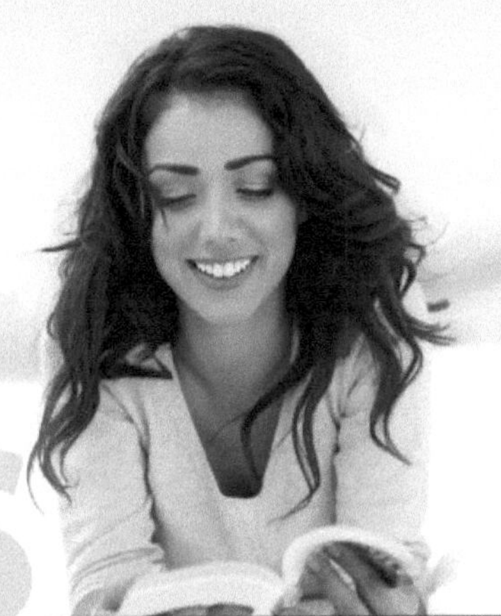


Buy your books fast and straightforward online - at one of world's fastest growing online book stores! Environmentally sound due to Print-on-Demand technologies.

Buy your books online at
**www.morebooks.shop**

Compre os seus livros mais rápido e diretamente na internet, em uma das livrarias on-line com o maior crescimento no mundo! Produção que protege o meio ambiente através das tecnologias de impressão sob demanda.

Compre os seus livros on-line em
**www.morebooks.shop**

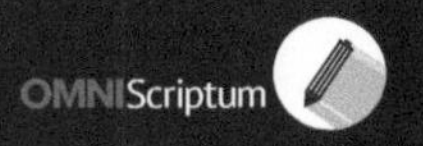

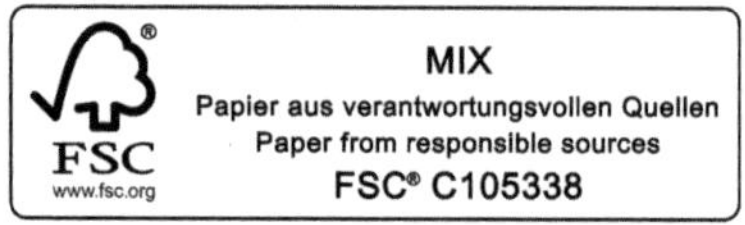

Printed by Books on Demand GmbH, Norderstedt / Germany